营养治病

李春深◎编著

天津出版传媒集团

天津科学技术出版社

本书具有让你"时间耗费少,养生知识掌握好"的方法

免费获取专属于你的
《营养治病》阅读服务方案

循序渐进式阅读?省时高效式阅读?深入研究式阅读?由你选择!
建议配合二维码一起使用本书

微信扫描二维码
免费获取阅读方案

◆ **本书可免费获取三大个性化阅读服务方案**

1、**轻松阅读**:为你提供简单易懂的辅助阅读资源,每天读一点,简单了解本书知识;
2、**高效阅读**:为你提供高效阅读技巧,花少量时间掌握方法,专攻本书核心知识,快速掌握本书精华;
3、**深度阅读**:为你提供更全面、更深度的拓展阅读资源,辅助你对本书知识进行深入研究,透彻理解,牢固掌握本书知识。

◆ **个性化阅读服务方案三大亮点**

时间管理 **科学时间计划**   阅读资料 **精准资料匹配**   社群共读 **阅读心得交流**

★不论你只是想循序渐进、轻松阅读本书,还是想掌握方法,快速阅读本书,或者想获取丰富资料,对本书知识进行深入研究,都可以通过微信扫描【本页】的二维码,根据指引,选择你的阅读方式,免费获得专属于你的个性化读书方案。帮你时间花的少,阅读效果好。

图书在版编目(CIP)数据

营养治病 / 李春深编著 . - - 天津:天津科学技术出版社,2017.8(2020.9 重印)

ISBN 978 - 7 - 5576 - 2656 - 3

Ⅰ.①营… Ⅱ.①李… Ⅲ.①食物疗法 Ⅳ.①R247.1

中国版本图书馆 CIP 数据核字(2017)第 093586 号

营养治病
YINGYANG ZHIBING
责任编辑:王朝闻

出　　版: 天津出版传媒集团
　　　　　 天津科学技术出版社
地　　址: 天津市西康路 35 号
邮　　编: 300051
电　　话: (022)23332390
网　　址: www. tjkjcbs. com. cn
发　　行: 新华书店经销
印　　刷: 唐山富达印务有限公司

开本 670×960　1/16　印张 16　字数 300 000
2020 年 9 月第 1 版第 2 次印刷
定价:58.00 元

前　言

　　中华食疗文化源远流长，食疗是一种古老而又实用的养生方法。古代人通过食疗调理身体，现代人通过食疗减肥、护肤、护发。食疗是一种绿色环保的健体之道。

　　中医自古以来就有"药食同源"的说法，认为许多食物即药物，药物和食物之间无绝对的分界线。《黄帝内经》倡导"五谷为养，五果为助，五畜为益，五菜为充"，认为食物能强身健体、祛病防病。古代医学家将中药的"四性""五味"理论运用到食物之中，认为每种食物也具有"四性""五味"。中药多属天然药物，包括植物、动物和矿物，而可供人类饮食的食物，同样来源于自然界的动物、植物及部分矿物。因此，中药和食物的来源是相同的。有些东西，只能用来治病，就称为药物，有些东西只能做饮食之用，就称为食物。但其中的大部分东西，既有治病的作用，又能当作饮食之用，叫作药食两用。由于它们都有治病功能，所以药物和食物的界限不是十分清楚。比如橘子、粳米、赤小豆、龙眼肉、山楂、乌梅、核桃、杏仁、饴糖、花椒、小茴香、桂皮、砂仁、南瓜子、蜂蜜等，它们既属于中药，有良好的治病疗效，又是大家经常吃的富有营养的可口食品。

　　不过，虽然药物和食物都能治疗疾病，但是，俗话说得好，"是药三分毒"，任何一种药物，都或多或少有副作用，说明治疗疾病的同时，又对身体有不同程度的伤害。而我们的日常饮食，除供应必需的营养物质外，还会因食物的属性和作用或多或少对身体平衡和生理功能产生有利或不利的影响，日积月累，从量变到质变，这种影响作用就变得非常明显。从这个意义上讲，食物并不亚于中药的作用。因此只有正确合理地调配饮食，坚持下去，才能起到防病治病且无毒副作用的效果。

　　从现代医学的角度看，食物是人类治病最好的药品，食疗就是用食物代替药物而使疾病得到治疗、使细胞恢复功能、使人体恢复健康。高级均衡营养素能增强细胞营养代谢功能，使细胞获得强大的能量；同时能启动细胞健康免疫基因，使细胞免疫活性、免疫细胞的数量成倍增加；能使免疫细胞有能力释放大量的特异性免疫球蛋白，从而直接杀死侵入细胞的细菌病毒，直接中和或清除被细胞吸收的物质；强壮的免疫细胞可直接吞噬病死的细胞和废弃的代谢物，帮助功能低下的细胞恢复功能，以达到治疗疾病的目的。有医药之父之称的希波克拉底说过：药物治疗不如食物治疗，食物是人类治病的最好药品。他相信人体天生的自然免疫力是疾病真正的终结者。

　　为了帮助读者了解食物，认识食物中营养与健康的关系，更好地利用食物来保持身体健康、预防和治疗各种疾病，本书编者综合中华传统养生理论与现代医学保健知识，编写了这本《营养治病》。本书作为一本食疗方面的图书，集简单易懂和富于实用性的优点于一体，几乎将目前所有的食物囊括其中，从传统和现代养生学的角度，对所收录的多种食材、饮品的食疗功效进行科学全面的介绍。丰富的内容、简单的文字论述及系统化的编排体例，帮助读者从中了解健康的饮食之道，并学以致用，在日常的饮食中达到调理身心的效果。可以说，本书不仅是一本居家必备的食疗养生百科全书，更是一本健康营养美食大全。

　　本书针对人们生活中经常遇到的问题，提供最适合的饮食调养原则、多种食物的营养及食用法，用通俗易懂的方式在更大范围内推广合理营养、平衡膳食的科学理念。让看似平凡无奇的食材，在合适的时机、正确的烹调下，化作身体的保养品，让身体更健康！唯有吃对食物，才会得到真正的健康。

目　录

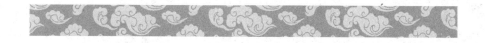

第一篇
用知识指导生活

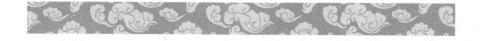

第1章　被严重误读的营养学

▶营养学与"药食同源"

我们研究养生，追求长寿，希望身体健康，百病不侵，所以我们信奉营养学，给自己的生活起居做好了规定。比如，早餐是否吃鸡蛋？吃煎蛋还是煮蛋？吃几个鸡蛋？中午是不是要喝茶？喝什么样的茶？是浓还是淡？诸如此类的情况，在很多人的养生追求中，不胜枚举。我们都期望以此规定，使自己免受疾病的纠缠。可当疾病来临，我们又惶恐不安地转向医学科技寻求帮助，期望高科技能赶走病魔，重拾健康。但事实却非常残酷，无论如今的科技如何发达，死在医院里的人却与日俱增。那些整日与疾病和科技打交道的医生本身，也逃不过疾病的打击。心血管疾病的专家死于心肌梗死，肝病专家倒在脂肪肝下，精神科的医生整夜失眠，依靠安眠药才能入睡。

为什么会有这么讽刺的情况出现？

答案是，我们的营养学完全偏离了原本的正确思路，走进了迷信高科技的歧途。我们以为，人类凭借高科技可以上天入地，无所不能，登月探海，无往不利。然而，从历史的角度看，科技进步至今为止才不过几百年时间。而营养和养生，却在人类出现的时候就开始积累经验了。

如果我们还停留在哪种食物要多吃，哪种食物要少吃，哪种能吃，哪种不能吃，哪些有营养，哪些没营养的阶段，营养学还是裹足不前。因为归根结底，我们忽略了老祖宗留下来的智慧——"药食同源"。

深入理解这个理论，我们需要知道它的来源。《淮南子·修务训》称："神农尝百草之滋味，水泉之甘苦，令民知所避就。当此之时，一日而遇七十毒。"可见，神农时代药与食不分，无毒者可就，有毒者当避。

随着经验的积累，药食才开始分化。在使用火后，人们开始吃熟食，烹调加工技术才逐渐发展起来。在食与药开始分化的同时，食疗与药疗也逐渐被区分开来。

中医学自古就有"药食同源"理论。这一理论认为：许多物品既是食物也是药物，食物和药物一样能够防治疾病。在原始社会中，人们在寻找食物的过程中发现了各种食物和药物的性味和功效，认识到许多食物可以药用，许多药物也可以食用，两者很难严格区分。这就是"药食同源"理论的基础，也是食物疗法的基础。

常见食材的药用功效	
绿豆	消肿通气，清热解毒，安神补气
红枣	补气养血，健脾益胃
葱	祛风发汗，解毒消肿
姜	开胃止呕，发汗解表
蒜	温中健胃，消食理气
小米	清热解渴，健胃除湿，和胃安眠
南瓜	补中益气，益心敛肺，美容养颜

中医药学还有一种中药的概念是：动植物、矿物质等也属于中药的范畴，中药是一个非常大的药物概念。凡是中药，都可以食用，只不过食法与用量上有差异——养生与治病。因此，严格地说，在中医药中，药物和食物是不分的，是相对而言的：药物也是食物，食物也是药物；食物的副作用小，而药物的副作用大。这是"药食同源"的另一种含义。

中药的治疗药效强，即人们常说的"药劲大"，用药正确时，效果显著，而用药不当时，易出现明显的副作用；而食物的治疗效果不及中药那样显著和迅速，配食不当，也不至于立刻产生不良的反应。然而，不可忽视的是，药物虽然作用强，但一般不会经常吃，食物虽然作用弱，但天天都离不了。我们的日常饮食，除供应必需的营养物质外，还会因食物的性味功效或多或少地对身体功能产生有利或不利的影响，日积月累，从量变到质变，这种影响作用就变得非常明显。从这个意义上讲，食物的作用并不亚于药物的。因此，科学饮食也会起到药物所不能达到的效果。

很多疾病，不是一朝一夕突然出现的，而是日积月累形成的。"病从口入"，我们身体的疾病，很多都是吃出来的。反过来，身体的健康，也是可以通过合理地吃来维持的；许多疾病，也可以用吃来防治。

▶营养学的基础

营养学的基础，就是我们通常所说的七大营养素和植物营养素。营养素是指食物中可给人体提供能量、机体构成成分和组织修复以及生理调节功能的化学成分。凡是能维持人体健康以及提供生长、发育和劳动所必需的物质的元素均可被称为营养素。

» 水

水是生命的源泉，人对水的需要仅次于氧气，水是维持生命必需的物质。机体的物质代谢、生理活动均离不开水的参与。人体细胞的主要成分是水，正常成人身体中水分大约占70%，婴儿体重的80%左右是水，老年人身体里55%是水。每天每千克体重需水量约为150毫升。

水的重要性不言而喻，人如果不摄入某一种维生素或矿物质，也许还能继续活几周或带病活上若干年，但人如果没有水的补给，却只能活几天。水有利于体内化学反应的进行，在生物体内还起到运输物质的作用。水对于维持生物体温度的稳定起了很大作用。

我们摄入水的方式有很多，除了通过饮用流质的食物和饮品外，还通过饮食获得水分，比如吃水果、蔬菜。养生中饮水，我们不能等到口渴才饮。因为感觉到口渴的时候，身体的细胞已经非常缺水了。正确的做法是即时饮用。当然，水也不能多喝，以防水中毒。

目前，只有弱碱性的离子态水完全符合这个标准。

健康水的标准
1.不含有害人体健康的物理性、化学性和生物性污染
2.含有适量的有益于人体健康，并呈离子状态的矿物质（钾、镁、钙等含量在100mg/L）
3.分子团小，溶解力和渗透力强

健康水的标准
4.含有溶解氧（6mg/L 左右），含有碳酸根离子
5.呈负电位，可以迅速、有效地清除体内的酸性代谢产物和多余的自由基及各种有害物质
6.硬度适度，介于 50 ~ 200mg/L（以碳酸钙计）

» 蛋白质

蛋白质是维持生命不可缺少的物质。人体组织、器官由细胞构成，细胞结构的主要成分为蛋白质。机体的生长、组织的修复、各种酶和激素对体内生化反应的调节、抵御疾病的抗体的形成、维持渗透压、传递遗传信息，无一不是蛋白质在起作用。婴幼儿生长迅速，蛋白质需要量高于成人，平均每天每千克体重需要 2 克以上。肉、蛋、奶、豆类含丰富优质蛋白质，是每日必须提供的。

蛋白质的摄入既不能多，也不能少。过多会引发身体炎症，过少则让人营养不良、抵抗力下降和发育滞后。在一天中，我们可以均匀地摄入蛋白质。比如，每餐吃少量含蛋白质的食物，感到饥饿的时候再吃一些。吃饭的时候必须要细嚼慢咽，让食物得到充分咀嚼，以便能完全消化。

» 脂肪

脂肪是储存和供给能量的主要营养素。每克脂肪所提供的热量为同等重量碳水化合物或蛋白质的两倍。机体细胞膜、神经组织、激素的构成均离不开它。脂肪还有保暖隔热，保护内脏、关节、各种组织，促进脂溶性维生素吸收的作用。婴儿每天每千克体重需要 4 克脂肪，从动物和植物获取而来的脂肪均为人体之必需，应搭配摄入。

不过现实情况却是，我们对脂肪有些谈虎色变。因为现代人普遍都摄入了太多的热量，而运动量又少，脂肪堆积下来，造成肥胖，带来了一系列的问题。对此，我们归咎于脂肪，总是在控制饮食中的脂肪含量。肥肉不敢吃，油脂也尽量不用。客观地说，其实脂肪是无罪的。

过多的脂肪确实可以让我们行动不便，而且血液中过高的脂肪，很可能是诱发高血压和心脏病的主要因素。不过，脂肪实际上对生命极其重要，它的功能很难一一列举。要知道，正是脂肪这样的物质在"远古海洋"中划分出界限，使细胞有了存在的基础。依赖于脂类物质构成的细胞膜，将细胞与它周围的环境分隔开。使生命得以从原始的"浓汤"中脱颖而出，获得了向更加复杂的形式演化的机会。

因此，毫不夸张地说，没有脂肪这样的物质存在，就没有生命可言。

» 碳水化合物

碳水化合物是为生命活动提供能源的主要营养素，广泛存在于米、面、薯类、豆类、各种杂粮中。杂粮每日提供的热量应占身体需要总热量的 60% ~ 65%。

碳水化合物在体内经生化反应最终均分解为糖，因此亦称之为糖类。除供能外，它还促进其他营养素的代谢，与蛋白质、脂肪结合成糖蛋白、糖脂，组成抗体、酶、激素、细胞膜、神经组织、核糖核酸等具有重要功能的物质。

碳水化合物只有被消化分解成葡萄糖、果糖和半乳糖才能被吸收，而果糖和半乳糖又经肝脏转换变成葡萄糖。血液中的葡萄糖简称为血糖，少部分血糖直接被组织细胞利用与氧气反应生成二氧化碳和水，放出热量供身体需要，大部分血糖则存在于人体细胞中，如果细胞中储存的葡萄糖已饱和，多余的葡萄糖就会以高能的脂肪形式储存起来，多吃碳水化合物会发胖就是这个道理！

» 维生素

维生素，根据字面意思理解，就是维持生命的必需品。而事实也的确如此，人体长期缺乏维生素，就会引发疾病。人体犹如一座极为复杂的化工厂，不断地进行着各种生化反应。其反应与酶的催化作用有密切关系。酶要产生活性，必须有辅酶参加。现经过研究，已知许多维生素是酶的辅酶或者是辅酶的组成分子。因此，维生素是维持和调节机体正常代谢的重要物质。可以认为，最好的维生素是以"生物活性物质"的形式存在于人体组织中的。

维生素的种类很多，广泛存在于食物中。大致说来，维生素可分为两种，一种是脂溶性，另一种是水溶性。脂溶性维生素溶解于油脂，经胆汁乳化，在小肠吸收，由淋巴循环系统输送到体内各器官。体内可储存大量脂溶性维生素。维生素 A 和维生素 D 主要储存于肝脏，维生素 E 主要储存于体内脂肪组织，维生素 K 储存较少。水溶性维生素易溶于水而不易溶于非极性有机溶剂，吸收后体内储存很少，过量的多从尿中排出；脂溶性维生素易溶于非极性有机溶剂，而不易溶于水，可随脂肪为人体吸收并在体内蓄积，排泄率不高。

主要维生素的作用		
名称	作用	缺乏的症状
维生素 A	保护视力，保证发育，抗衰老	眼干燥症、夜盲症
维生素 B_1	维持人体的正常新陈代谢，以及神经系统的正常生理功能	脚气病
维生素 B_3	维系神经系统健康和脑功能正常运作	糙皮症
维生素 B_6	抑制呕吐，促进发育	呕吐、抽筋
维生素 B_{12}	生成红细胞，保证神经系统健康	恶性贫血症
维生素 C	增强免疫力	坏血病
维生素 D	骨骼的必需品	佝偻病

» 矿物质

矿物质是人体主要组成物质，碳、氢、氧、氮约占人体总重量的96%，钙、磷、钾、钠、氯、镁、硫占3.95%，其他则为微量元素，共41种，常被人们提到的有铁、锌、铜、硒、碘等。每种元素均有其重要的、独特的、不可替代的作用，各元素间又有密切相关的联系，在儿童营养学研究中这部分占很大比例。矿物质虽不供能，但有重要的生理功能：是构成骨骼和酶的主要成分，可维持神经、肌肉正常生理功能，维持渗透压，保持酸碱平衡。

矿物质缺乏与疾病相关，比如说缺钙易导致佝偻病；缺铁易导致贫血；缺锌易导致生长发育落后；缺碘易导致生长迟缓、智力落后等，均应引起足够的重视。

各种矿物质的作用		
名称	作用	缺乏的症状
钾	维持酸碱平衡，参与能量代谢以及维持神经肌肉的正常功能	全身无力、疲乏、心跳减弱、头昏眼花，呼吸肌麻痹，甚至死亡
钙	保持心脏健康、止血、神经健康、肌肉收缩以及皮肤、骨骼和牙齿健康	肌肉痉挛或颤抖、失眠或神经质、关节痛或关节炎、龋齿、高血压
镁	增强骨骼和牙齿强度，有助于肌肉放松，从而促进肌肉的健康	肌肉颤抖或痉挛、四肢无力、失眠或神经质、高血压、心律不齐、便秘、惊厥或抽搐、多动症、抑郁、精神错乱、缺乏食欲、软组织内钙质沉淀（如肾结石）
钠	保持体内水分平衡，防止脱水；有助于神经活动和肌肉收缩，包括心肌活动；也利于能量产生，同时可将营养物质运送到细胞内	眩晕、中暑衰竭、低血压、脉搏加快、对事物缺乏兴趣、缺乏食欲、肌肉痉挛、恶心、呕吐、消瘦和头痛
铁	血红蛋白的组成成分；参与氧气和二氧化碳的运输和交换；是酶的构成物质，对能量产生也是必需的	贫血、面色苍白、舌痛、疲劳、无精打采、缺乏食欲、恶心及对寒冷敏感
锌	生长发育的必需物质，对于伤口愈合也很重要。促进神经系统和大脑的健康，尤其是对处于发育期的胎儿。对于骨骼和牙齿的形成、头发的生长以及能量的恒定都是有帮助的	味觉和嗅觉不灵敏、至少有两个手指甲出现白斑点、易感染、皮肤伸张纹、痤疮或皮肤分泌油脂多、生育能力低、肤色苍白、抑郁倾向、缺乏食欲
磷	骨骼和牙齿的构成物质，是乳汁分泌、肌肉组织构成的必需物质，有助于保持机体酸碱平衡、协助新陈代谢以及能量产生	肌肉无力、缺乏食欲、骨骼疼痛、佝偻病以及软骨病

» 膳食纤维

膳食纤维的定义有两种，一种是从生理学角度将膳食纤维定义为哺乳动物消化系统内未被消化的植物细胞的残存物，包括纤维素、半纤维素、果胶、抗性淀粉和木质素等。另外一种是从化学角度将膳食纤维定义为植物的非淀粉多糖加木质素。

膳食纤维可分为可溶性膳食纤维和非可溶性膳食纤维。前者包括部分半纤维素、果胶和树胶等，后者包括纤维素、木质素等。其中苹果胶原作为一种天然大分子水溶性膳食纤维，具有强力吸附、排出人体"辐射物"的作用，是人体必需的营养平衡素。它具有独特的分子结构，不能被人体直接消化，可以自然吸附"毒素""负营养""重金属""自由基"等人体内难以自我代谢的有害物质或将其排出体外，从而达到营养平衡。

经常食用苹果胶原可以预防和抑制心血管疾病、肠胃疾病、呼吸道疾病、代谢性疾病和肿瘤等多种疾病。

» 植物营养素

植物营养素是指存在于天然植物中对人体有益处的非基础营养素，每种植物所含的植物营养素都不相同。研究发现，在植物中有大约25000种植物化学成分。这些特定的化学成分，都是植物用来自我保护的工具。它能帮助植物抵御疾病、害虫、细菌、病毒和紫外线、严寒等。而人在吃了这些植物中的化学成分后，也可以获得类似的保护。举例来说，存在于西红柿、西瓜中的茄红素，可能是最有效的抗氧化剂之一，对于破坏力很强的自由基有很好的抵御效果。茄红素对于降低前列腺癌和胃病的患病风险，有很大的帮助。

▶健康危机始于营养断层

许多情况下，我们的身体出现问题，是因为营养断层了。说到这里，肯定有人不相信，每天的每顿饭、每次的饮食都非常讲究的我们，怎么还会出现营养断层呢？

原因就在于，还有一些未知的领域，我们都没有关注。

最为普遍的一种情况，就是垃圾食品。何为垃圾食品？就是那些能够让人产生满足感，但营养价值非常低的食物。细分下来，精制的糖和淀粉，还有许多化学添加剂以及变质油脂，都是垃圾食品。这些食物所含的营养，不能充分滋润人体的细胞。而且，它还会迫使我们的身体为了适应它而调整，长此以往，必然导致我们身体出现问题。很多时候，垃圾食品并不是我们从外面的汉堡店里买来的，而是我们自己在家制作的。所以，为了避免这种情况，请把厨房里的那些精白面粉、烘烤和油炸食物都丢进垃圾桶吧。

常见的食品添加剂	
类型	类型
防腐剂	苯甲酸钠、山梨酸钾、二氧化硫、乳酸等
抗氧化剂	维生素C、异维生素C等
着色剂	胭脂红、苋菜红、柠檬黄、靛蓝等
膨松剂	碳酸氢钠、碳酸氢铵、复合膨松剂等
甜味剂	糖精钠、甜蜜素等
酸味剂	柠檬酸、酒石酸、苹果酸、乳酸等
增白剂	过氧化苯甲酰（面粉增白剂，已禁用）

经过多次加工的食物，也是不健康的。因为多次加工之后，食物中原有的营养素所剩无几，吃到胃里，消化之后能产生的营养寥寥可数，但是对身体的危害却更大了。举例来说，速溶燕麦片能使血糖升高的速度超过糖块，号称的"全麦食品"所含的盐分，要比一大碗汤都多。许多所谓的美味面包，都含有各种添加剂，而且经过高温烘烤，营养素几乎被破坏殆尽。

化学添加剂是又一个影响很大的因素。因为现在的食品工业中，添加剂变成了食物的伴侣。不管我们如何回避，食品添加剂总是会出现在我们的餐桌上。研究证明，许多疾病与添加剂相关，比如过敏、癌症、糖尿病、恶心、肥胖症等。

农药残留也是危害身体健康的一大杀手。现在的农产品，为了有个更好的卖相或产量，或多或少都会带有残留农药。回顾一下在超市里买水果的经历，是不是有很多橙子和苹果，上面都有一层光亮的蜡？在农场里摘了水果，一定要洗干净才敢吃。所以，农药残留也是导致我们营养断层的一个原因。

再有一个，就是食物的产地和品种。各种植物的营养成分，都受到生长条件、收获、运输和储存的影响。更确切地说，就是不同的产地和品种，会影响到营养成分的高低。现在的农业生产环境下，土壤的肥力已经大不如前了。所以，能够产出的食物质量，也在退化。而且，由于转基因食物大行其道，我们想要吃到真正原汁原味的食物也更加困难。因此，食物的营养不足也就导致了我们的营养断层。

最后一点，就是营养补充剂的困惑。我们知道自己的营养断层，所以想方设法地食用营养补充剂。可是，市面上琳琅满目的营养补充剂让人困惑。并且，关于是否应该服用营养补充剂的争论，也充斥着整个社会。因为我们自己并不知道吃下去的药片到底是什么，即便知道，也不能确定生产厂家是否严格遵守了标准。换个角度来说，吃下去的药片，还要跟食物混合，能否发挥作用也不得而知。

导致营养断层的原因太多了，而要改善这个状况所面临的困境也非常大。所以，对于健康，我们不仅要用眼，更要用心去呵护。

▶吃得不健康，你就不健康

吃的学问，实在是非常广博。

若要吃得健康，我们就需要从很多方面注意自身。

首先是必须要吃对，而不是吃贵。每个人的健康与寿命 60% 取决于自己，无论从什么角度上来说，其实人完全可以是自身健康的规划者。养生是什么？养生就是一种生活方式。养生是自己的一种生命理念，一种生命态度。它不是商业运作，不用精明计算。养生，养的不仅是身体，其至高境界是养心，是很内在的东西。

现代人生活压力大，谁都不想生病，生病了花钱是小事，耽误时间也损伤身体，那是令人最痛苦的。其实，很多疾病我们的祖先已经帮助我们寻找到了解决的良方，而那些可怕的现代病，也一样能够防治。方法在哪里？从吃开始。

吃已经不再是个低端的问题——果腹，吃得好是基础；吃得对是智慧。因为，我们从吃这个方面来讲养生，是非常根本的，是抓住本质的。甚至可以说，只要我们吃得对，我们就可以不生病。

（1）吃得均衡，不能挑食偏食。人天生就是杂食动物，看看你的牙就可以看出来，一口牙，有管磨的，有管切的，还有管撕扯的，磨牙用来磨碎谷物，切牙用来切断蔬菜，犬齿用来撕扯肉类，所以《黄帝内经》中说人要以"五谷为养，五果为助，五畜为益，五菜为充"，这里的"五"实际上是泛指各种蔬菜谷物，意思是让我们在饮食的品种上要多样化，不能偏食，这也是中国传统饮食膳食平衡的一个基本原则。

所以，饮食有偏颇本身就是违反自然规律的。

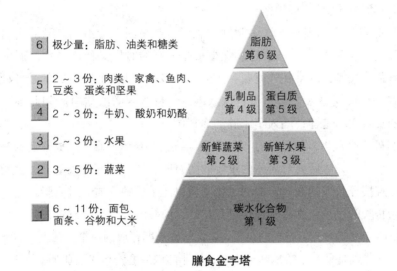

6　极少量：脂肪、油类和糖类

5　2～3份：肉类、家禽、鱼肉、豆类、蛋类和坚果

4　2～3份：牛奶、酸奶和奶酪

3　2～3份：水果

2　3～5份：蔬菜

1　6～11份：面包、面条、谷物和大米

脂肪
第6级

乳制品
第4级　　蛋白质
第5级

新鲜蔬菜
第2级　　新鲜水果
第3级

碳水化合物
第1级

膳食金字塔

从现代营养学角度讲，各种食物提供给人体的营养素也不同。谷物主要提供人体所需的能量，家畜肉类主要提供动物蛋白和脂肪，果类、菜类主要提供人体必需的维生素、微量元素和纤维素。这些食物，缺了哪种都不利于身体健康。

（2）注意节制，不乱吃。吃饭的时候，每种食物都有个先后顺序，不能乱了。人在肚子饿的时候，容易控制不住。此时吃了大量的高热量、高蛋白食物，就会导致肠道吸收过多，长此以往，必然肥胖。饮酒应该在饭后进行，而不是配合着各种菜肴喝到尽兴，最后才胡乱地吃点儿主食。各种甜点也应该在饭后食用，而不是作为主食。还有，很多地方菜都具有地域特性，不是所有人都适合的。因为"一方水土养一方人"，不同地域的饮食习惯也不尽相同。乱吃特色食物，轻则腹泻呕吐，重的会有水土不服。

（3）细嚼慢咽。现代人因为工作的原因，吃饭狼吞虎咽已经习以为常，可是经年累月，消化系统和心血管就会出问题。殊不知，细嚼慢咽能给身体带来太多好处。不光是消化系统和心血管方面的健康，还能帮助防癌和预防口腔疾病。相反，吃饭太快，也会导致很多疾病。

饮食能带来健康，当然也会带来疾病。病从口入，疾病很大程度上是与饮食相关的。

最轻微的表现，就是饮食不正确导致身体免疫力下降。脱发以及头发质地或颜色发生变化、干枯或多油、生长缓慢；头部钝痛、活动时疼痛、脸红有烧灼感，眩晕，视物模糊，头昏眼花；消化不良、打嗝、胃灼热，胀气、疼痛、便秘、腹泻等，都与饮食不当有关。

肥胖是又一种表现。许多肥胖症患者，都是因为管不住自己的嘴而导致的。他们饮食不规律，有的时候吃饭很少，有的时候又暴饮暴食，通常晚上还会吃很多夜宵；经常在外就餐，点的东西多了，不忍心浪费；偏爱各种"垃圾食物"，长期摄入过多热量；饮水不多，喜欢喝碳酸饮料。如此种种，让他们的身材逐渐走样，陷入了肥胖的痛苦中。

另外一个危害，就是饮食不健康会导致我们身体早衰。造成衰老的是过氧脂质，它进入人体后会对人体内重要的酶有所破坏。长期摄入富含过氧脂质的食品可直接导致人的衰老，据测过氧脂质也是致癌的物质。过氧脂质是一种不饱和脂肪酸的过氧化物，例如炸过鱼、虾、肉等的食用油，放置久后即会生成过氧脂质；长期晒在阳光下的鱼干、腌肉等；长期存放的饼干、糕点、油茶面、油脂等，特别是易产生哈喇味的油脂，油脂酸败后会产生过氧脂质。

错误的饮食还会导致心脏病和癌症。红肉、油炸食品、奶制品以及咸味零食组成的西式饮食容易诱发心脏病，全球大约30%的心脏病例会由这种饮食方式导致。多吃新鲜水果和蔬菜是最有益健康的一种饮食方式，能将心脏病发病概率降低30%~40%；以豆腐和黄豆为主的饮食方式对心脏病发病没有明显影响；而西式饮食最容易诱发心脏病，能将心脏病发病概率提高35%。

科学研究发现，1/3的癌症是与饮食相关的，尤其是消化系统的癌症。结直肠癌的发生与长期的高脂肪饮食及食物纤维的摄入不足密切相关。摄入食物纤维不足，容易引起便秘，便秘时粪便通过肠道时间延长，可使致癌物与肠道接触机会增加，成为结直肠癌的危险因素之一。胃癌的产生，是因为食物被吃下后首先停留在胃，又在胃内消化，胃要经常受到物理、化学、生物学因素的刺激，而食物中存在的各种致癌物、促癌物也要接触胃。食物霉变、贮藏时间过久，喜欢吃腌制、高温煎炸的食品等都可导致胃癌发病率增高。主要是由于这些食物中含有致癌危险的亚硝酸盐，可在胃酸及细菌作用下转化为亚硝胺而诱发癌变。

　　总之，吃得不健康，你就不健康，因为饮食决定了我们的健康，疾病也与饮食相关。若想要长寿，必须在"吃"上下功夫。

第2章 亚健康，疾病 的早期阶段

▶被严重误解的"亚健康"

先来说说，我们所理解的亚健康是什么。很多人在生活中，感觉头晕眼花、身体疲劳了，就说是亚健康；失眠烦躁、注意力不集中了，也认为是亚健康；浑身不对劲儿，情绪低落了，还说是亚健康。似乎无论是何种状态，我们都能以亚健康为借口，自我安慰一番，然后得过且过。

事实真的如此吗？我们真的理解了亚健康吗？而各种不理想的身体状态又能用亚健康来解释吗？先来看看亚健康的权威解释。

亚健康是一种临界状态，处于亚健康状态的人，虽然没有明确的疾病，但精神、活力和适应能力却有所下降，如果这种状态不能得到及时的纠正，非常容易引起疾病。亚健康即指非病非健康状态，这是一类次等健康状态，是介于健康与疾病之间的状态，故又有"次健康""第三状态""中间状态""游移状态""灰色状态"等称谓。世界卫生组织将机体无器质性病变，但有一些功能改变的状态称为"第三状态"。

用通俗的话来解释，我们的身体有两种状态，健康和疾病。如果我们感觉自己的身体并不处于健康状态，那么就是疾病了。所谓的亚健康，从本质上来说，就是疾病状态。只不过，这种状态还比较轻微，没有让我们感觉到急切的危害罢了。

我们以血栓疾病为例，把血管的横切面拿来做比较。正常情况下，我们的血管是通畅的，没有堵塞。好比

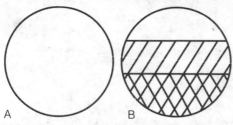

示意图　A为正常血管　B为堵塞血管

是宽广的高速公路，血液在里面正常流动。血栓的状态，则是血管被堵塞了，形成栓塞。但是血管在完全堵塞之前，还是能传送血液的，只不过功能下降了。就像是公路上有一块儿破开的路面，车辆无法行驶，必须要绕行通过。此种状态，就是亚健康。

亚健康不是没病，而是病得还轻，没到出现危害的地步。就像血栓一样，没有完全堵塞的时候，我们只会感觉到心慌、胸闷、气喘，自我调节一下，就可以感觉好一些。

既然如此，我们误解了亚健康，那所谓的"生病"状态又是什么呢？平时我们遇到的那种需要进医院的"生病"，已经是疾病的"晚期"了，或者叫作疾病的"临床阶段"。再举个例子，如今癌症已经很常见了。很多癌症，都有早期的表现，只是大部分人并不在意，认为身体只是出了点儿小毛病，能撑则撑。然而，一旦感觉到问题严重了，到医院检查，却发现是癌症晚期。再想治疗，也非常困难了。

平常我们理解的亚健康，并不是小事儿，一定要认真对待，否则肯定会出大问题。

▶ 亚健康的本质是消耗储备的过程

经过以上的了解，我们知道了亚健康是身体处于疾病的早期阶段。接下来，我们要对亚健康进行更深入的分析。总的来说，亚健康的本质就是消耗我们身体储备的过程。

那么，何为储备呢？用我们生活中的例子来解释，储备就是我们的储蓄。比如，我们生活富裕了，手里有了闲钱，存在银行里，等着以后用来养老或者应急。国家在和平时期，虽然不打仗，但也要生产军火，之所以这么做，就是为了以防万一。从这个角度来说，储备就是我们留用的物资，以备不时之需的。

再用身体方面来举个例子。每个人都有两个肺，但是在平静状态下，人的呼吸很浅，只能用半个肺。那么剩下的半个肺做什么用呢？很简单，在我们身体需要剧烈运动的时候使用。这也就是为什么我们跑步或者游泳的时候，呼吸很深，肺活量增大的原因。那么剩下的一个肺干什么用呢？还是储备。

假设突然有一天，肺部出现了肿瘤。开始只是很小一点儿，感觉不到。这时，我们不会认为自己身体出了问题，当然也不会去看医生。可是它不停地长大，直到有一天，我们稍微剧烈运动一下，就感觉到心慌气短。这就是肿瘤把我们的储备消耗完了，让我们无法再应对突发状况，而此时肺癌也已经进入了晚期。如此比喻虽然有些耸人听闻，但的确非常形象。亚健康也就是这么回事儿，身体的健康储备不停地消耗，直到有一天我们突然倒下。

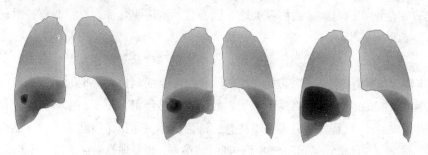

肺癌的发生示意图，右肺上一个肿瘤从小到大的过程

换个例子，假设我们新买了一部手机，非常喜欢，整天拿在手里，摆来摆去。遇到别人还不忘说"看我这新手机怎么样？"过了几天，这手机还是新的，过了几个月，看上去也还好。过了一年，自己再拿出这部手机，就不敢在别人面前炫耀了。突然发现自己的手机特别烂，特别难看，跟新出的手机没法比了。这个变化的过程，就和亚健康类似。一开始，手机是新的时候，我们的身体也是最好的。当手机被用得多了，变得旧了，不讨人喜欢了，也就是身体出毛病的时候。中间的过程，就是我们不停地消耗了手机的储备。如果，我们买来了手机之后，一直放着没用，那么不管过多久，再拿出来看，它还是新的。

理解了这一点后，我们就必须时刻关注自己的健康了。就像对待手机一样，买来之后，不光要给它贴膜，还要注意少摩擦碰撞。当然，手机可以再买，但是健康却不那么容易恢复。

这里，尤其要注意转变观念。试想一下，我们在生活中，是不是总认为在医院里被检查出得病了，才认为自己是生病了呢？医生拿着病历报告，告诉我们，"你得了高血压"，我们才恍然大悟地知道自己得了高血压。医生对我们讲："你得了咽炎"，然后我们回来还不忘告诉别人，"我得了咽炎，以后要少抽烟"。我们总是倾向于把疾病在医院里确认，认为只有医生给我们确诊了，自己才算是得病。可我们自己有没有想过，在确诊之前，我们的身体就绝对健康吗？那时候我们自己可能感觉到了亚健康，但就是没当回事儿。这么想的潜意识，就是认为，某一天得病是突然出现的，我们只能怪自己不幸运。可事实真的如此吗？任何事，有因才有果。要是没有整日整夜的胡吃海喝，能有那身富贵病吗？要是不整天饭后抽根烟，能有后来的肺癌吗？最可笑的是，当身体出现了亚健康，提醒自己有问题的时候，我们还浑然不觉。

亚健康，不是那么简单的事，我们真的需要清醒了。

▶ 5%的人健康，20%的人有病，75%的人处于亚健康状态

世界卫生组织，这个世界上最权威的卫生机构，下过一个结论，在人群之中，健康人占5%，有病的人占20%，剩下的75%的人是亚健康。但是，根据之前已经讨论过的，我们知道，这个世界上只有5%的人是健康的，其余的人都处于疾病中。尽管这听起来非常可怕，但若是严格说的话，完全健康的人，甚至都不到5%。

为什么会这么说呢？因为，完全健康的人可以用凤毛麟角来形容。原因何在呢？我们的生活环境已经不是二十年前的绿水青山了。各种污染都在加重，包括空气污染、水污染、土壤污染等。这些污染导致了我们生活环境恶化，我们生存其中，也难保绝对健康。另外，完全健康的标准，不仅是身体的健康，还有心理的健康。可现在的人，被各种各样的压力包围着，整天失眠头痛，这又怎么能健康呢？

再说了，世界卫生组织的判断标准，也无非是用仪器来检测一番。可仪器又真的可靠吗？它的分辨率足够高吗？能查出所有的疾病吗？答案当然是否定的，我们的身体就是最为精密的仪器，不然以当前的高科技，也不会一直不能研究出来完美的机器人。很多肝硬化的病人甚至到死肝功能都在起作用。健康是相对的，绝对的健康是不可能的。大家或多或少都会有一些问题，区别在于这些问题是大是小。比如，医院里的病人，有的是重病，有的只是风寒感冒。身边的亲戚朋友，有的患皮炎湿疹，有的患上痔疮。我们以为他们健康，是因为这些小毛病没人愿意提及。一些人比较健康，一些人病得较严重。

▶ 预防是更好的治疗

　　明白了健康和亚健康的本质后，我们也应该知道想要保持健康，预防是最好的方法。

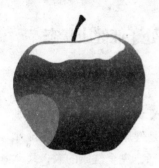

大家一定不能再陷入之前的误区，平时对身体不在意，到了病重的时候才想起来。处于亚健康时期，就应该及时到医院去检查，平时再注意预防。我们的身体，也是一台精密仪器，需要不断地检查和维修，才能使用得长久。千万不要等到破旧不堪的时候，才想起来后悔。

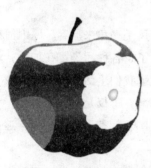

可现实生活中，相当一部分人确实在做这种亏本的买卖。就好像有人买了一袋苹果，放在家里不舍得吃。时间久了，苹果便开始腐烂。到这个时候，他开始心疼了。于是，就赶紧把烂了的苹果吃掉，可是好的苹果仍旧放着。如此一来，他吃到的永远是烂苹果。这么一说，大家肯定会笑这个人傻。为什么不在苹果还是好的时候吃呢？又为什么一定要吃烂苹果，而不吃好的呢？是的，这么想是对的，可是对于我们的身体，你也是这么想的吗？和苹果一样，我们的身体也会变坏，那为什么不在它变坏之前，尽量延长健康的时间呢？干吗非要等到苹果烂了，心疼地挖掉呢？

　　我们的身体跟苹果还不一样。因为苹果烂了可以挖掉，可以买新的，但我们的身体却不能。想象一下，我们的胃要是不能用了，可以直接切掉吗？我们的肝不能正常工作了，摘掉了就能健康吗？骨髓无法造血了，能换新的吗？没这么简单，要是所有的器官都可以换新的话，那么这个世界就不会有不治之症了，人也不会衰老，生病也不用愁了。我们的身体就如同一个苹果，只能在它腐烂之前，不断地检查、评估，用各种方法延长"保质期"——这就是疾病的预防。

　　如何预防，当然是一个非常复杂的问题。在此处，显然还无法展开论述。不过读者朋友看完了本书，肯定会有一个全新的认识。

第3章 身体的修复能力和自愈能力

▶ 人体的基础知识（人体结构、系统组成、工作原理）

　　我们明白了营养学，也懂得了亚健康的本质，但想要真正地远离疾病，过上好生活，还需要理解一点，那就是我们的身体本质。因为只有搞懂了身体，我们才可以找到避开疾病、治疗疾病，甚至是长寿的方法。

　　先来说说我们的人体结构。

　　人体结构最基本的单位是细胞，不同细胞组合在一起，构成各种组织和器官。

　　细胞可分为三部分：细胞膜、细胞质和细胞核。细胞膜主要由蛋白质、脂类和糖类构成，有保护细胞、维持细胞内部的稳定性、控制细胞内外的物质交换的作用。细胞质是细胞新陈代谢的中心，主要由水、蛋白质、核糖核酸、酶、电解质等组成。细胞质中还悬浮有各种细胞器。主要的细胞器有线粒体、内质网、溶酶体、中心体等。细胞核由核膜围成，其内有核仁和染色质。染色质含有核酸和蛋白质。核酸是控制生物遗传的物质。

　　神经组织由神经元和神经胶质细胞构成，具有高度的感应性和传导性。神经元由细胞体、树突和轴突构成。树突较短，像树枝一样分支，其功能是将冲动传向细胞体；轴突较长，其末端为神经末梢，其功能是将冲动由胞体向外传出。

　　肌组织由肌细胞构成，肌细胞有收缩的功能。肌组织按形态和功能可分为骨骼肌、平滑肌和心肌三类。

　　结缔组织由细胞、细胞间质和纤维构成。其特点是细胞分布松散，细胞间质较多。结缔组织主要包括：疏松结缔组织，致密结缔组织，脂肪组织，软骨、骨、血液和淋巴等。它们分别具有支持、联结、营养、防卫、修复等功能。

人体细胞集合成组织，组织再结合起来，完成某一特定功能，构成器官，器官联合在一起，完成一系列的生理活动，就是系统。人体由九大系统组成，即运动系统、消化系统、呼吸系统、泌尿系统、生殖系统、内分泌系统、免疫系统、神经系统和循环系统。

» 运动系统

运动系统由骨、关节和骨骼肌组成，约占成人体重的60%。全身所有骨关节相连形成骨骼，起支持体重、保护内脏和维持人体基本形态的作用。骨骼肌附着于骨，在神经系统支配下收缩和舒张，收缩时，以关节为支点牵引骨改变位置，产生运动。骨和关节是运动系统的被动部分，骨骼肌是运动系统的主动部分。

» 消化系统

消化系统包括消化道和消化腺两大部分。消化道是指从口腔到肛门的管道，可分为口、咽、食道、胃、小肠、大肠和肛门。通常把从口腔到十二指肠的这部分管道称为上消化道。消化腺按体积大小和位置不同可分为大消化腺和小消化腺。大消化腺位于消化管外，如肝和胰。小消化腺位于消化管内黏膜层和黏膜下层，如胃腺和肠腺。

» 呼吸系统

呼吸系统由呼吸道、肺血管、肺和呼吸肌组成。通常称鼻、咽、喉为上呼吸道。器官和各级支气管为下呼吸道。肺由实质组织和间质组成。前者包括支气管树和肺泡，后者包括结缔组织、血管、淋巴管和神经等。呼吸系统的主要功能是进行气体交换。

» 泌尿系统

泌尿系统由肾、输尿管、膀胱和尿道组成。其主要功能是排出机体新陈代谢产生的废物和多余的液体，保持机体内环境的平衡和稳定。肾产生尿液，输尿管将尿液输送至膀胱，膀胱为储存尿液的器官，尿液经尿道排出体外。泌尿系统常见的疾病有：肾病（急性肾炎、急性肾衰、慢性肾衰）、泌尿系统结石（输尿管结石、肾结石、膀胱结石）等。

» 生殖系统

生殖系统的功能是繁殖后代和形成并保持第二性特征。男性生殖系统和女性生殖系统包括内生殖器和外生殖器两部分。内生殖器由生殖腺、生殖管道和附属腺组成，外生殖器以两性性交的器官为主。

» 内分泌系统

内分泌系统是神经系统以外的一个重要的调节系统，包括弥散内分泌系统和固有内分泌系统。其功能是传递信息，参与调节机体新陈代谢、生长发育和生殖活动，维持机体内环境的稳定。

» 免疫系统

人体内有一个免疫系统，它是人体抵御病原菌侵犯最重要的保卫系统。这个系统由免疫器官（骨髓、胸腺、脾脏、淋巴结、扁桃体、小肠集合淋巴结、阑尾、胸腺等）、免疫细胞（淋巴细胞、单核吞噬细胞、中性粒细胞、嗜碱粒细胞、嗜酸粒细胞、肥大细胞）、血小板，以及免疫分子（抗体、免疫球蛋白、干扰素、白细胞介素、肿瘤坏死因子等细胞因子）组成。免疫系统分为固有免疫和适应免疫，其中适应免疫又分为体液免疫和细胞免疫。

» 神经系统

神经系统由脑、脊髓以及附于脑脊髓周围的神经组织组成。神经系统是人体结构和功能最复杂的系统，由神经细胞组成，在体内起主导作用。

神经系统分为中枢神经系统和周围神经系统。中枢神经系统包括脑和脊髓，周围神经系统包括脑神经、脊神经和内脏神经。神经系统控制和调节其他系统的活动，维持机体以外环境的统一。

» 循环系统

循环系统是生物体的细胞外液（包括血浆、淋巴和组织液）及其借以循环流动的管道组成的系统。从动物形成心脏以后，循环系统分心脏和血管两大部分，叫作心血管系统。循环系统是生物体内的运输系统，它将消化道吸收的营养物质和由鳃或肺吸进的氧输送到各组织器官并将各组织器官的代谢产物通过同样的途径输入血液，经肺、肾排出。它还输送热量到身体各部以保持体温，输送激素到靶器官以调节其功能。

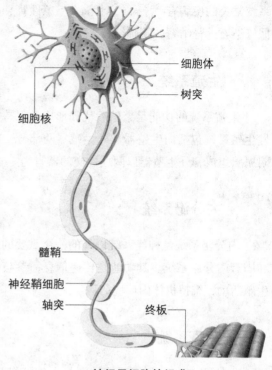

细胞体
树突
细胞核
髓鞘
神经鞘细胞
轴突
终板

神经元细胞的组成

人体的组成，可以用盖楼来比喻。我们的细胞就像是砖块儿，很多砖块儿排列组合在一起，就组成了一面面墙，就像是身体组织。几面墙在一起，就能围成一间房屋，这是我们的身体器官。而一排房屋靠在一起，就成了一层楼，这是我们的系统。再把各层楼用电梯或者楼梯连接起来，就是一座完整的大楼，这就是我们的身体了。

我们身体的各个系统相互配合，相互支持，让我们能够从事各种劳动和运动。面对不同的环境，不同的季节，甚至是不同的空气湿度等细微变化，身体都会适当地调整。总体来说，我们的身体是一部非常精密和复杂的仪器，远超过当今的任何科技产品。因为不管今天的科技如何发达，它在生命奥秘面前，依旧显得捉襟见肘。不然的话，我们早就拿到了长生不死的钥匙，也不用再担心疾病的困扰了。

▶ 被严重低估的人体修复功能（全书重要铺垫）

　　理解了我们身体的工作机制，相信读者朋友对于身体的自我修复能力也有了一定的认识。这里就要对此着重介绍一番。

　　一个复杂而又精密的仪器，若是没有自我修复的能力，那也只能算是仪器。但人体不同，它能不断地修复损伤，让身体各部分持续运行。试想一下，如果我们没有了修复功能，那小小的一个外伤，就有可能是致命的。我们可能因为伤口无法愈合而流血不止，也可能因为外伤感染而得病。之所以没有出现这种情况，都要归功于身体的自我修复。举个例子，白血病是如何导致人死亡的呢？白血病是因为骨髓的造血功能出现异常，血液中的红细胞只能不停被消耗，无法得到补充，久而久之，人的身体就会因为缺血而走向崩溃。仅此一例，就足以说明自我修复能力的重要性。

　　再往深处说，身体的自我修复是随时随地都在进行的。

　　之所以会这样，是因为我们的身体损伤是时刻都会发生的。在我们生活的环境中，需要面对多少威胁？衰老、污染、空气氧化、代谢异常、食物过敏等，都无处不在。我们虽然没有看到，但是它们就在身边。因为有身体不停地自我修复，才让我们不至于突然垮掉。想想人为什么会自然死去，除了那些科学的解释之外，一个非常通俗的说法，就是我们的身体已经到了不能修复的境地。就好比是一辆汽车，一直修修补补的，可以开上十几年。但终有一天，它到了无法修补的地步时，还是要报废的。

　　我们身体的修复过程总是在不知不觉中进行。拿上面的例子来说，出现外伤之后，我们给自己涂上消炎药，包扎一下，过十天半个月，伤口就愈合了。如果我们细心观察，会发现每一天伤口都会恢复一些。一开始是止血，然后就是结痂，再过几天，揭去痂皮，就只剩下瘢痕。再随着时间流逝，瘢痕也慢慢变淡。与此类似，我们从没见过，某一种疾病是可以在一夜之间消失，也没有任何一种伤口能在一瞬间愈合。这是因为，修复是个不断进行的过程。

　　换个角度来说，我们的身体之所以能维持住，不怕疾病的侵扰，是因为有了修复功能的支撑。

　　还拿之前的外伤来说，出现了伤口，我们涂抹消炎药、包扎，这都是很平常的做法。对此，我们可以提个小问题，是消炎药或者是纱布条给我们止血，

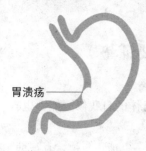

胃溃疡 ——

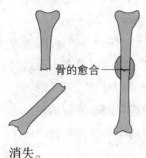

骨的愈合 ——

最终让伤口愈合了吗？当然不是，是我们自己的修复能力在起作用。消炎药和纱布条不过是在帮忙罢了，因为它们并不会长成我们皮肤的一部分。有一些小的伤口，不用消炎药和包扎，也完全可以愈合。想想我们从小时候有记忆开始到现在，自己受过多少次伤，再看看自己的身上，现在有几处留下了伤痕？对比一下，你肯定就特别佩服身体的修复能力。因为有了它，你才能坚持到现在，才不会像个打满了补丁的机器人。

正是这种自我修复的能力，让我们在对抗疾病时，有了可以依赖的基础。任何药物和医生，不过是在利用或者恢复这种能力，帮助我们给自己治疗罢了。试想一下，我们有了胃溃疡之后，吃片药就能好吗？当然不是，还是要等胃部的伤口自己长好了，溃疡才会消失。

出现了骨折之后，就必须把断骨接好，然后打上石膏，静养一段时间，等待缝隙被骨组织长合，才能算是康复。我们没见过有医生能换骨头，更没见过医生可以帮我们把断骨接上。

所以，医疗都是建立在人体的自我修复基础之上。我们不需要迷信医学技术的进步，而应该正确看待自身的修复能力。是它，给了我们对抗疾病、恢复健康的本钱；没有了它，我们的身体将要面对的，是比艾滋病更加恐怖的环境。

▶你多长时间"检修"一次（及时体检治疗）

对于健康，我们所能持有的态度，只能是防患于未然。前文中也已经强调过了，亚健康状态，并不是说我们的身体还算健康，而是已经处在疾病的早期阶段了。鉴于世界上最多只有 5% 的人是完全健康的这一调查结果，我们应该正视自己所要面临的健康问题。

既然如此，经常体检就是不二的选择了。

可现实情况却令人担忧。看看我们身边，有几个人是定期去医院检查身体的呢？更多的人只是在大病之时，才想起来去医院，躺在病床上，唉声叹气都无济于事。一旦进了手术室，躺在手术台上，那种生命不受控制的恐惧感便油然而生了。这很正常，几乎没有人不害怕手术室的。有些人比较幸运，通过手术可以恢复到一定程度，但是却永远也无法恢复到曾经的水平。最可怜的是患上绝症时，我们就只能伤心难过了。

当然，幸运也是相对的。侥幸躲过一劫的人，也不是真的就此万事大吉。试想一下，做过了手术之后，我们的身体能恢复到何种程度呢？人体不同于机器，坏了一个零件，可以换个新的。车的灯罩坏了，换个新的，能跟之前一样。身体不行，一旦坏了，只能千方百计地修复。不可能胃出现溃疡了，我们把胃切除后换个新的。眼睛近视了，摘掉眼球换个新的。要是真能出现这种情况，那我们整个身体都可能被换掉，那个原本的自己就不存在了。

再来说体检的事。虽然医院的检查有一定的作用，但也千万不能迷信。毕竟，机器不过是我们发明出来的一种工具，它在面对我们自身时，也有很多不确定的时候。人体是那么复杂，想要确诊一项疾病，一定要经过深入的分析，有的时候甚至必须要那些有多年经验的专家来判断。但检查并不那么费时费力，很多时候都是依据一番普通的标准来进行的。

因此，在医院里检查获得的各种数据，即使是在正常值的范围内，也并不能说明您是非常健康的，因为这些检查有一定的分辨率。例如您的肝脏都严重受损了，甚至严重到肝硬化阶段，但肝功能的检查结果仍可以是正常的。此时，机器就是错误的，需要评估人员对这些检查结果有很深的理解，有敏锐的洞察力，要通过对您的生活各方面的了解和身体的各种变化，包括您的睡眠、食欲、消化、大小便、平时的疲劳感、体重的变化等很多细节，对您的健康状况进行综合评估，分析出您目前的健康状况和未来的健康走向。这是一个运用专业知识进行综合分析的过程。

可是光检查并不够，很多人都是查出了问题，却并不治疗。比如，一些人被查出有高血脂，可并不重视它，甚至还会在跟朋友聊天时调侃自己。殊不知，一旦患上了高血脂，血管就承担了很大的压力，正在往血栓和心肌梗死上面发展。还有一些人会查出高血压，可回到家依旧我行我素，不做出任何改变。如此一来，查了又有什么用呢？难道检查就是为了让自己看着身体一天天变坏吗？当然不是，检查的目的，是为了让我们提高警惕，及早应对。疏于防范的原因，是我们从根本上不重视身体健康。

那么，检查出来问题了，我们要如何做出改变呢？心理上的转变是必需的，紧随其后的就是改变自己的生活方式。查出了高血糖，你每天爱吃的那几根油条，晚饭后的一块儿点心，看电视时的水果，该丢的也就丢掉吧。别再因为一时贪嘴，让身体承担风险。查出了精神压力大，也就不要再整天宅在家里，该出去走走就多出去，平时多和朋友来往，不要一味地活在自己的世界里，防止精神抑郁。

正确地面对检查，我们才有可能随时关注着自己的身体状况。

▶搞错了，身体需要原料（营养素）

既然上面说到了，我们的身体拥有强大的修复能力，那么为什么我们还会生病呢？

这是个好问题，举个例子来回答。假设，我们身体的修复能力是个很厉害的水管维修工，他有丰富的经验，能修理各种各样的水管。可是突然有一天，这个水管工到了你家里，对水管漏水无能为力了。这是什么原因，仔细想想，你应该会想到，那就是你没有给他准备好修水管的工具，没有给他买好新的水管材料。毕竟，要想修理任何东西，都是要有东西来替换的。

同样的道理，放在其他方面也适用。回想一下，我们生活中有多少物品坏了需要修理的时候，必须要用到原料呢？家里的桌子坏了，要用到木头修理；房子坏了，要用到砖头和水泥；汽车坏了，要用到各种零件；绳索断了，要用麻线或者棉线之类的东西续接。没有任何一种东西，可以凭空修好而不用原料的。这就是自然的规律，不可能改变。

但更深入地说，修理东西的材料也不是乱用的。谁见过桌腿断了用水泥和石子修的？谁又见过车窗玻璃碎了，能用木板挡风的？这个道理说起来简单，

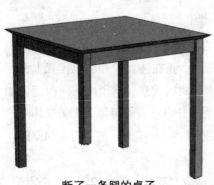

大家也都能理解，但是应用到我们自身，却有太多的人犯错误。为什么这么说，因为我们都迷信了药物的作用。用上面的道理来想一想，我们的身体又不是药物做的，为什么生病了一定要吃药呢？也许有的人说，吃药能治病，能让身体恢复。但是我们却忘了一个事实，有好多病都是吃药治不好的。为什么？因为

断了一条腿的桌子

吃下去的药，并没有解决身体的根本需要，只是在不停地给我们的身体打补丁罢了。就像是慢性胃炎，治疗几十年都治不好，最终还可能发展成胃癌。

其实，我们真正需要补充的，是组成身体所需要的原料。那么，我们的身体又是什么做的呢？是上文中已经说过的蛋白质、脂肪、糖类、维生素、矿物质、水和膳食纤维。所以，身体出问题后，首先应该补充这些物质，也就是在下面将要反复说到的营养素。营养素是能够参与我们身体组成的物质，是维持生命所必需的材料。

我们的身体，每天经历的过程就是损伤、修复、原料供应、营养素重建。损伤无时无刻不在发生，而修复也无时无刻不在继续。只有营养素供应充足，修复的过程才不会中断，身体也不会出现问题。这个过程说起来相信所有人都懂，但却不是所有人都认可。因为我们还有个问题没解决，那就是对营养素的认识误区。

假如此刻，有个人对你说"吃饭能治病，吃药害死人"，你十有八九会不相信。为什么呢？因为从小到大的经历告诉自己，生病要去医院看病，再吃药打针，甚至是手术，从没见过有靠吃饭治好病的。这当然是事实，可如果你把吃饭和吃药的顺序倒过来，再想一想，就会发现上面的说法并不那么疯狂。如果你从小到大是把药当饭吃，想想自己现在会是什么样？你肯定会觉得很荒谬，无法想象，但心里还是不愿意承认吃饭对于治病有作用。那不妨来深入分析一下这种想法的根源。

营养素不能治病的认识，大致说来有两个原因。第一个，是我们很多人都买过各种营养品，但是并不认为它们对治病有什么效果。许多时候，买这些东西，要么是去看望病人，要么是孝敬老人。我们不知道别人收下了之后有没有吃，但是却能看到别人的身体好像没有多大的起色。那些蜂王浆、
燕窝、鳖精所谓的神奇功效，似乎并没有什么神奇之处。第二个，是有相当一部分人都给自己的父母买过人参、虫草等贵重的药材，期望他们能颐养天年，长命百岁。可是这些努力好像也没有多大效果，有的时候甚至导致他们身体更坏。正是这些活生生的例子，让我们坚定了自己的判断。连高级的补品都不能有什么功效，那么平时最常见的食物，又能有什么特别的效果呢？

不要着急，继续看下去，这个疑问就能迎刃而解。

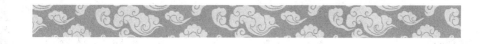

第二篇
做自己的营养医生

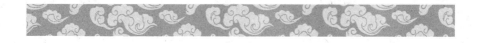

第4章 找到疾病的真正根源

▶ 小心，疾病是吃出来的

"病从口入"的概念，在之前已经有所阐述。在本节，将要对此进行深入剖析。明白了这个道理，也就能理解营养素治病的原因了。

抛开我们祖传的"药食同源"理论，单就许多生活现象来看，"病从口入"的概念就是从实践中总结出来的。在此，我们先讨论另一个概念，那就是"饮食决定体质"。如今咱们国家开放的时间长了，外国人越来越多，与外国人接触较多的人，都会有这么一个感觉，那就是黑人和白人看起来都是人高马大的。撇开诸多的生活习惯、地理气候等因素，其中非常重要的一点，就是饮食不同。我们中国人的饮食，偏向于杂食，尤其是掺杂了许多植物性食物。而外国人，肉类食物则吃得更多。对比一下，就可以明白为何我们总觉得外国人更加强壮了。美国民间也有一句俗话，叫作"You are what you eat"，翻译过来，则是"吃什么，你就是什么"。这个说法，则更深入地证明了，饮食决定体质的概念，在世界范围内都是得到认可的。

既然如此，"病从口入"的说法就有规律可循了。举个例子，日本一项研究发现，黄豆至少含有五种抑制癌细胞的复合物。此项研究主要集中在乳腺癌方面，因为日本女性乳腺癌的发病率只占全部病例的1/6。但是，当她们来到西方国家生活后，其乳腺癌发病率大幅度上升，基本达到西方国家女性的发病率。究其原因，最重要的一个因素就是：日本人饮食中黄豆所占的比重较其他国家要大。

《2002年世界卫生报告》指出，高血压、高胆固醇、肥胖、水果和蔬菜摄入不足，是引起慢性非传染性疾病最重要的危险因素，而这些疾病都和我们每天的"吃"关系密切。如：脂肪、胆固醇摄入量过高，而维生素、矿物质、纤维素等食入过少；各种营养素之间搭配比例不合理，偏重于肉食和高蛋白、高胆固醇、高脂肪食品，却罕见五谷杂粮；一日三餐的热量分配不合理、饮食不规律、无节制、大吃大喝、暴饮暴食、食盐摄入量过高。这些不良的饮食习惯都会在你的身体里埋下疾病的"根"。所以说，80%以上的病都是吃出来的，一点儿也不夸张。

那么，我们到底是怎么把病吃进嘴里的呢？总结了一下，可以归为以下两种。

（1）在外就餐。在外就餐过多，是威胁人们身体健康的一大问题。据统计，长期在外面就餐的人，身体内的脂肪含量比在家就餐的人高5%～10%，这是导致肥胖的直接原因。另外，餐馆重视饭菜的色、香、味，往往加很多盐、味精、香料，这都是引发心脑血管疾病、高血压、高血脂等慢性病的危险因素。

（2）饮食结构不合理。目前人们在饮食方面几个最大的问题就是：过食猪肉、谷物量少、大豆和奶制品匮乏、碳酸饮料泛滥、不吃早餐等。

在我国，大约40%的居民不吃杂粮，16%的人不吃薯类；对健康无益的油炸面食，却占了居民食物的54%；猪肉的脂肪含量最高，其居民食用率却高达

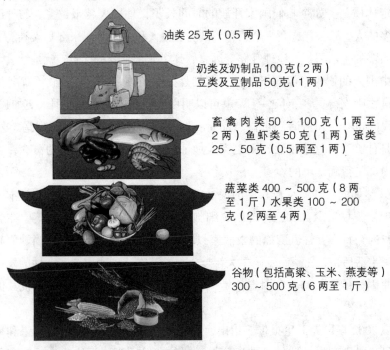

油类 25 克（0.5 两）

奶类及奶制品 100 克（2 两）
豆类及豆制品 50 克（1 两）

畜禽肉类 50～100 克（1 两至 2 两）鱼虾类 50 克（1 两）蛋类 25～50 克（0.5 两至 1 两）

蔬菜类 400～500 克（8 两至 1 斤）水果类 100～200 克（2 两至 4 两）

谷物（包括高粱、玉米、燕麦等）300～500 克（6 两至 1 斤）

我国居民膳食营养结构

94%；奶及奶制品、大豆及其制品在贫困地区的消费依然较低；碳酸饮料导致发胖和骨质疏松，而青少年饮用饮料的比例高达34%，而且其中大部分是碳酸饮料；不吃早餐容易缺乏维生素，而有3.2%的人却基本不吃早餐。这种不合理的饮食习惯是导致各种疾病的罪魁祸首。

想要解决这个问题，还必须要回归传统的饮食。

相对于目前的饮食习惯，我们从前以谷物和蔬菜为主体的膳食结构是非常健康而科学的。但是，人们的生活水平提高以后，却在认识上产生了很多误区，认为每天大鱼大肉才是富裕的标志，其实这是不符合中国人体质的。

偏好重口味也是中国人饮食中的一大问题。统计资料显示中国人每天食盐摄入量达到8～20克，而高盐饮食是引发高血压的重大隐患，成人每天摄盐量不宜超过5克。

另外，从烹调方式上来讲，蒸、煮要远远好过煎、炒、炸等方式，烟熏、油炸、火烤的食物相对来说不易消化，而且在高温烹制过程中还会发生变异，形成一些有害物质，其中就包括很多致癌物。但是现在很多人为了满足口味的需要，往往喜欢高盐多油的食物，背离了传统的健康饮食习惯，出现了很多之前少见的富贵病、罕见病。所以，中国人的很多病就是吃出来的，我们迫切需要一场膳食革命来改变现已形成的状况，回归自然，回归传统，找回健康与长寿。

▶ 慢性病都是生活方式病

在所有疾病之中，最为折磨人的就是慢性病了。因为慢性病来得慢，去得也慢，许多药物对它还完全没有办法，医生也治愈不了。在此处，我们就要分析一下，为何慢性病会让人一筹莫展。

用上面的知识来解释，慢性病其实就是我们的身体自我修复失败的外在表现。

身体的修复能力是非常坚韧的，它从不会轻易就举手投降。当我们的身体出现了损伤后，修复便随即开始。慢性病的发生就是这个损伤后修复，修复了再损伤，不断循环下来的过程。在这个自我修复的

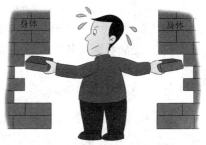

拆东墙补西墙

过程中，身体会不断调动其他部位的营养素。随着时间的推移，消耗的营养素越来越多，最终会使我们身体开始缺乏用来修复的营养素，到了这个地步，就是慢性病病发的时候了。举个例子，拆东墙补西墙。身体的修复也与此类似，不停地到处拆墙，直到把其他墙壁都拆光了，砖块儿用完了，这时就再也没墙可拆。当然，这些墙首先是可以拆的。

慢性病的成因这么复杂，就是因为身体在修复的过程中，消耗了很多其他器官和系统的营养素，所以牵连甚广。以慢性胃炎来举例，慢性胃炎自然是与胃有关系，但除此之外，它还跟肝脏有关。看看得胃炎的都是哪一类人，脾气不好、心眼小、工作压力大的，这都说明了肝脏有问题。另外，得胃炎的人，睡眠也肯定不太好；反过来，睡眠不好的人，也容易得胃病。如此一来，也就说明胃炎还跟神经系统有关。再往深处说，慢性胃炎还会跟肠道、泌尿系统牵扯上，所以一个慢性胃炎，绝对不是单纯的胃部疾病，而是多个系统的功能紊乱导致的，胃炎不过是一个表现罢了。

再以电脑为例，如今我们都会使用电脑了，相当一部分人，还会玩智能手机。经常使用电脑，都会遇到一些电脑问题，比如说黑屏、蓝屏、死机等。对待这些情况，大多数人都会用一招，那就是重启。因为不管是何种问题，只要重启了，大多数情况下都能解决。少数情况下不能解决了，便会找人修理。在修理的过程中，我们也能接触到一些知识，比如是系统出错、电脑中毒、硬盘问题等。如果别人不说，我们也依旧不知道具体原因是什么。这就与慢性病类似，我们只是知道身体的某个部位出了问题，却并不知道为什么会出问题。重启就像是身体的自我修复，它可以很多次地解决问题，但终究有一天会不管用。到这个时候了，就需要用专业的知识来解决。

可是，即便是非常专业的医生，也对慢性病无从下手，这又是为什么呢？因为慢性病不是一朝一夕出现的，而是我们天长日久的生活方式导致的，也就是生活方式病。

拿肥胖这个问题来说吧。谁也不是先天就有上百斤的体重，还是靠吃饭，慢慢积累长胖的。那为什么饭是一样吃的，体重差别就那么大呢？这问题问得好，但是却问错了。许多人都以为饭是一样吃的，可真追究下来，你敢说是一样的吗？俗话说"一口不能吃成胖子"，哪个肥胖症患者不是长年累月地贪吃积累的？一顿饭多吃了两口，倒的确没什么，可多年如此，不换来一身肉，能对得起粮食吗？当然，肥胖也可能不是吃主食过多导致的，现在的许多孩子发胖，更多的是因为爱吃垃圾食品和零食。但无论如何，也要经过至少一年的积累。

再拿酒精肝来说。所有人都知道喝酒伤肝，可是常年喝酒的人却从来不当回事儿。等到有一天查出来了，又不得不戒酒。要不是多年的贪杯恋醉，也不会走到这一步。与此相同，肺癌也不是一朝一夕出现的，而是抽了几十年的烟才患上的；糖尿病也不是某一天醒来就患上的，而是多年贪吃造成的；胃炎不是突然暴饮暴食患上的，而是长久的饮食不规律导致的。

慢性疾病之所以在如今这么普遍，就是由于我们的生活方式不正确导致的。科技和社会的进步，让我们的生活越来越舒服，而人的追求也越来越丰富。可追求的多了，就不免有许多坏的成分。比如说，现在的很多人都喜欢夜生活，把它当作是时尚的代表。殊不知，这么贪恋夜晚，打破了身体的生物规律，造成了睡眠障碍、代谢紊乱、胃病等；家具越来越舒服，沙发取代了板凳，软床取代了硬板床，经常在上面或躺或坐，腰椎却坏了；有了代步的汽车，我们走动和跑步的机会也少了，更多的人一天到晚都不运动，身体老化得厉害。诸如此类的现象，在如今的生活中简直普遍得让人无法理解。可很少有人会主动回归健康的生活方式，大多数人不过是一边享受生活的便利，一边抱怨身体越来越差。

这就是今天许多人走进的误区。在面对舒适方便的生活时，采取了消极的接受态度，让惰性把自己的身体带向疾病的深渊。所以，为了避开慢性病，更为了把慢性病彻底治愈，我们必须要改变自己的生活习惯。否则的话，我们的身体要被疾病无限透支，直到彻底崩溃。即便一时能治好，也无法彻底摆脱慢性病的困扰。

▶ "隐性饥饿" 成为健康新隐患

如今，我们的生活越来越好，饮食也越来越丰富。可是体质却在不断下降。除了生活方式不合理之外，还有一个原因，是"隐性饥饿"。

那么，何为隐性饥饿呢？按照医学上的解释，隐性饥饿是指机体由于营养不均衡或者缺乏某种维生素及人体必需的矿物质，同时又存在其他营养成分过度摄入，从而产生隐蔽性营养需求的饥饿症状。根据这一定义，营养元素让人体能够正常生长，并确保人体能够完成重要的生理功能。一旦出现不均衡，人体表现出部分成分过剩而部分成分缺乏的现象，于是就体现出饥饿的症状。隐性饥饿需要全民重视。

用更加通俗的话来说，隐性饥饿就是我们可选择的食物太多，导致该吃的没吃到，不该多吃的吃多了，浪费了吃饭的机会，导致营养吸收不够全面。以前的营养不良是因为可选择的食物太少，所以营养摄入不足。

当然，这并不是说，隐性饥饿就存在于食物丰富的国家和人群中，它在贫穷的国家和人群里也是非常普遍的。营养学家表示，它普遍存在于发达国家和发展中国家，同时存在于城市和农村。城市居民有条件在超市购买富含微量元素的食品作为营养补充，但对于农村的贫困居民来说，他们不具备这样的条件。我国农科院院士范云六说，贫困人群由于贫穷而购买力低下，长期饮食结构单一，造成营养素的缺乏，导致了人群的智力低下以及体能发育不全。

最新的《中国居民营养与健康现状》调查报告显示，我国人群中营养失衡、营养不良、微量营养素缺乏状况相当普遍。维生素 A 的供给占每日建议摄入量不足 60%，农村情况比城市更差；铁的膳食供给超过每日建议摄入量，但贫血患病率比较普遍（平均 14.78%）；中国十大城市 2 岁以内的婴幼儿贫血患病率达 24.2%，老年妇女的情况更为严重，农村情况更糟；0 ~ 6 岁儿童缺锌比例为39%；儿童钙摄入量不足也比较严重，只达到推荐摄入量的 1/3。

调查显示，目前全世界处于"隐性饥饿"状态下的人口数量已高达世界总人口的 1/3。随着人们生活水平的提高和保健知识的普及，与膳食相关的慢性非传染疾病造成的危害不仅被国家、社会所重视，也引起了普通消费者的关注，"无病主动预防"的观念开始取代过去"有病被动治疗"的习惯。

营养专家指出，导致"隐性饥饿"的原因有很多，其中主要表现在自然环境恶劣等影响，农产品中营养素含量大幅下降。如 2009 年的菠菜与 1963 年相比，维生素 C 含量竟然下降了 70%。除此之外，现代人的膳食结构不合理、社会竞争压力大、生活节奏快，紧张、忧郁、应激状态越来越多，安全感越来越少，这些都会导致人体大量消耗营养素，影响健康。

现代医学发现，70% 的慢性疾病包括糖尿病、心血管疾病、癌症、肥胖症、亚健康等都与人体营养素摄取的不均衡有关，"隐性饥饿"正成为人们健康的致命杀手。

最常见的隐性饥饿包括：缺铁、缺碘、缺锌、缺乏维生素和矿物质。缺铁性贫血可使孩子的平均智商降低 5 ~ 8；缺碘可使孩子的平均智商降低 10 ~ 15；缺锌可导致偏食、复发性口腔炎、性发育迟缓、注意力不集中等；缺乏维生素 A、维生素 D 可导致佝偻病；长期缺乏维生素 A，眼睛容易疲倦、干涩；

维生素 B$_1$ 摄入不足会造成注意力不集中、忧郁以及记忆力衰退等；长期缺乏维生素、矿物质还可能引发心脏病及癌症。

导致隐性饥饿的原因，更细致地可以分为以下两种。

1. 受父母不良生活习惯影响

许多 80 后"独一代"的父母小的时候也比较任性和挑食，他们在长辈的呵护下长大，很多人都没有做过饭，甚至结婚后也不常在家里做饭，大部分时间都是在单位食堂吃或到外面吃。当他们带孩子时，很多时间是叫外卖，或是带孩子去饭店吃，这些不良习惯极易造成微量元素不足的"隐性饥饿"。有的孩子过于偏食，例如只吃肉不吃青菜，或者只吃青菜不吃肉；有的家长喜欢以食物作为奖励，经常带孩子吃洋快餐或一些香口的东西；有的家长误以为精细的东西就是好东西，给孩子吃精米、精面，很少吃五谷杂粮，这些都容易导致孩子营养素摄入不足。

2. 中小学配餐不够营养

现在中小学校中午配餐营养搭配不够合理也是造成青少年"隐性饥饿"的一大原因。如目前广州市的幼儿园膳食搭配都有专门的机构负责指导，每所幼儿园也配备了专门的保健医生，幼儿园每周都要向家长公布一周的食谱，但是因为种种原因，这一做法并没能在中小学校得以延续。以广州市为例，大部分的中小学午餐营养搭配都是不足的。学校午餐常见的情况是：肉量不足，以小学生为例，一天一般要吃 100 克肉，在学校至少应该吃 50 克；蔬菜量也不足，一天需要吃 500 克的水果蔬菜，在学校的午餐应该吃上 250 克。

要解决"隐性饥饿"，主要在于解决好膳食平衡，养成良好的健康饮食习惯，最好让孩子定期做微量元素检查，必要的情况下要进行膳食营养素补充。营养平衡可以参照国家颁发的平衡膳食宝塔进行，做到荤素巧搭配、粗细巧搭配等原则。在搭配菜肴的时候，采取荤素相配，在味道和营养上，就能很好地融合和补充，健康又美味。在做饭的时候，可以适当增加粗粮和薯类，比如糙米、玉米、小米、土豆和红薯等，不仅丰富了口感，也丰富了营养素的摄入。

► "富贵病"不是营养惹的祸

富贵病这个词，相信我们都不陌生了。顾名思义，富贵病是我们生活条件改善之后所患上的疾病，通常来说，也就是指便秘、高血脂、冠心病、糖尿病等。用我们生活中的说法，富贵病就是吃得太好了，身体承受不住才患上的。但实际上确实如此吗？

把我们对富贵病的理解用营养素的角度解释，富贵病就是营养过量才导致的。可真实的情况却是，富贵病和营养过量无关。调查显示，富贵病在贫穷的社会群体中更为普遍。那么，这到底是为什么呢？

先来看看，富贵病到底是什么。在我们的潜意识里，富贵所代表的不光是生活水平提高，更是吃得好了，不用劳心劳力受罪了。用更加明确的说法就是，富贵的意思是生活方式不合理了。吃得更多更好，运动少了，抽烟喝酒也不在乎了。这么一说，"富贵病"完全就是生活不合理带来的疾病，跟亚健康没什么两样。

富贵病已成为危害国人健康的主要病种。据卫生部调查，中国有 22% 的人超重，6000 多万人因肥胖而就医，高血压患者 2 亿多人，糖尿病患者 5000 多万人，高血脂患者 1.6 亿人。全国每天由于"富贵病"死亡的人数超过 1.5 万，占死亡总人数的 70% 以上，由于"富贵病"治疗的费用占疾病负担的 60% 以上。包括美国、英国等西方国家医务工作者也多次发表调查报告，对富裕起来的我国富贵病的发展情况感到忧虑，预计未来富贵病将在中国更广泛流行。

看看富贵病都是些什么病种，你也肯定知道了，富贵病就是亚健康。当然，作为一种社会现象病，富贵病总是有自己的特色。按照我们的理解，肥胖症、糖尿病、高血压、高血脂、痛风等疾病，都是有各自病理的疾病，没有多大联系。但实际上却是，这些病往往联合发作。因此，治疗富贵病绝对不能单纯地从症状着手，而必须要找出根本原因。

那么，导致富贵病的根本原因是什么？大多数人自然会想到，是营养摄入过多。可是我要说，你错怪了营养。先想想一个问题，营养到底是什么。

我们都知道，身体需要营养来维持，因为营养就是能量。如同汽车离不开汽油，空调需要电力一样，我们的身体运行，也离不开营养的供应。这是最浅显的一点，当然也是最基本的一点。

更进一步说，营养除了给我们身体提供能量外，还会做什么呢？按照前面的说法，我们知道身体是在不断损伤和修复的，那么营养就是为这个损伤和修复的过程提供原料。但即便你也明白这一点，还是没有涉及最为重要的一条，那就是营养可以改变我们的身体。假设人的寿命为 70 岁，那么在人的一生中，就会摄入 60 吨的食物。这么多食物中的营养，完全可以改变我们的身体健康走向。所以说，你的身体是好是坏，完全取决于自己在吃什么。

既然与营养无关，那我们为何还会患上富贵病呢？产生这个疑问，说明你也在思考问题。不过有一点却是要提醒的，就是当心自己走入了误区。最简单的例子还是肥胖，大家都知道，肥胖是长期的营养过剩导致的。那么何为营养过剩呢？这么说吧，我们身体中存在一个营养平衡。这个平衡是动态的，随着我们营养的摄入和消耗不停变化。如果摄入过多而消耗太少，那么多余营养就会堆积下来。天长日久，便成了脂肪，体重也会上升。如果消耗太多而摄入不足，那身体就入不敷出，脂肪要被不停消耗，体重减轻。理想的情况是摄入和消耗持平，但这种情况持续下来比较困难。

营养平衡在被打破之后，便会带来一系列的疾病。营养不足的时候，就会出现肌肉退化、贫血、神经衰弱、抵抗力下降等，能量过剩，则会出现高血压、冠心病、痛风、肥胖等富贵病。

下面是中国营养学会制订的我国健康居民每日膳食供给标准。

儿童及少年组能量供给量标准（1 千卡 = 4.816 千焦）			
类别	年龄	男性	女性
婴儿	初生～6个月	120	120(千卡/千克体重)
	7～12个月	100	100(千卡/千克体重)
儿童	1 岁	1100	1050（千卡/千克体重）
	2 岁	1200	1150
	3 岁	1350	1300
	4 岁	1450	1400
	5 岁	1600	1500
	6 岁	1700	1600
	7 岁	1800	1700
	8 岁	1900	1800
	9 岁	2000	1900
	10 岁	2100	2000
	11 岁	2200	2100
	12 岁	2300	2200
少年	13 岁～	2400	2300
	17 岁～	2800	2400

成人组能量供给量标准（千卡／日）（1 千卡 = 4.816 千焦）			
类别	年龄	男性	女性
成人	极轻体力	2400	2100
	轻体力	2600	2300
	中体力	3000	2700
	重体力	3400	3000
	极重体力	4000	
老年前期（45 岁）	极轻体力	2200	1900
	轻体力	2400	2100
	中体力	2700	2400
	重体力	3000	
老年前期（60 岁～）	极轻体力	2000	1900
	轻体力	2200	2100
	中体力	2500	2400
70 岁～	极轻体力	1800	1600
	轻体力	2000	1800
80 岁～	轻体力	1600	1400
孕妇	4～6 个月	～	＋200
	7～9 个月	～	＋200
乳母	～	～	＋800

▶ 失眠是因为营养素缺乏

失眠现象，如今在人群中也越来越常见了。因为长期失眠，很多人都痛苦不堪。社会上宣传治疗失眠的方法有很多种，可是尝试过后，却很少有见效的。为什么会出现这种情况呢？因为，那些治疗失眠的方法都是治标不治本，不能从根本上解决失眠的问题。

想要摆脱失眠，我们就需要先认识一下人为什么要睡觉这个问题。

因为进化的作用，人类已经养成了日出而作日落而息的劳动规律。在这个规律下，人体也形成了与之相适应的生物钟。在一天中的不同时间段，身体的各个器官功能状态都是不断变化的，其中的生物激素和各种物质分泌也都不同。

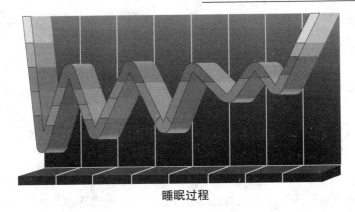

睡眠过程

一旦这个规律被打破了，导致身体的器官功能紊乱，就会导致许多问题。

　　我们之所以要睡觉，是因为我们身体的各器官需要自我修复和自我调整。身体在早晨醒来的时候，就需要满负荷地运转，全力以赴地支持我们完成各项活动，包括七情六欲、吃喝玩乐等。忙于运转的身体，在此时没有闲暇时间来休息，即便是受了一些损伤，也无暇顾及。而到了晚上睡眠时刻，身体就可以腾出手来自我修补。这样，经过一个夜晚的修复，我们第二天才能再充满活力。所以，若是我们睡眠很好，每天早晨就会感觉神清气爽；可要是睡不好，或者整夜地失眠，那么就必然感觉头脑昏沉，神疲乏力。当然，这些只是能意识到的状态。很多其他状态，你可能都没注意到。比如说，因为心脏没有休息好，你会感觉心慌气短；因为肝脏没休息好，你会感觉自己很暴躁；因为肌肉没有休息好，你会感觉疲劳乏力，浑身没劲。那些长期失眠的人，损伤则更加严重。试想一下，一辆自行车你每天都骑着，从来不给它擦洗、上油，还经常把它扔在户外，刮风下雨都不在意，它是不是很快就垮了呢？的确如此，失眠不光是睡觉的问题，它还会透支我们的身体和寿命。

　　导致失眠的根本原因，还是营养素缺乏。因为若是处于营养素充足的状态下，我们的身体对于休息和睡觉的反应都是正常的。到了该睡觉的时间，就会自然地发出指令，身体各器官都做足休息的准备。反之，营养素缺乏的状况下，我们身体要么对睡眠指令反应超前，导致白天昏昏欲睡，要么就是反应过于迟钝，夜晚精神百倍，无心睡眠。如果留心，也会发现在失眠之前的一些征兆。比如，失眠患者都会有心情低落、食欲不振的表现。这就说明了失眠是和营养素缺乏相关的。更准确地说，是因为食欲不振和情绪低落导致的失眠，而不是反过来失眠导致了人不在状态。所以，补充营养素才是治疗失眠最根本的方法。

　　为了应对失眠，好多人都选择了药物。可药物若是真的管用，我们还用每天都吃，不停加大剂量吗？不少人都是从最开始的半片，一直增加，一片、两片、三片……甚至必须吃七八片。因此可以说，药物治疗失眠完全是拔苗助长、杀鸡取卵的行为。

　　安眠药并不是无害的。中医有句话"是药三分毒"，适用于任何医药领域，当然也包括安眠药。另外，安眠药能用来自杀，也说明它是有毒性的。让我们揭开安眠药的面纱，来看看它到底是什么吧。

　　第一代安眠药主要是巴比妥类，早在1864年已人工合成，但到1903年才发现它具有镇静作用，并认识到巴比妥酸衍生物的药理作用。它们的治疗指数较低，需中等剂量才能改善睡眠，药物之间相互影响比较大，剂量过大可影响呼吸。

　　其中羟嗪对有自主神经功能紊乱的患者较合适；水合氯醛因药物之间的相互作用少，广泛用于药物临床试验与不合作者进行某些特殊检查时的快速催眠；苯巴比妥可对苯二氮卓类与其他催眠药进行替代与递减治疗，也可用于儿童睡行症、睡惊症和梦魇等疾病，或者用于拮抗麻黄素、苯丙胺、氨茶碱等药物的中枢兴奋不良反应。

　　第二代安眠药主要是指苯二氮卓类镇静催眠药。

　　该类药物是临床上最常用的一种镇静、催眠和抗焦虑药。其中地西泮（安定）曾经是临床上使用频率最高的药物。氯氮卓（利眠宁）是这类药中最先被合成者。后在瑞士拉罗切药厂药理部动物实验室发现此类药物的精神活性。

　　苯二氮卓类药能迅速诱导患者入睡，减少夜间觉醒次数，延长睡眠时间和提高睡眠质量，但也改变了通常的睡眠模式，使浅睡眠延长、首次REM睡眠出现时间延迟，做梦减少或消失。

　　第三代安眠药主要包括唑吡坦、扎来普隆、佐匹克隆。

　　有一些镇静催眠药安全性高。20世纪80年代后期，人们开发了新一代非苯二氮卓类催眠药。唑吡坦是首先面市的该类药物。

　　唑吡坦能显著缩短入睡时间，同时能减少夜间觉醒次数，增加总睡眠时间，改善睡眠质量，次晨无明显后遗作用。极少产生"宿睡"现象，也不影响次晨的精神活动和动作的机敏度。一些较安全的安眠药久服无成瘾性，停药后很少产生反跳性失眠，重复应用极少积聚，使用较为安全。因此上市后得到广泛认同，已成为治疗失眠症的标准药物，有逐步取代苯二氮卓类药物的趋势。

　　不管是第几代安眠药，都存在一个普遍的问题，那就是副作用。安眠药的副作用中，最明显的一点就是耐药性。很多患者在服用安眠药一段时间后，就发现必须增大剂量才能取得效果。可如此一来，就会有健忘、头晕、手足无措等情况出现。另外，长期服用安眠药还会导致上瘾。一旦停药，很多人都会感觉到焦虑、失眠、暴躁、头痛、智力下降等。虽然新的安眠药一直在研究，可没有任何一种药物是无副作用的。所以，治疗失眠必须要换个角度。

失眠，用本书的角度来说，就是营养素缺乏。这么一说估计有很多人不相信，认为这是在哗众取宠，或者是耸人听闻。其实不然，为何这么说，请你继续看下去。

失眠，不光会发生在我们这些成年人身上，在一些幼儿甚至是新生儿当中，也会出现。小孩失眠会在脑后形成枕秃，这是由于他们被失眠折磨，长期用头在枕头上摩擦导致的。那么，为什么小孩也会失眠呢？是因为营养不良。同样的道理，成人失眠也是因为营养素缺乏。原因有很多，比如工作压力过大、心理过于敏感、养家糊口的无奈等。

所以，补充营养素就是治疗失眠最有效、最合理的方法。有句话叫作"该吃的吃，该喝的喝，遇事别往心里搁"，说的就是这个意思。能够一边补充营养，一边放松心情，失眠就没法纠缠你。

当然具体的做法因人而异，我们不可能提出一个对所有人都适用的表格，然后照做，因为导致失眠的原因很多。但大致归类来说，本书可以给出一些建议。

1. 不吃糖类和刺激性食物

刺激性的食物会导致我们神经兴奋，引发失眠。不过你可能因此忽略了一个事实，那就是糖类也会引起神经兴奋。人在血糖过低的时候，肾上腺素分泌增加，引起皮质醇水平上升，抑制人体内在的自我修复，加快老化。

咖啡之所以会让人没有睡意，是因为它不仅有刺激性，还能抑制睡眠激素——褪黑素的作用，持续时间甚至能达到10小时。所以，想要不失眠，就不要喝咖啡。

有的读者会有这样的经历，自己的心情不好的时候，喝点儿酒可以帮助入睡。事实也的确如此，酒精能抑制肾上腺素的作用，帮助身体放松。但是酒精也会助长焦虑情绪，而且酒精也会上瘾，所以不能靠喝酒来助眠。

2. 注意摄入足够的矿物质

缺乏钙和镁，会造成睡眠障碍。因为这两种矿物质可以使身体镇静，放松神经和肌肉，减少痉挛和抽搐。安眠药的作用就是通过增加脑细胞里的钙含量来实现的。

吃太多的糖，会造成身体里的镁含量降低。研究发现，镁对于失眠和多动症都有帮助。不过想要补充钙和镁，最好是吃一些天然的食物，比如坚果、蔬菜、海产品、豆类、乳制品等。

治疗失眠，不光有以上的这两种做法，还可以结合自身的情况慢慢摸索。但总归要记住一点，用饮食调节的方法，远比借助药物的作用更安全，也更有效果。

▶ 痛风发作不是吃了高嘌呤的食物

很多人都知道，喝啤酒吃海鲜很容易诱发痛风。所以如今好多人在外游玩要吃海鲜的时候，都会温馨地提醒身边的人，不要喝啤酒。临床上的说法是，痛风是由单钠尿酸盐沉积所致的晶体相关性关节病，与嘌呤代谢紊乱和尿酸排泄减少所致的高尿酸血症直接相关，特指急性特征性关节炎和慢性痛风石疾病，主要包括急性发作性关节炎、痛风石形成、痛风石性慢性关节炎、尿酸盐肾病和尿酸性尿路结石，重者可出现关节残疾和肾功能不全。

用我们最容易理解的说法，痛风就是由于吃了含高嘌呤食物，如海鲜、肉类，特别是动物的内脏等。这种说法也不知道最先是从谁嘴里说出来的，到了现在，高嘌呤食物让所有的痛风患者闻风丧胆了。可大家有没有想过，为什么到了夏天，有那么多人吃海鲜喝啤酒，却没几个痛风？为什么单单就是一部分人患上了痛风？不想可能您没发觉，认真想想您就会明白了，肯定是您自己的问题，与吃不吃海鲜，喝不喝啤酒没多大关系。

再来说说痛风的病因。很多人都知道，之所以会有痛风，跟身体内的尿酸有很大关系。尿酸与钠结合成尿酸钠，针状结晶，沉积在骨关节和肾内，造成我们的身体器官损伤。之所以会有尿酸，还是要归咎于嘌呤食物的代谢。所以，我们身边的人不论是否懂得医学，都会把痛风的原因归结于吃了含嘌呤过高的食物。而为了避免痛风，我们就学着尽量不吃含嘌呤食物。那这么做到底对不对呢？研究发现，痛风患者在戒除了嘌呤食物后，体内的尿酸的确在减少，而痛风的症状也会减轻。可令人不解的是，痛风却没有完全治愈，它依旧会发作。有的时候，痛风会损害肾功能，导致尿毒症。这就说明了，即使不吃嘌呤食物，痛风也不能治愈。虽然它的症状减轻了，但还在向深层发展。

至此，我们就需要更深入地思考了，为什么不吃嘌呤食物，痛风还是无法治愈。一个比较合理的解释，就是我们身体里还含有过多的尿酸，这些已经存在的尿酸与我们吃不吃嘌呤食物没有关系了。既然如此，这些尿酸又是从何而来的呢？你肯定想不明白了，很多人也想不明白。先别着急，我们换个角度，来想想自身的生活习惯问题。

来看看各种食物中的嘌呤含量。

嘌呤含量（每百克食物）	食物
不含或极少	精白米、玉米、精白面包、馒头、面条、通心粉、苏打饼干、卷心菜、胡萝卜、芹菜、黄瓜、茄子、甘蓝、莴苣、南瓜、西红柿、萝卜、山芋、土豆、泡菜、咸菜、龙眼、各种蛋类、牛奶、炼乳、麦乳精、各种水果及干果类、糖果、各种饮料包括汽水、各种油脂、杏仁、核桃、果酱等
<75 毫克	芦笋、菜花、四季豆、青豆、豌豆、菜豆、菠菜、蘑菇、麦片、鲱鱼、鲥鱼、鲑鱼、金枪鱼、白鱼、龙虾、蟹、牡蛎、鸡、火腿、羊肉、牛肉汤、麦麸、面包等
75 ~ 150 毫克	扁豆、鲤鱼、鲈鱼、梭鱼、鲭鱼、贝壳类水产、熏火腿、猪肉、牛肉、牛舌、小牛肉、鸡汤、鸭、鹅、鸽子、鹌鹑、野鸡、兔肉、羊肉、鹿肉、肉汤、肝、火鸡、鳗鱼、鳝鱼
150 ~ 1000 毫克	胰脏 825 毫克、凤尾鱼 363 毫克、沙丁鱼 295 毫克、牛肝 233 毫克、牛肾 200 毫克、脑 195 毫克、肉汁 160 ~ 400 毫克

大家都知道，习惯的力量非常强大。养成一个习惯之后，再想改掉非常困难。为什么呢？因为我们的身体适应了一些节奏、一些物质，到了特定的时间和地点，不去做就感觉少了点儿什么。比如说，您是中学老师，教学几十年，习惯了早起。突然有一天早上，不让你起床，你会感觉这简直是在折磨人。又比如说，您早上起来之后就去楼下吃那家的油条已经十几年了，可是突然有一天，那家店关门了，你再吃别人家的油条，总感觉不对味。这就是习惯在作怪，很多人的生活，

都是受习惯支配。除非有一天，你发现这个习惯可能会危及自身生命，那你才会改掉。

所以，其实是我们吃十几年甚至是几十年的高嘌呤食物，加重了肾脏的负担，导致尿酸代谢异常，才导致有一天引发了痛风。在出现痛风的症状之前，我们不会改变自己的饮食习惯。而出现了痛风之后，再改变也没什么用了。为什么呢？因为已经积累得够了。我们的身体就像是一个容器，在痛风病之前，一直在储存尿酸，等到满了，便会发病。此时，克制自己不吃高嘌呤食物，也已经没用了。因为积累得够了，不吃不能让尿酸消失，再吃也不过是让尿酸溢出来。当然，这只是一个比喻，并不能帮助我们找到痛风的症结所在。但是，再换个角度，我们可能接近痛风的本质。想想为什么喝啤酒会引发痛风，酒又会伤到我们身体什么部位呢？就是肝脏。另外，痛风经常伴随肥胖、糖尿病、动脉硬化、高血压这类代谢性疾病并发，而痛风本身就是代谢性疾病。而肝脏，正是嘌呤代谢的场所。所以，想要解决痛风，就一定要把肝脏里的损伤弥补好。

换个角度来看，在之前的章节里介绍过，我们的身体是一部精密的仪器，有自己的储备空间来应对各种突发状况。就像是生活中我们会在冰箱里储备食物，应对某一天自己突然不想出门买东西一样。平时你生活比较规律，心情较好的时候会想要出去逛逛街，然后买各种东西，虽然吃不完，但是可以放在冰箱里。为什么会这么做呢？因为我们潜意识里都知道，可能某一天比较忙了，或者心情不太好了，会不想出门，不愿意去买东西。这时候为了不挨饿，就可以从冰箱里取东西。与此类似，我们的身体也会给自己预留很大的储备空间，比如说平静状态下用半个肺呼吸，心脏跳动缓慢，代谢进行得平静。

只是，类似的情况应用到肾脏对尿酸的排泄上，总是无法说得通。因为肾脏留出的储备空间太小，在排泄尿酸方面显得非常困难。这完全不符合我们身体一开始设计的原则，让某种物质危害自己，又没有预留一手。问题便来了，会不会是我们没找到身体排泄尿酸的真正途径呢？肾脏是不是并非一开始所设计的排泄器官呢？美国南加利福尼亚医学院的生物化学硕士，当代著名的营养学专家艾德丽·戴维斯女士曾在她的书中写道：如果体内泛酸充足，尿酸就会转变成尿素和氨，随尿轻松排出。这个说法，在其他的医学典籍上没有类似的记载，相关的医学报道上，也找不到这样的说法。但它却指明了寻找解决方案的方向。有可能是我们一开始就推理错了方向，一直认为肾脏是唯一排泄尿酸的器官。但实际上，承担任务的却是肝脏。为何这么说？因为肝脏是我们身体尿素生产和氨代谢的场所，而尿酸转化为尿素和氨并不算难。虽然这个说法还未被证实，但根据此前的推理，可以相信，肝脏和痛风的发生有直接的关系。

至此，我们应该都明白了，痛风病不是因为吃了高嘌呤食物，而是我们自身的肾脏被破坏，尿酸代谢能力下降或者是被破坏才导致的。那么，为何这种能力会被破坏呢？还是营养素缺乏的问题。因为缺乏营养素，所以身体的功能被破坏，而受到破坏的身体就无法应对各种需要，由此产生了疾病。再换个角度来说，为了防止痛风恶化，我们不吃高嘌呤食物。但大家也都知道，高嘌呤食物都是富含高蛋白的食物。若是长期禁食，肯定会导致我们身体长期低蛋白，营养不良，引起肝脏的进一步恶化。不光痛风治不好，还会引起其他的疾病。所以说，找到疾病的根源再治病才不会使问题越来越大。用营养素来治病，对于人们恢复健康很重要。

第5章 营养素就是用来治病的

▶ 优化的营养是未来的药物

根据前文中的多次论述，相信读者朋友对于疾病、营养，都有了一个全新的认识。只是若要让您相信，营养可以当作药物来治病，恐怕还无法接受。毕竟，若是食物真的能治病，那我们每天正常吃饭，也就不会得病了。既然如此，为何医院里还是人满为患呢？原因为何，因为我们并不懂何为吃饭。

让我们来看这样一个事实：如果一个健康的人7~10天不吃任何食物，你说会发生什么事情？毋庸置疑，这个人肯定会死掉。人用来维持生命的主要东西除了空气和水以外就是食物，也就是食物里面的营养支持着人的生命。营养是生命的源泉，从人的胚胎形成的一瞬间到人的生命结束，营养无时无刻不滋养着人的生命，这就是"营养与生命"的关系。

接着我们来看看"营养与健康"的关系。假设有甲、乙、丙三个身体状况一样并非常健康的人，处于三种不同的生活环境中：甲的生活环境是每餐饮食营养均衡，乙的生活环境是每餐大鱼大肉，而丙的生活环境是每餐吃馒头喝稀饭吃咸菜。经过一段时间后，再来看看他们的身体状况，谁还是健康的？显而易见，甲身体是健康的，乙、丙两人分别因为营养过剩和营养不良而失去健康。

那么疾病是怎么和营养产生联系的呢？原因在于我们的身体平衡。人体每分钟有近50万个细胞死亡，对于成年人来讲，产生的新细胞与死亡的老细胞是相等的即为健康。如果每天所需的营养没有及时补充，那么每天死亡的细胞照样会死亡，而每天新生的细胞数量则会减少，久而久之细胞的数量越来越少，器官的功能衰减了，人就会患各种各样的疾病，人的寿命也会缩短。

生病之后，大家都会想到吃药。不过患有慢性病的人，总是有这样的体会。

那就是吃药并不能让疾病很快痊愈。这是为何呢？因为高血压、心脑血管疾病、糖尿病、痛风、乙肝、脂肪肝、甲亢、关节炎、胃炎、严重失眠、癌症等，这一大堆常见的慢性病，是经年累月的透支身体产生的。就是说，是身体多年的平衡失调导致的。吃药只能把病控制在一定的范围内。能不恶化就算不错，想要治好却非常困难。

所以说，真正能让自己康复的绝对不是药物，因为药物的成分不是细胞修复所需要的成分。而一旦给足时间，给足营养物质，如蛋白质、维生素、矿物质、脂肪等这些人体构成所需要的材料，人体就会启动自我修复的功能。所有的动物与人类都有很强的自我修复能力和完善的自愈系统，可以面对自然界的各种严酷环境的伤害，而得以生存并繁衍至今。

经过亿万年来形成的人体结构是非常复杂和完美的，是无比精确和紧密的一个完整的体系，它们各系统之间是那样准确而有序地互相协调地工作，保持一种高度的平衡和同步。强大的自愈能力在营养的支持下，尽最大的努力维持着人体的生命状态。手割破了，皮肤是靠什么愈合的呢？首先身体自动地先做局部消毒，局部凝血，然后筑起瘢痕组织以防止细菌及有害物质入侵，再接着进行新皮肤的制造，等新的皮肤做好，瘢痕会自动脱落，接着补充色素，恢复与周围同样的肤质与颜色。这一切修复步骤几乎就是在受伤的同时就开始进行了，所用的材料就是我们食物中的营养素，这一切都是人体自己来完成的。

人类不能造出血液、皮肤、脏器等这些具体有生命的东西。换句话说，人类不可能造出任何具有生命的东西，包括修复有生命的东西。割破的伤痕千万不要认为是药物使伤口长好的，药只能起到辅助消毒的作用。如果药物能让人的皮肤愈合，那么可不可以让一个生命已结束的死人伤口愈合呢？

人体的细胞构成组织，组织构成器官，器官构成人体系统。构成细胞的物质来自于从我们食物中所摄取的营养物质，它们被人体利用，滋养着我们体内的细胞，还可以修复受损的细胞组织。食物的质量决定了营养的质量，营养的质量决定了细胞的质量，细胞的质量也就决定了器官的质量，器官的质量也就决定了人的生命和健康的质量。

当人体任何部位受损需要修复时，如果修复的"材料"不足，也就是营养素有所欠缺，那么修复工作就会受阻，就会将伤害留给我们。也就是说人的身体只认与它一起经过亿万年来进化的食物和食物中所含有的营养素，这些营养素就是人的生命三大体系，即"新生细胞体系、滋养细胞体系和修复细胞体系"的原材料。

（1）新生细胞如不好，会加速器官衰老、萎缩、功能下降。

（2）滋养细胞如不好，轻则容易疲劳，重则会导致人体的免疫力下降，虚弱易病。

（3）修复细胞如不好，受损的细胞得不到及时修复，经过一段时间的积累，就会在某一个器官或组织上产生病变，直接危害人体的健康和生命。

药物无法帮助修补受损的细胞和组织。人是食物造出来的。人类的食物全部都是有生命的物质，而药的成分只是各种化学物质合成的，是没有生命的物质，所以药物不能成为构成细胞的物质，也就无法帮助修补受损的组织，药物只能起到控制疾病的作用。

身体只要能保证营养充足和均衡，也就是让人的生命三大体系：新生细胞、滋养细胞、修复细胞的"原材料"充足，让他们的工作处于最佳状态，人就一定拥有健康。反之，人就会不健康和患上各种疾病，其原因就来自营养状况，那么营养引起的问题就应该用营养来解决，可人们往往用药物来解决，所以就造成了几乎所有的慢性疾病都很难治愈的结果。

反过来，所谓的绝症并不是绝对难以治愈。之所以叫作"绝症"，只是说在当前的条件和水平下，治疗非常困难，痊愈的可能性小。但这并不是说一定无法治疗。为何这么说呢？因为我们的身体有自己的修复能力。

人身上的细胞经过六个月左右的时间，细胞组织会更新90%，产生新的组织。胃细胞大约7天更新一次；皮肤细胞大约28天更新一次；肝脏细胞大约180天更新一次；红细胞大约120天更新一次……在一年左右的时间里，身体98%的细胞都会被重新更新一遍。只要营养充足，受损的器官通过细胞的不断"新陈代谢"和"自我修复"，经过一段时间，受损的组织和器官就会被"软性置换"，产生出"新"的组织与器官。

不管你得的是什么样的病，不管医生宣称你得的是怎么样的绝症，都有机会彻底康复。

因为人天生有这个本事。这个世界上没有所谓的绝症。但一定要给自己身体足够并合理的营养，健康才会伴随着你。如果是传染病、急性病，应该到医院就医，对于慢性病，真正的医生是你自己，真正的药物就是伴随你从小长大的食物。爱迪生曾这样说过："未来的医生不再给病人药物，而是引导人们多关注人体结构、饮食的保养以及疾病的起因和预防。"

营养治病这一观点一旦被大多数人所接受，疾病对人类的困扰才可能会减少。

优化的营养是未来的药物，这不是什么新的观点，很早之前就被古代的医药学家发现了。之所以到现在很多人都感觉陌生，那是我们习惯于把药物和食物对立来看。毕竟，药物和我们日常所吃的东西，无论从视觉、嗅觉、味觉、作用上来看，都相差太远。而且，我们一直在吃饭，却不能避开疾病。现在的很多疾病，也必须要靠吃药才能治愈。

那么，为何要把这个老旧的观点再次提出，搞得我们自己头疼呢？这是因为，观点虽旧，道理一直是新的。人类和科学的发展是螺旋上升式的，创新、创造，都是在不断借鉴之前的经验才取得的，许多难题，都必须要回顾历史，寻找相同或类似的办法才能解决。

不管是在当下，还是在将来，营养是作为药物的最天然、最有效、最经济实惠的选择。

▶ 肥胖、高血脂是肝脂肪代谢障碍造成的

我们都知道，肝脏是身体上一个重要的代谢器官，可以排毒。但肝脏的另一个重要功能，脂肪代谢却经常被人忽略。日常饮食中，食物中的脂肪在小肠内经过分解，变成甘油和脂肪酸被人体吸收后，会在肝脏内重新合成三酰甘油，也就是脂肪，再以脂蛋白的形式运出肝脏，运送到皮下贮存。在正常情况下，食物中的脂肪不过量，会被运送到身体的一些特定部位，比如乳房、大腿内侧、臀部等堆积起来。可如果脂肪超标，特定的部位脂肪已经堆积得够多了，那么脂肪就会被随处堆积。由于我们腹部皮下空间大，所以很多脂肪就会被安放在这里。由此，也导致了许多人开始发胖都会有小肚子。

当下的生活潮流是，我们都崇尚以瘦为美。所以，几乎所有人都讨厌脂肪，因为胖了之后，就和美沾不到边，相关的事业、感情等方面，都会被别人贴上胖子的标签，处处不如意。为此，一些人甚至就把减肥当成了终身大事，生命不息，斗争不止。其实，有必要改变一下这种看法。脂肪毕竟是非常重要的能量来源，是作为能量储备而存在的。当我们身体所需的能量不足时，就会自动燃烧脂肪来供给能量。而这个燃烧的过程，就是在肝脏内完成的。所以说，肝

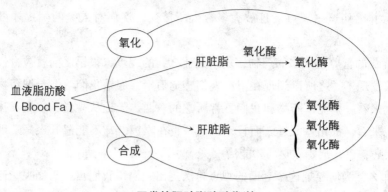

正常的肝脏脂肪酸代谢

脏是脂肪的代谢中心。而肥胖这个问题，与肝脏一定有很大关系。

想一想吧，你是怎么胖起来的？是不是整天吃得太多，运动太少，是不是吸烟、喝酒、熬夜等样样都不缺？如果是的，那么就没错。你的胖不光是吃的问题、运动的问题，还是肝脏受损的问题。因为你的吸烟、喝酒、熬夜等不健康生活方式，已经让你的肝脏受损了。再加上一直缺乏 B 族维生素，你的肝脏在脂肪的代谢上有心无力。如此一来，你那身上的脂肪不断堆积，肥胖随之而来，高血脂也不请自来。

也就是说，肥胖和高血脂的出现，是由肝脏的脂肪代谢障碍造成的。说到了这里，就会有人怀疑了，那为什么肥胖的人在检查的时候总是被发现低蛋白，而他每天大鱼大肉却吃得很多呢？这要从蛋白质的代谢说起。蛋白质在人体内是由氨基酸合成的，而氨基酸在一定条件下，会转变为脂肪。当肝脏受损后，从食物中吸收人体内的氨基酸合成人体需要的蛋白质的反应就会减慢，甚至停顿。当合成蛋白质的反应减慢或停顿时，就会导致用于合成蛋白质的原料——氨基酸在体内堆积。而我们的身体不会允许原料发生堆积，所以就把这些堆积的氨基酸转变成脂肪贮存起来，而吸收进来的甘油和脂肪酸又在肝内合成脂肪，吸收进来的糖也可转变成脂肪，也就是吃什么都胖。到此，我们就遇到了一种非常困惑的情况，那就是"喝凉水都长肉！"减肥特别困难绝对不是单纯的肥胖问题。

既然如此，您也应该知道了该如何做才能成功减肥。许多我们耳熟能详的减肥方法，比如减肥药、减肥茶、运动、针灸等，虽然有一定的效果，却不能说是从根本上解决肥胖的问题。正是因此，这些方法也总是有弊端，要么是容易反弹，要么是效果不能持久。在此，尤其要强调的是，很多人为了减肥而节食，这种做法却是最不可取的。因为节食会导致营养缺乏，伤害自己的身体。有可能减肥不成，还引来其他的疾病。

再拿运动减肥来说，其实也是有讲究的。不能说你每天运动量很大，进食不多，就算得上是安全减肥。在运动的同时，补充足够的营养才能有更好的效果。我们的身体器官虽然都很重要，但也是有轻重区分的。简单说来，可以分为生命器官和普通器官两种。所谓生命器官，就是那些你离不开，必须要有的器官，像五脏六腑这些，都是生命器官，当然大脑也是。而普通器官，就是除了生命器官之外的。人体的最大普通器官就是四肢。想一想，要是没了心肝脾肺肾和大脑，你就没法生存，而若是没了四肢，你也有生命吧？就是这么回事儿。在通常情况下，我们身体的营养是先要满足生命器官的需求，再输送往普通器官，实现身体的构造。这就是营养的需求先后顺序。在运动的时候，我们的四肢在反复锻炼的情况下，就会吸取很大一部分营养。而如果营养素不足，这就是在逆向夺取生命器官的能量。再换个角度来说，我们在运动的时候，要消耗很大的能量，四肢承受的压力和损耗也比较大。正处于急需补充营养的时候，若是营养素不够，则会导致修复跟不上消耗的速度，使得四肢老化严重，容易受伤。相信说到这里，您也能够明白了，想要单纯通过运动和节食减肥，是多么危险的一种做法。

着重说说节食减肥。想通过节食的方式来减肥，可以说是对造成肥胖的原因理解错误。在这些人看来，肥胖就是因为自己吃得多了才累积下来的。只要能控制进食，就可以从源头上解决肥胖。这种想法，虽然不能说是完全错误，但却忽略了一个很重要的地方。那就是，造成肥胖不光是营养过量，更是营养素不均衡引起的。换句话说，就是你即便是肥胖，也还是有某一些营养摄入不足，甚至是缺乏。而一旦节食，就会让营养素缺乏的状况雪上加霜，造成肝功能紊乱。再者说来，节食是一件非常考验毅力的事情，有太多的人前功尽弃，还有一些人因为节食而引发疾病。在节食的过程中，都会有头昏、四肢无力、脱发、记忆力衰退、厌食、嗜睡、幻觉等症状。因为节食而丧命的人也不胜枚举。举个例子，2006 年就有一位巴西模特安娜·卡洛琳娜死于节食引起的厌食症。

至于那些网络上一直在做广告的减肥茶、减肥药，则更不可信了。不论他们找来的模特身材多么诱人，也不管他们宣称的效果多么显著，都始终无法避开一点，那就是如影随形的副作用。这些东西，都是通过打乱人体正常的饮食和代谢来实现热量消耗的。违背了正常的生命过程，那么一定就会在某个时间段内造成反作用。

总结说来，读者朋友应该知道了，目前最好的减肥方式也就是服用营养素了。上文中说到了，肥胖和高血脂都是与肝脏的功能异常有直接关系。而服用营养素，就是想要通过养肝、护肝的做法来帮助肝脏恢复正常代谢功能，使脂肪的消耗回到合理状态。这样减肥，才能简单有效，不会反弹，更不会危害健康。当然，用一种更深刻的话来说，用营养素减肥所实现的绝不只是减肥，而是让我们的身体恢复健康。让我们该胖的地方胖，该瘦的地方瘦，实现塑身的效果。而如果营养素跟不上，那么我们的身体依旧是有心无力，巧妇难为无米之炊。

接下来，我们来具体认识一下高血脂和心脑血管病的问题。

高血脂和心脑血管病，都是同一类问题，与血管有直接联系，与肝脏的功能密不可分。说来比较可笑的是，我们不少人对于高血脂并不以为然。举个例子，不少人在医院里检查出了高血脂，回来后都会对亲人朋友一笑了之，"我竟然有高血脂！"是很常见的说法。殊不知，高血脂是非常严重的疾病，它的出现，就是我们心脑血管疾病的开始。之所以这么说，是因为高血脂和心脑血管病的高度相关性。此处不拿具体的数据来说，把道理讲一讲，相信大家也都能明白了。先举个例子，你是不是经常发现家里厨房中的下水道总是堵满了剩菜的油，而一旦不清洗，下水道就没法排水了？与此类似，我们的血管也会有这样的问题。高血脂的通俗说法，就是我们血液中的油多了。而油多了之后，会自然而然地附着在血管壁上。长此以往，血管就会越来越窄，各器官的供血量也就越来越少。此时，由于堵塞并不完全，所以根据部位不同，引起的病症也不一样。若是发生在心脏，则会引起冠心病；若是发生在大脑，就会引起脑供血不足。

因为人的体质各有不同，所以血管的堵塞速度和程度都会不同。如果血管长期堵塞严重，但进展缓慢，那么我们的身体也就只是有供血不足的现象，如果患者不注意，也就不会感觉到什么异常。但是，这种状况依旧是非常危险的，因为器官长期供血不足，会导致深度的营养不良和阴性低氧，器官内部会出现萎缩。若是发生在大脑部位，表现出来的就是长期的记忆力衰退还有老年性痴呆。而如果发生部位在心脏，那么长期的慢性缺血，心脏的心肌细胞会萎缩，造成心脏收缩无力，引起心力衰竭。而通常说来，此类疾病又多发于老年人，而老人因为身体各功能的下降，常常无法自愈。更严重的是，因为年老而导致的细胞恢复速度降低，使得此类疾病很难改善状况。尽管目前世界各国对老年性痴呆和帕金森综合征的研究从未懈怠，然而找到具体的发病原因依旧遥遥无期。不过此类疾病绝对不可能脱离脑部血管的循环障碍这个范围。

若是血管堵塞的进展速度较快，并且堵塞程度已经很严重，一半以上已经无法输送血液时，就可能造成非常严重且发病迅速的疾病，比如心绞痛、心肌梗死和脑血栓等。所以说，仅仅是凭借一根血管，我们就能大致了解各种心脑血管病的发病过程。下图就是血管堵塞的过程。

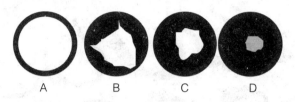

一根血管逐渐堵塞的过程
A 正常血管　B～C 堵塞逐渐加重　D 在狭窄的血管中央形成血栓

根据此图，我们可以看出血栓形成的原因。从来都不是血液的问题，而是进入血液中的脂肪堆积。脂肪降低了血管的横截面，导致血液流通量减少，速度减慢，等到几乎完全堵塞，就形成了血栓。而当前，治疗血栓的做法却并不是从根源上清除血脂。比如，心绞痛的治疗方法是扩大血管，用阿司匹林来降低血液凝集程度。可因为不能从根源上解决问题，也就导致治疗的效果并不显著。一方面病情会反复发作，另一方面疾病还会不断加重。许多时候，病人都是在治疗过程中发生心绞痛，还有一些患者会出现心肌梗死。在治疗心肌梗死和脑血栓这方面，使用的方法是溶栓。道理就是想通过溶化和打通栓塞的方式，来解除血栓的危害。然而，溶化的栓塞对于血脂水平多少并没多大影响，原先就有的高血脂并不会因此而下降。这一次打通了栓塞，下一次还会因为血脂高而再度堆积。所以，溶栓之后，病情总是会出现反复。而脑血栓可以出现一次，也可以出现两次，但是到了第三次就会有生命危险。心肌梗死则一般不过一两次，患者就会性命不保。如此一来，医院里就出现了一个很悲哀的现象。心脑血管病患者一发病就来医院治，缓解了之后出院回家静养，不多久再次发病，又要回到医院。如此反复，病情越来越重，进医院的频率也越来越高，最后就待在医院里出不去了。

为了应对血管变窄这个问题，不少医院都采取了放支架的做法。说得具体点儿，就是先用药物把我们血管里的血栓打去，再放上支架作为支撑。如此一来，血流量不足的问题就能明显好转，而病人也很快就感觉到轻松。不过，支架仍旧不能解决根本问题，因为血脂高的状况并未得到改善。我们必须要清楚一点，身体是一个系统，某个部位出现了栓塞，其他部位也面临同样的问题。说得简单些，就是您的心脏出现了栓塞，那么其他器官，比如大脑、肾脏、全身血管都可能会有同样的问题。因为高血脂不可能单一出现在一个部位，它是在全身血管里都存在的。任何一段血管有问题，其他地方也有。来看看我们的血管分布图。

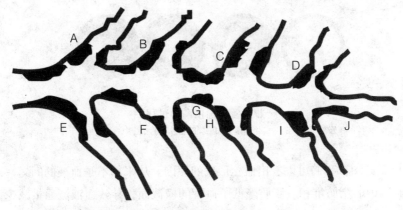

血管及血管堵塞

如上图所显示的，我们的血管最容易堵塞的地方就是分叉处，这和如今的城市交通堵塞总发生在路口处一样。图中也显示了，在分叉处 A 淤积了一些脂肪，而在其他的分叉处，也同样在淤积。并不是说就 A 一处堵了，其他的 B、C、D、E、F、G、H、I、J 等这些分叉处就没有什么问题。因为 A 处符合放支架的条件，所以医生给您在这里放了一个，放好之后还要半年内复查。您回来复查，发现 A 处的情况还不错，可是发现 B、C 处又堵了，于是又要在 B、C 处再放支架。等到您回来再复查，发现更多的地方也堵了，又要跟着放支架。这么下去，就是要不停地放支架，直到全身所有的血管分叉处都加上支架。但是这还没完，因为分叉处虽然比较容易堵，但是也不表示血管其他位置就不堵了。就像堵车又不只发生在岔路口，在车非常多时，也照样会发生在一条直干道上。您的支架还必须要加在所有的血管壁上，这么一做，相当于您把全身的血液循环系统都换了一遍，以便适应您高血脂的状况。您想想，这可能吗？人体全身的血管有多长，说出来您恐怕要吓一跳。把所有血管加起来，包括毛细血管，总长度有十几万千米，相当于地球赤道长度的四倍。再说，放支架可不是个小事情，它是个手术，不光有风险，也还要很高的费用。用一句话来说，放支架根本就不是解决问题的办法，给全身放支架更是无法实现的。

反过来，若是改用营养素治疗的方法，把血脂降下来，那么所有的心脑血管疾病不就完全解决了吗？当然是的，血液中的脂肪降低了，在血管的任何部位就不会堵了。就像是把车的总量控制住了，也就不会再发生堵车的问题一样。

那么，如何降血脂呢？上文中已经说过了，导致高血脂的一个原因，不光是如今吃的好了，吃的多了，更是肝脏出了问题。肝脏的脂肪代谢出了问题，才导致血液中的脂肪含量居高不下。肝脏的脂代谢功能就像是我们生活中的水管工，家里的水管堵了，叫来水管工看一看，修一修就好了。我们的血管也和水管类似，脂肪就是生活垃圾。必须要随时清除掉脂肪，血管才不会堵。而肝脏，就是专门清除脂肪的。如何清除呢？就是大家都听说过的卵磷脂。肝脏功能正常的时候，每天都会产生很多卵磷脂进入到血管里去清除脂肪。这个机制，在我们还在母亲肚子里的时候就在运行。事实上，即使您的血脂不高，也会有一些脂类的东西贴附在血管内壁上，但因为肝脏的功能很好，可以及时生产出足够庞大的清洁队，所以即使血管壁上有一些"脏"东西，也很快被清除。这么一来，血管里的脂肪附着和被清除就形成了一个动态的平衡。只要这个平衡可以一直维持下去，血管就不会出现堵塞，永远保持畅通无阻的状态。但是，当肝脏出现病变，卵磷脂产量减少或者是不能再产生卵磷脂的时候，这种平衡就被打破了。血液中的脂肪越积越多，而被清除的速度越来越慢，血管里的脂肪就开始堵塞管腔，诱发心脑血管疾病。此时，即便是血脂含量不高，也还是有可能导致发病。所以，想要解决心脑血管病，必须要从养肝、护肝上着手。让肝脏恢复到正常状态，重新产生大量的卵磷脂，做回原来负责任的水管工，这样才能再次不知疲倦地清除垃圾，回到原有的动态平衡中。这样，心脑血管病也不能再困扰您了。

作为人类病死的第一大死因，心脑血管病就这么被治愈了，是不是很神奇呢？但事实就是这样，许多问题解决不了或者是解决得不好，都是因为没有找到正确的方法。而一旦抓住了问题的根源，任何难题都可以迎刃而解。

最后来说一说降脂药物的问题。这种药物，可以算是找到了高血脂问题的源头，但是方式却不够安全，也并不能解决我们对药物的依赖。因为当前的许多药物都对肝脏和肾脏有伤害。一直吃此类的药物，不光不能让肝脏恢复正常，还进一步损害了内脏，完全是得不偿失的做法。而一旦停药，血脂会迅速反弹。所以，吃这些降脂药没有任何意义，是不可取的。

▶营养素充足后，高血压自然治愈

高血压是最常见的慢性病，也是心脑血管病最主要的危险因素，脑卒中、心肌梗死、心力衰竭及慢性肾脏病是其主要并发症。国内外的实践证明，高血压是可以预防和控制的疾病，降低高血压患者的血压水平，可明显减少脑卒中及心脏病的发病率，显著改善患者的生活质量，有效降低疾病负担。高血压的危害除了与患者的血压水平相关外，还取决于同时存在的其他心血管病危险因素、靶器官损伤以及其他并发症的情况。高血压分为原发性高血压和继发性高血压，前者是单纯血压升高，而跟其他疾病没有明显的因果关系，后者是因为其他疾病，如肾炎等而引起的血压升高。此处我们只谈原发性高血压。

分类	收缩压（mmHg）	收缩压（mmHg）
正常血压	≤ 120 和	≤ 80
正常高值	120 ~ 139 和/或	80~89
高血压	≥ 140 和/或	≥ 90
1 级高血压（轻度）	140 ~ 159 和/或	90~99
2 级高血压（中度）	160 ~ 179 和/或	100~109
3 级高血压（重度）	≥ 180 和/或	≥ 110
单纯收缩期高血压	≥ 140 和	≤ 90

当前，临床上的研究都说，高血压与遗传、高盐饮食、精神压力等有关，可以说是一个非常复杂的疾病。但总的来说，不管是何种原因引起的高血压，都有一个共同点，那就是血管的弹性下降，导致对血压的承受能力下降。更具体地说，就是血管在该收缩时不能及时收缩，在该舒张的时候不能舒张，用医学上的专业说法就是血管的顺应性下降了。所谓的顺应性，就是血管随着血压、血流量的变化自动调节管径大小的能力，这种能力赋予血管维持血压在正常范围内的功能。此种能力我们可以设想成自家的门，平时两个人并肩进出都不会有什么问题，一个人进出，当然毫无压力。可如果有一天，家里来了许多客人，都挤着要进门，那门就显得小了，而门就有可能被挤坏了。可如果门有自动变化大小的能力，那就不用担心了。一个人进出的时候，它刚好能容得下一个人；

两个人进出，它正好能通过两个人；十
个人同时进出，它也能放大到合适的大
小，这就绝对不会给门带来损害。人体
血管的这种能力，就是可以随时保持血
压在一个可控的范围内。而高血压的出
现，其根本原因就是血管的自我调节能

正常时的血管管径

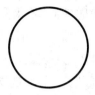
吃降压药后的血管管径

口服降压药后的血管改变

力下降，也就是弹性降低。之所以高血压多发于中老年人群中，也证明了这个
论断。因为中老年人的新陈代谢变缓，血管老化，弹性下降，所以顺应性能力
降低。想要治疗高血压，就必须改善血管的弹性，恢复到正常水平。其他的方
法都不能从根本上解决问题。来看看吃降压药前后的血管截面图。

　　现在很多医院都使用降压药来治疗高血压。那么降压药是如何起作用的
呢？是扩张血管，通过增大血管的截面，来增加流通水平，从而降低血液对于
血管的压力。类似的道理可见于消防水管。在同样的水流量下，水管越粗，喷
出的距离越短，压力就越小。但是我们的血管不是水管，在血管被扩大的情况
下，高血压虽然得到了缓解，但是问题却更严重了。举例来说，您每天只能工
作八个小时，下班之后有些时间干点儿其他事情，晚上也能调整回来。但是被
迫要一直工作十二个小时，每天回到家都累得头晕眼花，没有任何精力，只能
躺在床上休息。长此以往，您对工作的兴趣就完全被消磨光了。您肯定特别
想要恢复到原来八个小时的上班时间，即便是增大工作量。同样的道理，血
管也是如此。在降压药的作用下，血管不得不扩张，被动地减压，可是时间
长了，血管也会疲劳，想要回到之前的正常状态。而一旦血管恢复到正常状态，
血压便马上升高。所以为了让血管保持在扩张状态，就必须连续服用降压药。
而时间久了，身体产生了耐药性，降压药的用量也不得不逐渐加大。一开始
每天吃半片就够，可是过了两个月，就要加到一片，再过一年，又不得不加
到两片，将来还不知道要加到多少才是个头。您想一想，这么一来，您的血
管能承受得住吗？就算是您自己，一年到头地从白天忙到晚上，都不休息，
您能受得了吗？当然不能，那样有可能会过劳死。那血管呢？它也会过度透支，
不过它不会过劳死，只会出现营养不良性萎缩。具体的表现，就是血管失去
了弹性，血管壁的韧性越来越差，变得越来越脆，就像一根长期在太阳光下
暴晒的塑料水管，很容易就破裂。

　　每天按照医生说的坚持服用降压药，表面上看是稳住了血压，但是血管越
来越差，最后还是倒在了高血压的迫害之下。一个事实也证明了这个现象，那

就是医院里有太多的人都是吃了降压药还发生了脑溢血。

那么，还是求助于营养素吧，这个是肯定安全有效的。为什么呢？因为高血压无非就是血管压力大了，弹性差了。想要治疗高血压，把血管弹性恢复就可以了。想要恢复血管的弹性，那就必须先理解血管弹性变差的原因。之所以会变差，也是因为受到了损伤或者是成分出了问题，那好，就给血管补充足够的营养物质，帮助它自我修复吧！尤其是那些构成血管的营养物质，比如蛋白质、B族维生素、维生素C、钙和镁等，都是非常重要的。有了这些物质作为后盾，血管在自我修复中就能恢复到原来的水平，弹性好了，高血压也自然迎刃而解。

不过用营养素来治疗高血压，疗效却因人而异，有的人时间短，两周就会有效果，而有的人则很长，有可能几年后才有作用。导致这个现象的原因是，不同的人血管壁的受损程度不一样，有的人损伤轻，恢复得就快，需要的时间短。而那些常年吃药，血管严重受损的患者，消耗的时间长也理所当然。

之所以说这些，是希望读者朋友一定要对营养素治疗有信心。不能因为一时没有效果，就认为这是骗人的。其实，即便是您只用了一小段时间，也有很重要的作用。因为血管急需营养来修复，所以补充得再少，对于预防脑溢血也是有帮助。只要您能够坚持下去，高血压是一定可以完全治愈的。

▶ 让身体合成足够的酶和辅酶，低血糖轻松治愈

之前说了，肝脏是人体的脂肪代谢中心，但是还有一个功能没说，那就是肝脏也是人体的糖代谢中心。在肠道内，食物中的淀粉被消化成葡萄糖吸收，进入人体后，葡萄糖在肝脏和肌肉两个地方合成糖原。糖原是葡萄糖在体内的贮存形式，可以理解成把葡萄糖打包、压缩，就成了糖原。

存在于人体的糖原分为两种，一种是肌肉内的肌糖原，另一种是肝内的肝糖原。肌糖原的作用是为肌肉提供运动所需的能量，而肝糖原的作用就是一个，维持血糖稳定。那么为何要维持血糖稳定呢？因为血糖的稳定对于大脑、红细胞和骨髓提供能量非常重要。血糖低了，能量就不够了，人就容易出现昏迷的情况，这就是低血糖。而血糖高了，一部分就从尿液排出，造成能量浪费；另一方面，就使得身体的细胞都处于高渗状态，细胞内的各种反应都无法进行，引发了各种病症。既然如此，稳定血糖的任务由哪个器官来完成呢？还是肝脏。

因为肝脏是糖代谢的中心。

接下来说说肝脏是如何进行糖代谢的。当我们血液中的糖偏低时，肝脏就开始分解糖原，往血液中补充糖，维持血糖正常。不过，肝脏作为一个糖原仓库，所能容纳的糖原也是有限的，大约在 70 克。而这个含量远远不够身体的器官一天的消耗，光是大脑一天就要消耗葡萄糖 120 克左右。在比较平和的状态下，也就是我们身体处于平静状态时，肝脏中的糖原也只能供给十几个小时的葡萄糖，而如果在剧烈运动的情况下，只需要半个小时就会被消耗一空。那么，为什么我们没有发现那些经常参加比赛的运动员，会在中途因为糖原耗尽而昏厥？为什么一些人在节食，一天到晚不吃东西，也照样不会昏倒呢？

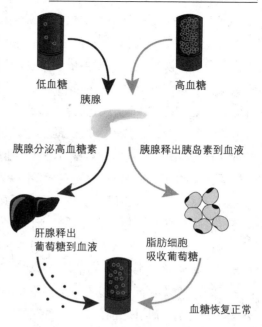

答案就在于，我们的身体还有一种糖原补充机制，可以帮助我们随时补充葡萄糖。这种机制，就是"糖异生"。所谓糖异生，顾名思义，就是糖的产生不是正常渠道得来的。这里所谓的正常渠道，当然就是指分解糖原获得葡萄糖。糖异生就是人体以体内的氨基酸、乳酸、甘油等为原料合成葡萄糖。在此，也有必要强调一下，糖异生的场所也在肝脏，而不是通过其他器官。事实上，连肝糖原的生成也主要是通过糖异生这种手段，所以一个人出现低血糖，主要原因就是他肝脏糖异生的能力下降了。来看下图，肝脏的糖异生过程。

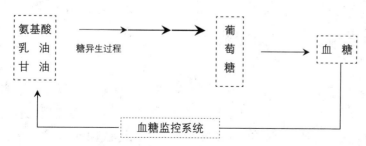

肝脏通过糖异生对血糖调节的过程

　　那么，医生是如何治疗低血糖的呢？很简单，就是直接注射葡萄糖。这种做法直接有效，但是有一个问题没有解决。这个问题是本书一直在强调的，那就是让身体恢复正常，不去依赖药物和器械。注射了葡萄糖，当然能缓解低血糖。但是，由于身体的糖异生能力没有恢复，所以不能从根本上解决低血糖的问题。这一次注射了葡萄糖，那么下一次还是要注射，永远无法摆脱对葡萄糖的依赖，也离不开医院的治疗。长此以往，难保哪一天不会出现就医不及时的情况。到那时，再昏过去就可能救不回来了。

　　不少人对于低血糖总是持有一种不以为然的态度，认为小事一桩，没什么危险。这么看，只能说是太片面了。低血糖虽然不致命，但是昏迷却有可能造成外伤。您想一想，突然昏倒了，难免会有头破血流。而假如您正在什么危险环境里，比如酷暑天气、人多拥挤的场所，要是因为低血糖而晕倒了，后续的中暑和踩踏会是什么后果？而如果您正在开车，突然昏迷了，又会是什么后果？所以不能不把低血糖当回事儿。再说了，低血糖也是可以治愈的，而且方法简单。通过之前的阅读，您明白了低血糖产生的原因，也就知道了对症下药的做法。

　　总体来说，护肝养肝是根本。低血糖本身是因为肝脏的糖异生能力不正常了，所以只要肝脏恢复过来，低血糖也就能随之解决。那么如何护肝养肝呢？还是营养素。糖异生的原料是氨基酸、乳酸和甘油，这些物质在日常饮食和我们身体内，随时随地都能找到，因此原料是不缺的。缺的是什么呢？是促使这些物质转化为葡萄糖的酶和辅酶。我们身体里的食物消化和吸收都需要有酶的参与。糖异生也不例外，有了足够的酶和辅酶，这个过程就能恢复正常。那么如何让酶和辅酶供应充足呢？是营养素。这些酶的本质还是蛋白质、维生素和矿物质等，只要营养素充足，就有足够的来源。

▶ 营养素可以治愈糖尿病

　　与血糖相关的另一个问题，就是血糖异常升高，引起的糖尿病。糖尿病是造成人类死亡的三大因素之一，仅次于心脑血管病和癌症，但是发病率却居首位。全世界的糖尿病患者有两亿人左右，我国的糖尿病患者人数有四千万，居世界第二。也就是说，在我们身边，平均三十个人就有一个是糖尿病患者。可能这么说还不是很直观，举个例子吧，您早上出门乘车上班，车厢里就有一个人是有糖尿病的。在临床上，绝大多数糖尿病患者是 2 型糖尿病，所以此处我们也只讨论 2 型糖尿病，以下简称糖尿病。

迄今为止，几乎所人都认为糖尿病是由于胰岛素分泌异常才导致的。但是就笔者来看，把原因归咎为胰岛素，其实是错误的。之前说过了，肝脏是我们身体糖代谢的中心。而糖尿病作为一种血糖异常的疾病，必然是与肝脏有关的。造成这种误解的原因，是我们受到 1 型糖尿病的病因是胰岛细胞死亡消失的误导，从而习惯性地认为 2 型糖尿病也是胰岛素异常引起的。但事实并非如此，有一些临床发现可以证明。

（1）糖尿病的早期，尤其是在潜伏期，病人的胰岛素水平是偏高的，但仍在正常范围内。这就说明，胰岛的功能在此时是正常的，因此就不能把糖尿病归咎于胰岛的问题。而到了糖尿病后期，胰岛素的水平下降了，但这也是因为糖尿病已经导致全身的血管发生病变，胰岛内的血管也无法幸免，所以胰岛素的分泌也就随之减少了。

（2）糖尿病绝对不只是糖代谢紊乱，还包括蛋白质代谢紊乱和脂肪代谢紊乱。实际上，糖尿病可以说是人体最为严重的代谢性疾病，身体的各种代谢都不正常。但是，总结来看，在三种代谢紊乱中，最先出现的是蛋白质代谢紊乱。由于脂肪代谢和糖代谢都依靠蛋白质代谢产生的酶，所以酶的不足是导致脂肪代谢和糖代谢紊乱的一个重要原因。前文中也说过了，不要认为肥胖的人营养就充足。事实上，肥胖和高血脂患者，体内都是缺乏蛋白质的，是脂肪生成速度过快并且利用有障碍的。而糖尿病，往往都是在这种体质的基础上才出现的。因此，临床上都是高血糖出现之前，就有了高血脂的脂肪代谢紊乱。糖尿病是另外两种代谢性疾病的产物。

（3）肝脏是人体的蛋白质、脂肪和糖代谢中心，因此糖尿病的出现，绝对不会与肝脏无关。我们来看看胰岛素调节血糖的过程，就知道为什么肝脏在其中有重要作用了。如下页图所示。

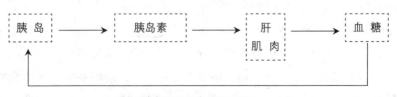

胰岛素调节血糖的过程

胰岛分泌出胰岛素，胰岛素会作用于肝脏和肌肉，调节血糖。血糖的多少，被胰岛感知。所以，不管胰岛和胰岛素如何，都绕不开肝脏这个中心。详细说来，当血糖升高，胰岛会感知到，并且分泌更多的胰岛素，胰岛素作用于肝脏和肌肉等，命令它们迅速回收血液中多余的糖，而肝脏和肌肉一起行动，血糖就降下来了。但是，当肝脏和肌肉，尤其是肝功能紊乱后，通过糖异生的糖原合成能力就会下降，导致肝对血糖的回收能力下降，血糖自然升高。

那么，病因为什么是肝而不是肌肉？这是因为，血糖调节的执行器官主要是肝而不是肌肉。一方面，血糖升高后肝会通过糖异生合成糖原，即把血液中的葡萄糖打包、储存在肝内。另一方面，肝也会把多余的糖转变成脂肪而储存起来。因为我们不懂这个血糖调节过程，所以会认为糖尿病就是血糖升高，在临床上医生只给糖尿病人吃降糖药或打胰岛素来纠正糖代谢，而放着蛋白质代谢和脂肪代谢紊乱不管。糖尿病人即使严格按照医生讲的降糖，并发症还是会发生，就是因为只顾降血糖而没对三大代谢紊乱采取任何措施导致的。表面上看似乎糖尿病得到了控制，事实上，患者病情还在不断恶化。

根治糖尿病必须使肝脏恢复正常，纠正三大代谢，才能从根本上治愈。那么，如何纠正三大代谢紊乱呢？还是营养素。营养素能使受损的干细胞不断自我修复，从而恢复到正常的结构，还可以给干细胞供给所需的各种酶和辅酶，使肝功能得到恢复。这是从两个方面来帮助肝脏恢复正常。

作为代谢性疾病，糖尿病在理论上是可以百分之百治愈的，所以它并不是终身性疾病。但为什么要强调是理论上的呢？因为众多糖尿病患者并不相信营养素可以治疗糖尿病，所以不会坚持服用。那么为何患者在服用营养素后没有治愈呢？有两个原因。一个是用量不足，药效不到。另一个是时间不够，治疗未完。作为一种长期性的生活习惯病，糖尿病不可能在几天或者是一个月内就治好。用营养素治疗糖尿病，最快见效也要三个月，时间长的要两年。因为不同的患者，其肝功能受损害的程度不一样。有的人比较轻微，所以吃上没多久，便有效果了。而有的人久病难医，元气已伤，必须要慢慢调养，才会有效果。但无论如何，只要坚持使用营养素，就一定能治愈糖尿病。

如果吃了营养素，血糖在短期内不能恢复正常水平，是不是就没有意义了呢？当然不会，因为即便没有恢复正常，也可以预防糖尿病出现并发症。也就是说，营养素最起码不会让您的病情变得更坏。糖尿病的并发症包括心脑血管病、糖尿病眼底病变、糖尿病肾病和脚病等。这些并发症虽然出现的部位不同，但本质上都是由血糖高引起的全身血管病。而营养素虽然短期内不能将您的肝脏调理好，但最起码可以让血管恢复弹性，这一点在前文介绍肥胖和高血脂的时候您也有所了解了。

反过来再看看今天的医生是如何治疗糖尿病的。一个非常普遍的做法，就是控制饮食。道理很简单，血管里的糖多了，从饮食上着手控制，就能把血糖降下来。可是，糖尿病不是一次两次地吃饭才患上的，而是多年的营养不均衡导致肝脏慢性损伤才出现的。限制饮食虽然从表面上控制了血糖，但对于肝脏却无疑是没有益处的。因为营养不均衡的情况进一步发展，肝脏的自我修复也更困难了。用比较形象的话来说，限制饮食就是让肝脏被饿死，永远别想再恢复过来。

至于降糖药的作用，当然也是治标不治本了。可即便这样，还是有很多人不能接受营养素治病，为什么呢？因为治疗成本高。光吃降糖药的话，成本很低。最便宜的那种，每天才不到一元钱，一个月也就三十元。但若是用营养素，一个月就得花费上千元。这么对比下来，自然是降糖药更划算了，所以很多患者选择这样的方法。可算账不能光看着眼前，尤其是在自己身体出问题的时候。之前也都强调过了，治标不治本只不过是拖延病情，到了病情恶化，无药可医的那一天，再想花钱也是回天乏术。所以，要想拥有健康的体魄，舍得给自己的身体花钱才是硬道理。在病情还轻的时候，多投入一点儿，用不了多久，就能彻底治愈。

▶ 提高机体免疫力抗病毒

肝脏是个重要的器官，很多疾病都和它纠缠不清。前面说了高血压、糖尿病、高血脂、肥胖，这里再说说肝炎。与前几个疾病不同，肝炎不是代谢性疾病。但是它的危害仍然很大，因为肝炎会传染。在我们国家，肝炎的发病率特别高，而且都是一人得病，全家都被传染。肝炎可以破坏一个健康家庭应有的活力。

肝炎的种类很多，分为甲肝、乙肝、丙肝等，是按肝炎病毒类型的不同而分类的。也就是说，肝炎是由肝炎病毒引起。肝炎不好治，这是由肝炎的病性决定的。由病毒引起的疾病，通常没有细菌引起的疾病好应对。这是为什么呢？因为病毒比细菌更简单，更直接。同样的道理，可以在生活细节中有所体现。

大家想想，生活中遇到了别人打架，是精神病人好劝，还是正常人好劝啊？当然是正常人，因为正常人会有顾虑，会想到自己的身体健康、一家老小。而精神病人则不会，他不会考虑到后果，所以难以劝说。再举个例子，您认为是一个人好骗，还是一群人好骗？有的人会说，是一个人，其实不对，是一群人。一个人在大街上行走，他的警惕性就高，会无时无刻不注意自己的人身安全、财产安全，骗子就不好下手。而若是一群人，则不一样了。因为大家都比较熟悉，警惕性会下降。遇到了骗子，可能刚开始你还不太相信，但是周围的人一阵乱搅和，就把你的理智给赶跑了。

同样的道理也适用于病毒和细菌的区别。之所以病毒性疾病要比细菌性疾病难治，就是因为病毒要比细菌更简单。细菌有自己的细胞壁、细胞膜、细胞质和核区，其中可以进行各种反应。而药物能从各处找到突破口，破坏细菌。比如，用药物干扰细菌的细胞壁，让其无法合成，细菌就不能生存。青霉素和阿莫西林就是这种作用原理。而病毒很简单，它没有细胞壁，它根本就不是细胞，只有几条 DNA，再包裹一层蛋白质膜，就可以了。在病毒外，没有任何反应，所以很难攻击它。细菌和病毒的结构如下图。

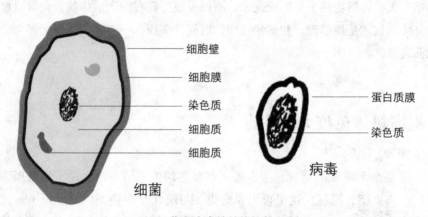

细菌和病毒的结构比较

病毒不光难攻击，当它进入我们身体内后，更像是找到家一样赖着不走。它会进入我们的细胞，利用细胞内的各种物质，包括营养素和各种酶，来进行批量繁殖。此时，它已经融入了细胞，成为我们身体的一部分。而这时候要是攻击它，就是在攻击我们自己。正是这个原因，今天的许多临床抗病毒药物，疗效都不好，而且会给我们的身体带来很大的伤害。所以，用药物治疗病毒感染，真的有很大副作用。那么，该如何将病毒从我们的身体里清除呢？就剩下一条路了，而且是唯一安全有效的。我们必须要提高自身的免疫力，让身体的免疫系统清除病毒。

有一些人已经看到了这种做法的好处，于是就激进起来。比如，为了要提高免疫力抗病毒、为了防感冒而使用丙种球蛋白。这种做法对吗，当然不对。但是类似的做法，在临床治疗中非常多。给我们的身体注射或者输入本来就可以产生的物质，以期迅速取得疗效。这样做有杀鸡取卵之嫌。因为丙种球蛋白这种物质，我们的免疫系统可以自己生产，而且速度快，不必借助外部的助力。白蛋白也是这样，我们的肝脏每天会生产足够多的白蛋白，但是临床上却经常使用白蛋白。

也许，一时的输入或者注射，能帮助我们身体迅速战胜疾病，但是这么做更是在纵容自己。身体其实是有灵性的，你一直纵容他，就会把他惯坏了。到后来，他肯定都不再去生产，也失去了免疫力。就像是对待小孩一样，你一直溺爱他，宠着他，让他过上衣食无忧、不懂人情冷暖的生活，将来有一天，你没有能力养着他了，那么他就很难在社会上立足。帮助穷人也是这个道理，你要总是接济他，给他钱花，也能暂时让他脱困。但是，你能一直养着他吗？最好的方法，还是让他学一门手艺，自己挣钱养活自己。免疫力也是这样，您的身体为了应付外来的疾病，需要时刻保持免疫力。而一旦被您从外部借来了免疫力，天长日久地养着，迟早有一天要懈怠乃至停止工作。

既然要提高免疫力，那具体有什么方法呢？总结来说，有两种。假设您现在的免疫力60分，刚好及格。可是为了应对疾病的纠缠，您需要80分的战斗力。缺少20分怎么办，就必须要补充。如何补充呢？第一种，就是拔苗助长式的。借助外来的免疫力，把这20分补上去。但是这种做法往往无法奏效，因为战斗力不是自己的。另一种方法，是增加兵员，补充战斗力，给自己的免疫力提升效果。用足够的营养素来给自己提升，这样再面对疾病，就无须担忧了。如此一来，您就不用担心疾病的困扰了。那些什么病毒，也就没法再入侵了。所以，身体健康、强壮的人，从来不用担心感冒，即便是患上了感冒，也能在几天内迅速恢复。而身体弱的人，则经常有感冒发热的症状。

同样，治疗肝炎也是要用这种方法。必须用营养素来提高机体的免疫力，这样才能从根本上解决问题。营养素不光是给我们的免疫系统提供原料，让它产生足够的免疫细胞来对抗疾病，更是在帮助我们修复自己的肝脏损伤。因为肝炎这种疾病，通常会困扰我们很长时间。而在这个过程中，有大量肝细胞受损甚至是死亡，剩余的肝细胞也身处于严峻的生存环境之中，所以肝脏的功能降低，不仅使得各种功能消失，还会连累身体其他器官。而营养素则会修复长时间以来的损伤，改善肝细胞的生存环境，恢复肝功能。如此一来，就能增强患者体质，提高免疫力。不过，鉴于肝炎这种病的复杂性和长期性，使用营养素治疗还是个未完成的课题。毕竟，不同的人，肝脏受损的程度、肝炎的类型都是不同的，营养素的使用也必然不同。不过即便营养素短期内不能治好肝炎，也可以防止肝炎进一步恶化。

▶ 更年期综合征——营养素缺乏综合征

说到更年期综合征，许多人都有自己的看法。按照临床上的说法，更年期是指妇女从生育期向老年期过渡的一段时期，是卵巢功能逐渐衰退的时期。更年期始于女性 40 岁，历时 10 ~ 20 年，绝经是重要标志。在此期间，因性激素分泌量减少，出现以神经功能失调为主的症候群，称其为更年期综合征。本病高发于以下人群中：营养不良、精神情绪不稳定，及手术、放射治疗使卵巢功能丧失、雌激素水平下降迅速者，且症状较严重。更年期的表现就是情绪不稳定、爱发脾气、失眠、盗汗、面色潮红、腰酸背痛、神经质等。

可是这种病症，却不合时宜地出现在了 30 多岁人的身上，甚至是那些 20 多岁还没结婚生子的年轻人，也有了类似的表现。那么，站在这些年轻人的角度来看，出现了上述症状后，还能叫作更年期综合征吗？显然不合适。更年期综合征的一个重要标志，就是卵巢功能不足。而正处于人生最灿烂时段的年轻人，绝对不会有卵巢功能不足的情况出现。所以，卵巢问题绝对不是更年期综合征的起因，顶多只能算是一种表现而已。而若是把卵巢功能不足的问题撇开，这个所谓的更年期综合征则应该改名为"营养素缺乏综合征"。

更年期综合征不只是女性会有，其实男性也会有。但为什么我们说到更年期综合征就会想到女性呢，这是因为女性的发病率比男性高很多。造成这个现象，是因为女性一生中必须要经历的几个阶段。从小到老，女性有几大关要过，而这几关，都要消耗很多营养素。第一关，就是女性天性敏感、心细，想得多。如此一来，便时常为小事而耿耿于怀，导致消耗很多营养。举个例子，李清照的词写得特别好，流传下来也为很多人所欣赏。可是她的确活得很累，您看看她写的词，生活中的一点儿小事，都能写得极度传神。能有这份心思，事无巨细地关注，能不累吗？造成这种现象，是我们人类社会的需要。我们的社会需要女性去扮演一个忍耐和温柔的角色，所以在女孩小的时候，就被要求要乖巧、干净、漂亮。而男孩则不同，越是淘气，就越受人疼爱。所以在逐渐长大的过程中，处理个人感情问题的方式也不同了。男性在不高兴的时候，还会找个朋友一起喝点儿酒，吹吹牛，把不开心的事一吐为快；而女性则只能选择憋在心里，忍气吞声，发泄的方式顶多就是出去购物，或者是乱吃东西。但是回来了还要面对那些琐碎的事情，所以一直都没有达到缓和不良情绪的效果。

另一关就是多年陪伴的月经。每个月来一次，有的时候还会来多次。虽然有种说法是，月经带动了女性体内的新陈代谢，帮助维持了生命的青春。但是一个不能回避的问题就是，每一次月经都消耗了女性体内大量的营养。流出来的经血和脱落的子宫内膜都是由大量的营养素组成的。子宫内膜是为怀孕准备的，供胚胎生长，含有很多蛋白质、维生素和矿物质。但是由于没有怀孕，每次都脱落掉，白准备了。每次月经之后，女性要是没有及时补充营养，就很容易造成慢性营养不良。

第三关是怀孕。整个怀孕的过程，包括孕前准备、怀孕中和产后坐月子，都需要极大的营养素支持。因为孩子就是从胚胎借助营养发育形成的，而女性在这个过程中，必须要通过自己的身体给孩子供给营养。所以，若是没有及时补充，孕妇和产妇都会有严重的营养不良。

第四关就是哺乳。奶水的营养，相信我们都不会怀疑了。如今不管是奶粉被叫得有多好，多么安全，总是比不上母乳。而这么营养丰富的母乳，要消耗女性身体非常多的营养素。所以，在哺乳期间，女性也必须要大量进补。

第五关就是绝经期。这个时期，女性会因为卵巢功能退化、停经而发生内分泌等多项功能紊乱，为了适应这种身体的变化，及时做出调整，女性也需要大量的营养素支持。

因此，不管在哪一关，只要营养素缺乏，所谓的"更年期综合征"症状就会出现，这也就是为什么年轻女性照样会有面色潮红、神经质、脾气不好等表现的原因。由于男性没有这几关的考验，所以男性患上更年期综合征的概率比女性小很多。但这不表示男性就不会有，因为男性也会有其他的活动要消耗大量营养素。女性朋友要认真思考一下，自己是不是在年轻的时候就有了类似的症状。是不是在怀孕后就心神不宁，经历了生产后脾气变差，之后随着年龄增长，卵巢功能衰退后，各种症状一起爆发，就出现了您所谓的"更年期综合征"。反过来，若是在每个关口，您把营养素补充够了，那么经历更年期时，就可以不用经受各种折磨。而且，保养好的话，卵巢功能可以保持健康状态延续到五十多岁，甚至是六十岁。

目前，医院里很少会用营养素的方法治疗更年期综合征，而大都是用各种药物来缓解。但这么一来，不光没有治好，反而还留下了后遗症。很多人用药之后，情绪不稳定，原来的猜疑心更加严重，甚至表现出了抑郁的状况。也有一些患者，当时虽然症状减轻了，但日后却引发了精神疾病，多年失眠、精神萎靡。这些虽然说起来有些耸人听闻，但确实有这些病例。她们都是因为当时没有用正确的方法治疗，才导致日后一直受苦的。

其实，想要治疗更年期综合征，不光需要营养素，还需要一个积极向上、快乐的环境。人是容易受影响的动物，尤其容易被身边的人和事影响。要不今天，我们总说要传递正能量呢？这就是因为大家都看到了正面的东西，也就有了向上的心态。举个例子来说，小孩子哭了，家长怎么哄的？不都是又做鬼脸，又拿玩具的吗？这都是在把孩子往快乐的情绪上引导。还有的就是把孩子带到一群玩耍的孩子里，让他跟着小朋友们一起玩。大人也是如此，有一群开心乐观的朋友，能经常一起聊天，分享一下生活中的趣事，自己的心情就一定能变好。这就是环境的影响力。如果我们不具备自我调节的能力，那就多交一些充满阳光、积极乐观的朋友。

想想精神病院里的精神病人有多么不幸吧，他们本身就有精神问题，而所处的环境又持续恶劣。每天的活动，要么是看着其他的精神病人，互相学习各种出格的思维方式，要么是挖空心思地跟医生周旋，逃离药片和保护墙。除此之外，什么都学不到。把一个正常人放进这个环境，估计不久之后他都可能患上精神病。而一个精神病患者，本来就有问题，在这个环境中，就更别想痊愈。所以说，一个人所处的环境，对他的影响是非常大的。只有注意到这一点，才能自我调节情绪。

▶ 食物是摆脱抑郁症最好的药物

上文中我们说到了更年期综合征，由此也引出了关于情绪和抑郁的问题。在本节，就专门详细介绍一下抑郁症。

现实生活中，许多人都犯了一个错误，虽然不算严重，但是影响却不小。

他们有些迷信医院了，对自己的判断过于自信，总认为只要是医院的东西就是好的，只要是自己认为的科学的食物搭配，就是最有营养的。其实，不管是自己的食物搭配，还是医院的营养配餐，都只能算是营养学的冰山一角。营养学需要上升到医学或营养治疗的高度，用营养来给自己治病、防病，维护自己的健康。营养学的内容太丰富了，涵盖了我们生活中的许多方面。它不光是我们在吃什么，更是我们需要吃什么。当然，营养学也有简单的一面，那就是只要您在吃饭，就是在用营养学。

营养学既可以简单到只涉及吃饭，也可以复杂到我们何时吃、吃什么、怎么吃，甚至还能包括我们的日常起居，衣食住行等。为什么这么说呢，因为您的生活细节、心理状态，都是与那一刻的身体状况相关的。而您的身体状况由什么决定呢？自然是营养了。许多看似偶然和巧合的东西，其实背后都是有联系的。设想一下，为什么您这天早晨拉肚子了？不是因为运气不好，而是您可能吃了坏的东西，也可能是晚上睡觉着凉了，还可能是水土不服了。您会怪罪运气不好，是因为您都没往深处想。与此类似，生活中的其他偶然事件，也是有联系的。比如今天早上您出去散步，被石头绊了一跤。这不是倒霉，而是您的注意力下降了。那为什么会注意力下降呢？是您今天的状态不好，走神了，想心事去了。那么为什么会走神呢？因为您休息得不好。为什么休息不好呢？因为营养没跟上。你也可以说，是最近有心事了，注意力不集中。但是您不能否认，您因为有了心事，总是茶饭不思，对不对？身体就是这样，当营养跟不上的时候，它就会疲劳。而当身体疲劳的时候，做什么事都是力不从心。就像每天晚上下班回家，您累了一天，做什么事都提不起兴趣。别人跟你说话，也是爱理不理的，听完了就忘。而抑郁症是怎么出现的呢？是营养没跟上。大脑在营养素缺乏的时候，就会胡思乱想，产生消极的情绪。

临床上的很多抑郁症例子，也证明了这个观点。许多常年患病的病人，都会有一些抑郁的表现。举例来说，有一位患慢性胃炎的大姐，就曾说过：她每次去看医生，经过医院的大门都会产生一些很奇怪的想法。总感觉那个大门里面黑乎乎的，像是个无底洞。每次进去就感觉非常压抑，有很多奇形怪状的东西一直看着她。有的时候，她还会想要是撞在那个柱子上自己会不会受伤，还一度真的差点儿往上撞了。她把这个想法跟其他的病人说过后，也有人表达了同样的想法。这个例子就不是巧合了！

所以说，精神问题，包括抑郁症，都不能简单地看作是心理问题或者是精神问题，绝对是与营养素缺乏有密切关系的。缓解精神压力，通常有两条途径。

第一条是营养素补充减压，第二条是心理沟通。这两条途径互相配合，缺一不可。而尤其以第一条为基础。试想一下，您在不开心的时候，是不是都喜欢吃东西呢？是不是吃了许多好吃的之后，心情也好很多呢？再想一想，您要是肚子饿了，不论什么开心的事，您是不是都笑不起来了？再举个例子，有一个很年轻的女性，跟别人吵架了，因为她是那种性格比较内向的人，所以嘴上没占便宜，事后也不愿意跟人抱怨发泄出来。可是怨气一直积压在心里，怎么也消除不掉。第一周，她就开始有症状了，心慌、胸闷、食欲不振、失眠等，以为是身体出了什么毛病，于是去医院里检查。可是检查结果显示一切正常，于是只能回家静养。但这么静养也不是办法，因为她状况越来越差，头痛、烦躁、失望、抑郁、疑神疑鬼的，有时嘴里还念念有词，不知道在跟谁说话。最后精神到了快崩溃的边缘，去看了心理医生。医生诊断是精神问题，开了各种药，她也坚持服用。可过了半个月，这病就是没好。无奈，最终她用营养素治疗，也不用心理辅导了。两周时间，问题全部解决。

接下来说一说为什么我们会患上精神性疾病。有一个现象，相信很多人都没注意到。人类是很容易受潜意识影响的，也就是容易被暗示。而造成潜意识和暗示的东西，都是那些生活中看似不起眼的小事情。这些小事，您可能当时见过就忘了，但它却不会那么轻易消失。它会被潜意识记住，然后在某个适当的时候爆发出来，影响到我们的思维。比如，某一天您在路上看到了一个乞丐，他衣衫不整，满身是泥，跪在路边给人磕头。当时您心里就稍微动了一下，觉得他可怜，也感觉到很心酸。看过之后很快就忘了，工作和生活都正常进行。不过这个乞丐的形象进入了您的潜意识里，一直在等待着机会出来造成影响。若是您一直生活顺利，工作开心，那它可能就没机会了。但是有一天，您因为一个小失误，上级领导开始不信任您了。这个时候，您感觉自己处处不顺，举步维艰。而这个乞丐的样子，就开始起作用。您会因为他想到自己将来老无所依，想到自己可能因为这一次失误导致从前所有的努力化为泡影，不得不去面对无数的未知。您会越想越多，最后把自己想成了那个乞丐，生活得没有尊严，要露宿街头，乞讨为生。于是您就会失望、抑郁、敏感，产生了心理疾病。那么，为什么会出现这种状况呢？还是潜意识。您在潜意识里，就把那个乞丐当成了将来自己的缩影，失败的缩影，从他身上看到了各种人生的不如意。所以一旦您失败了，就会把自己想成是他。

说到了潜意识，就不得不谈一谈人的意识了。如同硬币有两面，日子分黑白一样，意识也是分为两面的。一面是我们自己能察觉的意识状态，也就是我们清醒的时候，能自我感觉到，自我理解，自我控制的状态。这个状态，我们称为明意识，意识就是自我明白的意识状态。另一面，正好与之相对，就是潜意识。潜意识是意识的暗面，不被我们察觉，自己也无法控制。而精神病则与潜意识有直接联系。生活在如今这个环境下，社会高速运转，节奏过于快速，许多问题充斥在我们周围，但是迫于压力，没来得及想清楚，又不得不继续前行。这些问题不断地积累下来，进入我们的潜意识，久而久之便会发生作用。不少人经常会感觉到心情不顺，但却说不清是为什么，其实就是这个潜意识里有事情没想通。

那如何解决潜意识的问题呢？我们可以自我检讨，自我反思。古语有云"吾日三省吾身"，就是每天自我反省三次。古人那时候还没咱们如今生活压力大，每天还反省这么多次，我们今天怎么能不反思呢？这就如同看书一样，比如有一页您看不懂了，当时翻过去，没多想，但是后来总会觉得缺了些什么。因此，必须要把那一页看明白了，您看的书才能完整，故事才能顺下来。要是一直把缺的那一页放着，您这故事、这书也就没法往下看了。自我反省也是这样，您必须把当时的那个心结打开了，想明白了，才会释然，看得开。否则，心理的疙瘩多了，总有一天会让你心脏跳不动。心理问题，绝对不是简单的吃药就可以治愈的。

精神性疾病的发病过程是比较长的，一般说来都是慢性发病。在早期阶段，精神性疾病往往没有明显的症状，但此时患者的精神压力会比较大，身边会发生各种各样折磨他的事情。举一个比较夸张的例子，鲁迅写的《祝福》，相信不少读者朋友看过。里面的祥林嫂为什么会变得疯疯癫癫，最后被吓死，是与她凄苦的经历分不开的。一开始，她也只是个普通而满足的女人，但是出嫁后不久便死了丈夫，这是第一次打击。马上被婆家卖给了第二任丈夫后，她的命运似乎好了点儿。但是丈夫不久又死了，这是第二次打击。后来孩子又被狼叼走了，这是第三次打击。变成了一无所有的苦命女人后，她还要日夜承受下地狱被劈成两半的精神折磨，这是压垮她的最后一根稻草。正是这一次次的打击不断出现，导致祥林嫂开始自我怀疑，自我暗示，自己就是个苦命的女人，永远无法摆脱凄惨的命运。

所以说，精神病的发病过程，就是一个不断遭受打击的过程。如果能在病入膏肓之前，在每一次遭遇打击的时候，能有人陪在患者身边，细心地呵护、开导、帮助他，带他走出自己的狭小世界，重新认识这个世界，看到生命中美好的一面，站在更高和更宽的角度来看待生活，把心结一个个地打开、消除，就完全可以避免精神病的发生。您想想，药物能有这种作用吗？它能像人一样，陪着您说话，跟您开玩笑，帮您解答困惑吗？当然不能了。反过来，药物用于治疗精神病，从本质上来说，完全就是在让病情雪上加霜。因为药物的作用是通过麻痹我们的神经来体现的，让我们把紧绷的神经放松，对周围的感知能力下降，反应变得迟钝，说话含混不清等。这样一来，我们就不那么敏感了，精神也不紧张了。但是，心结没有打开，吃药只会让问题加重。所以绝大多数的精神病患者，治疗不会让他们从阴影里走出来，而只会让他们病情加重。那极少的一部分患者治愈后，走出了精神病院，但是日常的沟通和交流却变得不正常，一旦再次遇到什么刺激，就很容易复发。

我们有必要来认识一下自己的思维，并且看看精神病的发病机制。对每个人来说，生活中遇到抑郁和焦虑，都是很平常的。之所以有的人患上精神病，那是因为他们的思维出现了问题。举个例子，暗恋这个事儿，相信很多读者朋友都会经历。现在来回想一下，年轻的时候暗恋一个人是什么样的感受。用进退两难来形容非常恰当。因为那时候的恋爱进入了一种死循环。你喜欢对方，想要跟他（她）表白，让他（她）明白你的感情。但是又害怕他（她）不喜欢你，你表白了之后会给对方造成思想负担。可你一直不表白，便伤害了自己。你不得不压抑自己的感情，让自己陷入一种两难境地。其中的苦涩，相信你至今都无法忘记。那么后来，你是如何释然的呢？是不是又遇到了喜欢的人，走到了一起，品尝到了爱情的真谛，由此看得更加清楚明白了呢？就是这样的。精神病和暗恋有相似之处，也是因为一个问题而进入了思维的死胡同，进退不得，便开始出现了抑郁。其实，电脑的死机也是这样。正常情况下，主机的运行方式是执行完一个命令后，再去执行下一个命令，如此不断继续下去。而死机的时候，主机就是在两个程序之间不停地来回循环。想一想，你在用一台比较老旧的电脑时，为什么容易死机。就是因为你的操作过快，主机跟不上反应。你刚打开网页，发现速度太慢，于是又动手关掉。可电脑没反应过来，于是就在打开和关闭之间无所适从了，死机在所难免。生活也是这样，总是做重复的事情，会让人感觉很枯燥。这就是为什么一份工作干得久了，总是提不起兴趣的原因。假设，让您今天坐办公室，明天出去摄影，后天参观新科技成果，一年到头不重复，您是不是觉得很开心，很有意思？一定是，您会认为，这份工作很新鲜，让您见识到了生命里无数的未知。反过来，若是让您每天站在门口，对着进出的人不停微笑，您自己照着镜子，都会发现脸上的肌肉僵住了。看看下图，电脑死机的原因。

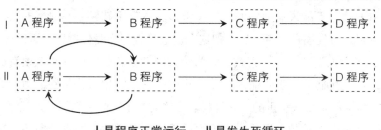

‖是程序正常运行　‖是发生死循环

　　为什么说营养素治疗心理疾病好呢？还是那句话，您吃都没吃好，还想着要精神丰满，世界观正确，这可能吗？自然是不可能的。一个人有精神上的追求，必然要在物质丰富之余。没见过一个人吃不饱、穿不暖，还能高喊着精神自由的。回归到我们这个话题本身，使用了营养素之后，我们身体的各器官功能状态都可以得到一定的恢复，生理上的压力减轻了，精神才有安定的基础。而与此同时，若是再辅以进一步的心理疏导，就能很快见效。因此想要预防精神病，自己一定得学会自我开导，防止走入思维的死胡同。

▶ 长骨刺的根本原因是缺钙

　　骨质增生这个病，许多人都误解了。从字面意思理解，就是骨头长多了，顺着这个逻辑想，很容易就认为是钙多了。因为只有钙多了，身体的骨头才会生长得快。可今天，在这里要强调的是，骨质增生不是因为钙多，而是因为缺钙，但是在医院检查的时候，却无法知晓。

　　之所以医生检查不出来缺钙，是有原因的。我们先来看看，医院是怎么检查缺钙的，是抽血化验。然后化验单出来，显示钙含量在正常范围内，就断定身体不缺钙。事实真的如此吗？恐怕不见得。之前我们也说了，身体的不同器官，其地位和作用是不同的。作为生命器官的五脏六腑，其受到的待遇也要比其他器官高很多。而且，我们的身体，不同部位的功能不同，但都会为生命储存所需的物质，也就是作为仓库存在。比如钙仓库、蛋白质仓库、糖原仓库等。在我们身体开始出问题，而且问题不严重的时候，生命器官的待遇还是正常的。但由于营养素缺乏，身体便会从各仓库调动能量去补充所需。就拿钙质为例，当身体缺钙的时候，血液中的钙含量是保持不变的。因为血液中的钙会影响到心脏的功能，所以是不可以出现偏差的。所以，用抽血来检查是否缺钙，根本就选错了方法。不能说血液中的钙质正常，身体就不缺钙了。遗憾的是，到了今天，不管是医院还是患者，还是把这个血液检查当作身体健康与否的标准。

说完了上面这些，就该正式介绍为什么缺钙会长骨刺。这是个很有启发性的问题。首先我们得认识骨骼。骨骼给我们的一个印象就是坚硬，为什么会这样呢？因为骨骼是用来承重的，它是我们身体的架子。骨头软了，人就瘫痪了。既然骨骼是用来承重的，那么它对于力量就会非常敏感。而且骨骼还能根据力量的变化而改变自己的结构和形状，从而最大限度地去承受力量，支撑身体。这个对力量的反应能力，叫作应力反应。在一个人的一生中，骨骼是一直在改变的。它不断修正自己，去掉长得不合理的地方。举个例子，许多养生的书里，会教我们每天坚持叩齿。说这样可以使牙齿坚固，老了之后不容易脱落。为什么会这样呢？是因为应力反应。叩齿会刺激牙周的牙槽骨，从而使得它不断地加固自己，如此一来，骨密度就会增强，骨质在这个部位不断累积，将牙槽紧紧围住。再举个例子，经常折手指的人，关节会变得比较粗大。这是为什么？因为关节处的骨质受到了力的刺激多了，它开始不断地吸收骨质，加固自己。天长日久，这些关节就比手指其他部位粗了。这就是骨骼的变化，哪一个部位需要承受的力多，它就往哪一个部位堆积。但如此一来，便有个坏处。就是身体的骨质被过量使用，这会造成其他的问题。

我们再来想一想，为什么骨刺会长在骨头的边缘，并且长成了刺的形状。这是个很有意思的问题，对于我们认识骨质增生的本质很有帮助。以脊柱周围的骨质增生为例。下面就是正常脊柱和骨质增生的脊柱图。

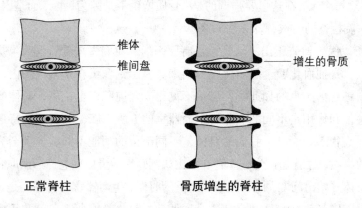

正常脊柱   骨质增生的脊柱

根据脊柱的结构特点和功能来判断，脊柱的中间部分要比周边受力更多。因此，当血液中的钙质不足时，就会先从脊柱的周边调动钙质，因为脊柱中间部分受力多，作用也大，不能一开始就从这里下手。因为钙质的流失，所以脊柱周边的部分会越来越软，承重能力越来越差。但是，它也不会软到一点儿都不能承重。因为这些部位毕竟还是要受力的，身体在前仰后合侧弯转身的时候，还是要依靠周边部位的。对此，周边部位一旦受力，发觉自己无法支撑的时候，便会自动加强钙质的吸收。那如何吸收呢？自然是钙质回流。可身体本来就缺钙，已经无法找到多余的钙质回流了，又怎么办呢？就是集中力量。把本来就稀少的钙质集中起来，长在一些部位进行局部加厚。因为骨是钙质、胶原蛋白和其他矿物质组成的，所以这些多长出来的骨质就变得外凸，呈现出刺的形状。这种增生，在医学上被称为营养不良性增生。与此类似，我们身体里几乎所有的增生都是营养不良性增生，也就是因为缺乏营养素才导致的身体变异，包括癌症也是如此。

　　骨质增生除了会在脊柱周围长骨刺，还会在脊柱管内长骨刺，引发的疾病就是椎管狭窄。所以说，骨质增生的部位很多。那么，临床上是如何治疗骨质增生的呢？由于药物疗效较差，所以手术就是一种普遍采用的手段了。手术就是把增生的骨刺消除，这样可以暂时缓解骨刺对神经的压迫，患者也能获得一段时间的安宁。但是，手术不能从根本上解决问题。因为缺钙的问题没有解决，脊柱周边的钙流失也没有解决。因此，很多患者在手术两三年内又会出现骨质增生，再次腰疼。

　　解决根本问题的方法还是补充营养素，补充足够的钙质和其他营养。让钙质回流，恢复骨骼原先的承受力，那么骨质自然不会到处乱长。已经长出来的骨刺怎么办啊？别担心，不用手术，它自然会消失。只要钙质充足了，骨骼承受力恢复正常了，骨刺就会自动消失。为什么呢？因为骨刺本来就是为了弥补承重能力不足的产物，现在问题解决了，它也该隐退了。它也不是不知道自己的出现会造成疼痛，但当时是迫于无奈的。毕竟，本来它好好地待在脊柱中，是不准备出来的。

　　这里举一个营养素治疗骨质增生的例子。有个女士才五十多岁，正处于颐养天年的退休阶段。家庭很美满，儿子也事业有成。她闲着的时候就喜欢跟人打麻将，也因此结识了一帮牌友。可是有一天，突然手脚麻木，不能再玩麻将了。闲着在家静养，更是坐卧难安。到医院里检查，才知道是骨质增生。医生就建议她做手术，把骨刺切掉。这一说可不要紧，把这位女士吓坏了。因为之前她周围的人也有得过骨质增生的，手术之后很多都是没过几年又复发了。所以，这个病她不是不能手术，是不愿意手术。但疼痛一直拖着也不是个办法，还是要治。幸好，女士最终采用了营养素治疗。用了才两周时间，症状就轻了很多，不光手脚不疼了，还可以干活了，洗衣服、做饭都不成问题。

那么，不用营养素治骨质增生可不可以，当然也可以。用什么方法呢？就是运动。有一些骨质增生的患者可能有这样的经历，本来会手脚疼痛，没法抬起来胳膊的。在家什么事都做不了，心情不好便出去散步。走着走着，看到街边有人打太极拳，也想跟着学两招，生活也有了点儿乐趣。养成了习惯后，每天准时去。不知不觉中，自己胳膊也抬得起来了，手脚都不酸疼了。终于有一天，手脚都恢复正常了，人也有精气神了。这骨质增生算是不治而愈，太神奇了。

为什么会有这种情况出现呢？不用补钙，也不手术，这毛病自己消了吗？当然不是，这是我们的身体自己有原则可遵循，就是用进废退。某个部位用得多了，这个部位得到的营养就多，也就比其他部位更加出众。举例来说，一个卖肉的干了几十年的活，一直用右手操刀，那么老了之后自然会发现右手比左手要粗。大脑也是这样，经常用脑的人都比那些不思进取的人要聪明很多。所以，我们都会说"脑子不用会生锈"。钙质也是这样，你运动得多了，它就会往需要补钙的骨骼上流动。你看看周围，是不是经常运动的老人，不光精气神好，身体也硬朗得多呢？常年从事脑力工作的老人，头脑一直都很灵活，很少出现老年痴呆就是这个道理。不过虽然运动也能改善骨质增生的问题，却始终没有把缺钙的问题解决。也许通过运动，您的身体一时好了。但因为骨质的偏重，其他部位很有可能出问题。所以，还是需要用营养素来补充钙质，把问题彻底解决。

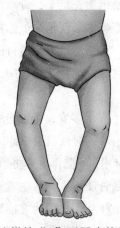

这样的"O"形腿也能治好吗？

倘若我们能充分地利用骨骼的应力反应能力，那么身体就可以得到重塑。身体是有灵性的，这一点在之前都强调过了。我们身体哪些地方长得不合理，它自己都记着呢。那为什么它不进行改造呢？是因为原料不够。只要原料给得充足，它就会越来越好。当然，补充足够的原料最好从小时候开始，这样处在成长期的人，才能使自己的能量得到充分释放。让该胖的地方胖，该瘦的地方瘦，该大的大，该小的小，绝对不会有什么畸形发展。此时的孩子，就是按照遗传信息为基础在构建自己，最大限度地发挥优良遗传。举个例子，"O"形腿相信很多家长都很讨厌，孩子自己也不喜欢。可还是有一些孩子会长出来，为什么呢？营养没跟上。"O"形腿因为是弯曲的，所以它的承重能力远比不上笔直的小腿。而身体自然知道这是不合理的，可它为什么还是要这样长呢？没办法，原料没跟上。它用尽了所有的能力，帮您的身体承重，最后是不得已才长那样的。而反过来，只要您给足了营养，它会自动改变的。只是需要的时间长了点儿，还需要一些更多的辅助。

▶ 癌是营养极度缺乏的产物

　　癌症是令人谈之色变的疾病，我们都害怕癌症，但我们必须要了解癌症。

　　作为一种疾病，癌症是有它的独特性的，可以归为一种病。疾病的种类非常多，临床上分成很多类，什么神经科、骨科、外科、泌尿科、儿科、妇科等，听起来就头疼，我们也不关心。一般去了医院，都是挂号之后人家告诉我们该去哪里。在本书里，我们不再那么分类。前文中说到了，疾病可以分为代谢性疾病和病变性疾病。在此处，我们把疾病分为慢性疾病和急性病。分类的标准很简单，就是按照发病快慢。

　　慢性病和急性病一个非常显著的区别，在于二者的病因是否明确。我们时常会遇到这个问题，在检查的时候，会被告知是何种病因，而一般这就是急性病。慢性病则不同，它都是病因不明的。所以在很多慢性病的介绍上，第一句话就是病因不清。这就让人头大了，大家知道治病必须找到病因，否则无法根治。那么，慢性病真的就找不到病因吗？不是，因果联系是这个世界的普遍法则，任何疾病都是如此。之所以说病因不清，那是因为我们没找到。换句话说，就是病因很隐秘，比较难找。但是，当我们把急性病和慢性病的病因对比之后，找到了不同之处，就能把握住慢性病的治疗方向了。

　　疾病都是源于损伤，这个论断在前文中已经强调多次了。不过损伤也是有区别的，按照本节的标准，也可以分为急性损伤和慢性损伤。所谓急性损伤，就是导致急性病的。这种损伤很明确，也很直接。毕竟，你想造成一种急性病，损伤的程度必须要足够大、足够强，这样发挥出的作用才够明确。比如撞伤、刀伤、感染等。慢性损伤则与之相反，它的病因很多，不能明确。因为它的损伤很轻微，但是一直在反复出现，因此致病都是不断累积的结果。比如我们之前说过的肥胖，不是一天两天就能胖起来的，通常要多年的饮食过量再加缺乏运动。再比如抑郁症，你没见过一个人非常健康活泼，突然就抑郁想自杀的。都是有不断的挫折和打击，导致他精神逐渐崩溃，才开始抑郁的。急性损伤和慢性损伤的区别，就在于力度和频率的不同。好比是打拳击，有的拳击手一个重击，将对手打倒，这就是急性。对手倒下的原因就是那个重击。而有的拳击手则是不断地消耗对手，最后将对手逼迫到不得不认输。这时候你再判断他认输的原因，就不能准确地说是哪一次遭受的击打了。慢性病虽然是个一直在受伤的过程，但同样也是个不断在自我修复的过程。正是在不断的损伤—修复—再损伤中，慢性病把我们身体的营养素消耗殆尽，导致无法修补，从而开始发病，表现出了症状。

癌症是慢性病，所以不管是哪种癌症，也不管是什么病因，从本质上来说，都是营养素极度缺乏的产物。所以，想要治疗包括癌症在内的慢性病，补充营养素是首要任务。毕竟，本来慢性病就是病因不清的，想要用治疗急性病的方法探究清楚它的病因，不仅费时费力，也完全是走错了方向。况且，就算是找到了病因，那么多原因又能治得过来吗？不仅如此，随着治疗的进展，起主要作用的病因在不停变化，找到短期内的某个病因意义也不大。而急性病就不同了，只要找到病因，对症治疗，就可以在短时间内治愈。当然，这也不是说急性病就不要补充营养素。

那么，为何慢性炎症容易引起癌症呢？这就要从慢性炎症的特点开始说起。慢性炎症是个很复杂的过程，身体的某个部位有损伤，炎症就会跟着出现，一方面是要把损伤部位的死亡细胞清除，为接下来的修复做准备；另一方面，炎症细胞会产生各种物质来刺激修复；还有一方面，就是保护损伤部位不受外来细菌和病毒的侵害。正是在这三种作用下，身体处于炎症的保护下开始自我修复。

往更大范围来说，修复所包含的层面很多，有细胞层面、组织层面、器官层面和系统层面。细胞层面的修复至少有受损细胞的自我修复和坏死细胞的再生和增生。以新代旧，便完成了对死亡细胞产生空缺的补位。只有在营养素充足的时候，细胞层面的修复会继续扩大，直到完成系统层面的修复，这样局部的损伤就好了，炎症消失，疾病也随之痊愈。可如果是营养素不足，损伤是不能完全修复的，一个地方修了修，另一个地方就顾不上了。如此一来，炎症细胞为了保护身体，就不能消失，于是就会出现慢性炎症。而在慢性炎症存在的过程中，损伤不停地发生，修复也不断地进行，有害的细菌或者病毒也在不断地侵害身体。总之，因为这多种变化的存在，原来的细胞生存环境已经变化了，如此一来，损伤又加深了。每当身体得到了一些营养素，修复的过程又立即重启，细胞又开始再生和增生。可生长到一定阶段，又要被消耗掉。这种情况很像是两军对垒，双方都躲在战壕里，没有大规模的冲突，但是小范围内的伤亡时有发生。如此一来，天长日久，有的细胞终于忍不住了，出现变异了，就变成了癌细胞。

大家可以想象一下，要是您上了战场，整天躲在战壕里，面对这暗无天日的世界，不仅要忍受烈火焦土，还要面对酷暑寒冷，身边的人说不准什么时候就死掉了，那眼睛都还看着你，都不知道是怎么死的。您会怎么样？出现精神病暂且不说，受到极大的刺激是肯定的。细胞也会这样，只是它的变化更悲惨，就是基因异常。当然，在正常情况下，细胞变异也是会出现的。因为在增生的过程中，会有个别基因受到损伤，但是概率要小很多。而细胞本来是不怕基因损伤的，因为它有自我修复和纠正的能力，细胞核内有一套修复基因损伤的酶，如核酸外切酶、DNA 合成酶等。这些酶在营养素充足、原料充足且细胞核内环境良好的情况下，修复染色体就如家常便饭一样。而且，染色体修复还有一个原则，那就是能修的修，修不好的就杀掉。如此一来，细胞就没有了潜在的危害。不得不说，这个原则非常美妙。但还是有一个前提，那就是营养素足够。在营养素不足的时候，细胞增生就变得险象环生。不断增生的细胞，会有各种各样的染色体变异出现，但由于营养素不足，细胞没有能力对此进行修复或者杀灭，这样，染色体变异就会一代又一代地扩展下去，每一代都产生新的变异，到最后不可收拾。当细胞核内的基因平衡被打乱，细胞出现异常的增生，癌症就出现了。所以说，癌症就是营养素极度缺乏的产物，而用营养素治疗癌症，无疑是正确的。

使用营养素治疗癌症有两种做法。第一种就是支持治疗。因为当前的癌症治疗还是最基本的三种方式，手术切除、放疗和化疗。手术是最好的选择，而手术前和手术后都使用营养素，能很大程度地缩短创伤愈合时间，减轻身体所承受的打击。因为癌症本来就是营养素不足的产物，所以补充营养素对于病人的恢复很有帮助。放疗和化疗，对于人体的危害是很大的，尤其是化疗。因为化疗会对人体的各器官造成很大损伤，尤其是肝脏、消化道、免疫系统和血液循环系统。接受化疗的患者，都是一次次地出现化疗反应加重。这是因为，化疗对于身体的损害逐渐累积，越到后面越重。第一次化疗之后，身体的损伤就必须要修复，但是没等到修复完全，第二次化疗又来了。之后身体接着修复，第三次化疗也来了。这么继续下去，身体对化疗的反应愈发强烈。现在临床上进行化疗，都是要求每个月化疗一周，休息三周，这就是为了让身体有足够的时间恢复。而要是在这段时间里使用营养素，则无疑能加速身体各损伤器官的恢复。

另一种使用营养素的方法，就是单独进行癌症治疗。不过有一点就是，医学发展到了今天，对于某一类疾病的治愈率仍旧很低，甚至是接近于零。目前来说，能够将病情缓解，都是很不错的疗效了。许多医院，都只能算是个黑洞。患者在自己的病情上投入了巨大的人力、物力、财力，可是最终仍旧没把身体治好。这是为什么？因为医院里的成绩并不与治愈率挂钩。拿评职称来说吧，想当上专家，满足三个条件即可。文凭、文章发表、资历。可这三个条件，没有任何一个跟治愈率挂钩的。所以您今天去看所谓的专家门诊，也不能说比普通医师有什么保证。换句话说，今天是有必要重新认识医院的治疗方法、诊断水平、方案科学性的时候了。

那么，到底如何治疗癌症才算是合理呢？这个问题先不回答，来思考一下我们生活中遇到的医学奇迹。在大伙身边，总是有一些这种例子。一些癌症患者，经过医院的诊断，就相当于被判了死刑缓期，无药可医，只能在家等死。可是日子一天天过去了，不光没有死去，癌症反而消失了。也有的癌症患者，患了一场其他的病，可是病好了之后，癌症也消失了。许多被诊断为癌症晚期，最多活不过半年、几个月的人，却奇迹般地撑过了十几年才离开。这种例子就证明了一点，癌症绝对不是绝症，它是可以被治愈的。而目前，我们只是没找到正确的方法罢了。用营养素治疗癌症，则是独辟蹊径的做法。因为营养素治疗不光是在理论上，在实际上也是可行的。

上文中说过，癌症就是营养素极度缺乏的产物，因此对症治疗，用营养素在理论上就是合理的。再深入探讨，营养素治疗癌症起码在三个方面是正确的。第一，营养素可以治愈慢性炎症。而上文中也强调过，癌症是因为慢性炎症久病不愈而发展出来的。因此，治愈了慢性炎症就是给癌症釜底抽薪。消除了癌细胞的生存环境，使得它的发展成了无源之水，无本之木。第二，营养素对于肝脏和免疫系统的恢复作用很好，可以提供足够的原料，帮助身体恢复免疫力，增强身体的抵抗力。而免疫系统是我们身体防癌抗

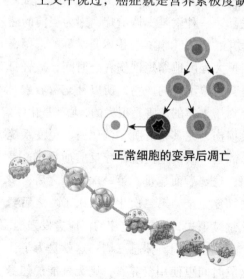

正常细胞的变异后凋亡

癌细胞的异变增殖

癌的主力，一旦恢复正常，癌细胞的生存环境会进一步恶化。想要转移就被消灭，想要向四周扩展，就会被限制，固守在原先的阵地上，也会被大量地消灭掉。第三，癌细胞的类型也不尽相同。虽然癌症罪大恶极，但是也不能用在所有的细胞上。如同一个犯罪团伙里总有主谋、帮凶、胁从犯一样，癌细胞也是如此。有些癌细胞的恶性程度低，侵害正常细胞并非自愿，而是受到了胁迫。这类细胞有向正常转化的意愿，可是苦于没有营养素的支持，所以就一时无法转化。但补充了营养素之后，这些癌细胞就会转化为正常细胞。剩下的那些癌细胞，自然就是亡命之徒了。即便是给足了营养素，他们也不可能再转化为正常的细胞了。可是，这些癌细胞在拥有了充足的营养后，会选择自杀。之所以会这样，就是因为身体的一个机制，叫作凋亡。可以理解为，恶人在受到感化之后，以死谢天下。这种营养素诱导癌细胞启动自杀模式的机制，是经过科学实验证明的。如此可见，营养素抗癌不是单纯的某一个层面，而是有着立体模式的。这种治疗水平，是当前任何一种治疗方法所不能达到的。

　　当前的营养素治疗癌症，已经不是能否治疗、治愈的问题了，而是需要多少用量的问题。因为已经有了一些例子证明，营养素对于治疗癌症有效，并且也有了治愈的先例。对于用量如何把握，还需要进一步研究。因为癌症患者的病情都不同，缺乏的营养素多少也不一样，所以这个用量自然也是不能定下标准的。

　　还有一个问题，就是许多人，包括一些医生在内，都会担心用了营养素，癌细胞会生长得更快。道理很简单，给了太多的营养。其实这想法是多余的，癌症本身有很强的掠夺性，即便您不给营养素，它长得也很快。因为它就是依靠掠夺其他器官、免疫系统的营养而生存的。给不给都一样。可是给了营养素之后，我们的免疫系统、器官功能就会被激发出来。恢复到正常水平来帮助身体杀灭癌细胞。所以，不用担心营养会助长癌细胞的生长，因为有了营养素，我们才有了与癌症最后一搏的能力。

第6章 让食物更有营养的窍门

▶ 看清食物营养的是是非非

我们每天都要吃饭，但是并非所有人都知道自己到底在吃什么。很多时候，当我们静下心来，想要思考自己手里、嘴里的食物到底是不是富含营养，或者是有什么危害时，又总是会被一些不清不楚的说法左右。那么，就应该看清各种食物的是是非非了。这里，我们仅列举一些比较常见的食物。限于篇幅，不可能都找来一一说明。但是，希望读者朋友自己能练就一双火眼金睛，在多年的饮食生活中，看清楚食物营养的真相。

首先要说的就是方便面。这个速食品的争议算是最大的了。先来看看方便面的营养成分表：

方便面的营养成分（营养素含量/每100克）			
食部	100%	水分（克）	3.6
能量（千卡）	473	蛋白质（克）	9.5
脂肪（克）	21.1	碳水化合物（克）	61.6
不溶性纤维（克）	0.7	胆固醇（毫克）	—
灰分（克）	4.2	维生素A（微克RE）	—
胡萝卜素（微克）	—	维生素（微克）	—
硫胺素（毫克）	0.12	核黄素（毫克）	0.06
烟酸（毫克）	0.9	维生素C（毫克）	—
维生素E（毫克）	2.28	钙（毫克）	25
磷（毫克）	80	钾（毫克）	134

方便面的营养成分（营养素含量 / 每 100 克）			
钠（毫克）	1144	镁（毫克）	38
铁（毫克）	4.1	锌（毫克）	1.06
硒（微克）	10.49	铜（毫克）	0.29
锰（毫克）	0.79	酒精（毫升）%	—
酒精（克）	—		

方便面的主要成分是小麦面粉、棕榈油、调味酱和脱水蔬菜叶等，都是补充人体营养所必需的成分，方便面因其营养、美味、方便的特点，从一诞生就受到人民群众的欢迎和喜爱。伴随着全球化进程的加快和生活节奏的提高，方便面这一既能快速充饥又富含营养的美味食品越来越受人们喜欢。

可是方便面常为人们所诟病，认为多吃不利于健康，主要有以下几个原因：

（1）油脂含量高。因为大部分方便面都采用油炸的方法对面块进行干燥。但与炸薯条、汉堡包等相比，方便面中的油脂含量并非很高，平均每份所含油脂在 16% ~ 18%，其中，11% 都是棕榈油，也就是对人体健康有利的植物油，而一份汉堡包中的油脂含量则平均在 30% 左右，比方便面高出近一倍。

（2）含有一定的添加剂。一说到添加剂大家就谈虎色变，觉得它是不利于健康的物质，这是观念上的一个误区。食品工业离不开增稠剂、稳定剂等添加剂，国家允许使用的，都是经严格检测，证明对人体无害的，大家可以放心食用。

（3）被很多人所关注的丙烯酰胺问题。所有淀粉类食品在高温烹调（超过 120℃）中都会产生这种致癌物，因此，炸薯条中有，方便面中肯定也有。但是，对其所进行的实验证明，方便面中的丙烯酰胺含量很低，平均为 78 微克 / 千克，远远低于世界卫生组织每千克食物中不得超过 1 毫克的标准。

还有一些人，总认为方便面是没有营养的。对此，就有必要澄清。在方便面的面块和调料包中，人体必需的 6 大营养素——水、蛋白质、脂肪、碳水化合物、矿物质、维生素全具备了，因此营养比较全面。调料包中的脱水蔬菜基本保存了原有蔬菜的营养，只不过因为量小而稍显不足，但膳食平衡是建立在食物合理搭配前提下的，只要在吃方便面的时候，多搭配些蔬菜、水果等含维生素丰富的食物就行了。国内外都在开发新的营养型方便面，比如加碘或铁的营养强化型方便面、减肥型方便面、适合糖尿病人食用的方便面等，将来可满足不同人群的营养需要。但是总而言之方便面多吃还是不好的，容易致癌。

来说说罐头的问题。我们不少人对它的认识有误区。

1. 罐头没营养

在生活中，大多数消费者认为，动物性食品刚刚宰杀的就是新鲜，植物性食品刚刚采摘的则为新鲜，经过加工储藏的这些食品就失去了其"鲜活"。这种认识在定义"新"上并没有错，但是在"鲜"上呢，就不完全正确了。事实上，有一些水果并不是刚刚采摘后立即食用最好。例如水果中的菠萝和黄桃，前者含有强烈菠萝蛋白酶，立即食用会伤及人的舌头表面黏膜和胃黏膜，而后者则在放置一段时间后经过"后熟"，才会更加可口。二者在制成水果罐头后（实际上这两种产品也是我国最受世界欢迎的水果品种），菠萝蛋白酶会受到高温杀菌而失去活性，且果肉中的大量植物纤维被柔化，因而更加可口营养成分却不减少。一些食品，如金枪鱼等鱼类，在活着的时候保持新鲜，而一旦死亡其营养成分就迅速流失。这类食品呢，平常人很难吃到活的，于是罐头加工厂捕捞后立即处理将它们做成罐头，这样反而将从捕捞——加工的时间缩短了，从而更大程度地保持了营养成分。

食品是维生素的主要来源。维生素对氧化、光照和高温非常敏感，如芦笋在 24 小时储运过程中会失去 40% 的维生素 C，菠菜会失去 30%，青豆会失去 20% 等。现代罐藏食品加工工艺所采用的短时间高温热处理技术，实际上改善了食品的营养值，食品中的维生素在罐藏加工中的损失要小于正常家庭中的煎炒烹炸烹饪工艺。

随着大棚技术和采后贮藏储存技术的发展，可以保证消费者在任何时间都能吃到"新鲜"果蔬，然而越来越多人则在抱怨反季果蔬"没味道"，这是由于生长环境条件影响了植物内部营养物质和风味物质的积累。而加工罐头所用原料都来自正常的生长季节，营养和风味品质更好。

2. 罐头食品不安全

从定义上，罐头的保藏原理就是密封杀菌，达到商业无菌要求，不需要也不允许加入任何防腐剂的一类食品。当然，有些罐头品种会在加工过程和工艺上有特殊的要求，在其中加入一些添加剂，其目的是改善罐头的口感与风味，这些添加剂也是完全符合国家标准的。现今，我国的罐头食品主要用于出口，日本、北美、欧洲发达国家是罐头的主要进口国，因而他们对安全的标准更加严格，要求更加苛刻，如日本要求蔬菜罐头的农残检验标准远远低于我们国家的标准，欧盟更是出台了许多法规来提高品质要求。因此，在生产工艺以及管理水平等方面，罐头企业均进行非常严格的控制。所以完全可以放心食用而不用担心里面会有病菌等危害。

当然，罐头食品的确是有一些不好的地方，对此我们也要有足够的认识。

1. 破坏维生素

水果类罐头、肉类罐头中的维生素都遭到大量破坏。研究数据表明，加工罐头时，肉中的维生素包括维生素 B_1、维生素 B_2、维生素 B_5、维生素 B_6、叶酸等，会受到一定的损失。特别是维生素 B_1，遇热很容易受到破坏，可损失 15% ~ 25%，维生素 B_2 可损失 10%，维生素 B_5 可损失 20% ~ 30%。水果罐头中的维生素 C 几乎全被破坏。

2. 高糖分使胰腺负荷加重

很多水果类罐头都添加了大量的糖，这是为了增加口感。这些糖被摄入人体后，由于能量较高，会导致发胖。同时，可在短时间内导致血糖大幅度升高，胰腺负荷加重。另外，研究还发现，糖可以改变蛋白质的分子结构，从而影响免疫力。

3. 孕期不应选择罐头食品

很多孕妇为了图方便，会吃些罐头。理由也简单，罐头种类五花八门，有鱼有肉、有水果有蔬菜，应有尽有。但是，从健康角度来说，过多的罐头食品对孕妇并无好处。

罐头食品在生产过程中由于要高热蒸煮杀菌，水果、蔬菜类罐头的营养成分会有很大损失。还有很多罐头为防止腐烂，都加入了很多盐类，孕后期吃太多可能会加重水肿。

再来认识一下天价大米，它真的抗衰老吗？

黑龙江的五常大米，在市面上一度被热炒成"天价大米"。可是价格那么高的大米，到底有什么特别之处，而它又能像宣传中说得那样，可以抗衰老吗？

宣传资料说，这种大米是有机栽培的产品，蛋白质、脂肪和碳水化合物营养成分都有大幅度提高，吃了之后让人感觉特别饱，而且具有多种保健功效，包括抗衰老、防癌、降血糖、降血脂等，0.5 千克大米相当于几千粒维生素 E 的功效。

至于蔬菜和水果，它们大多拥有很高的 ORAC 值。因为它们本身含水量达90%，甚至更高，所以如果按照干物质来比较，是大米抗氧化能力的几倍到十几倍。至于菠菜、草莓和樱桃，自然还要高。

如此一说，有些抗氧化能力的食物就卖得很贵，那么我们岂不是吃不起蔬菜了呢？所以，照此推论，就知道这种大米不过是被炒作的罢了，没有神奇之处。至于说到营养价值，当然更没有什么新奇的。大米本身的营养素并不全，而且加工越细的大米，营养流失越多。

接着来说说牛蒡降血脂一事。

牛蒡被传得很神奇，尤其是在日本和欧美，刮起过一股牛蒡风潮。后来，它就有了"东洋参"的美誉。可名头越响，这事实就越难相信。我们不能盲目跟风，必须要认清楚了。

牛蒡根含牛蒡苷、蛋白质、生物碱以及维生素 B_1、维生素 B_2，及人体必需的 17 种氨基酸等，有明显的降低血压、血脂作用，并能有效地抑制癌细胞的滋生与扩散。每百克牛蒡中含钙量达 91.79 毫克，是芹菜的九倍，含铁量达 50.3 毫克，是菠菜的十六倍，一直就被日、韩、欧美和我国台湾地区公认为营养价值极高的特种保健型蔬菜，享有"蔬菜之王"之美誉。东邻日本，很早以来一直钟情于牛蒡的研究，创造出许多风味独特、美味爽口的菜肴，如牛蒡煮牛肉、红烧牛蒡鸡肉丸等，对牛蒡的普及起到了积极的推动作用。《本草纲目》中载有牛蒡"煎苗洗淘为蔬，取根煮曝为脯"，可见其有食疗作用。

牛蒡的纤维可以促进大肠蠕动，帮助排便，降低体内胆固醇，减少毒素、废物在体内积存，达到预防中风和防治胃癌、子宫癌的功效。西医认为它除了具有利尿、消积、祛痰止泄等药理作用外，还用于便秘、高血压、高胆固醇症的食疗。可用于风热感冒、咳嗽痰多、麻疹风疹、咽喉肿痛。研究表明，牛蒡有明显的降血糖、降血脂、降血压、补肾壮阳、润肠通便和抑制癌细胞滋生、扩散及移弃水中重金属的作用，是非常理想的天然保健食品。中国《现代中药学大辞典》《中药大辞典》等国家权威药典中把牛蒡的药理作用概括为三个方面：有促进生长作用、有抑制肿瘤生长的物质和有抗菌和抗真菌作用。

各种根茎食物的营养成分对照表								
种类	蛋白质	粗纤维	钙	磷	铁	胡萝卜素	维生素 B_1	维生素 B_2	维生素 C
牛蒡	4700	2400	24.2	61	76	390.0	0.02	2.29	25.0
胡萝卜	600	800	19	29	0.7	1.35	0.01	0.04	12.0
菠菜	2400	700	72	53	1.8	3.87	0.01	0.13	39.0
番茄	800	400	8	24	0.8	0.37	0.30	0.02	8.0
马铃薯	2300	300	11	64	1.2	0.10	0.01	0.03	16.0

　　牛蒡受到追捧，有一个重要的原因是它含有低聚果糖、类黄酮物质和牛蒡苷。这些物质有一定的降血脂作用。对于预防便秘和肠癌有好处。可是，把牛蒡当作是神药则过头了。因为要想控制血脂，一个人每天至少要吃300克的牛蒡。这完全不在人的承受范围内。所以，不必迷信牛蒡，把它当作普通蔬菜即可。

　　每个夏天，不管男女老幼都喜欢喝果汁。对此，也有一些人提出了质疑。说是果汁不好，含有各种添加剂，果汁容易造成发胖。那么果汁到底该不该喝，又具体含有什么呢？我们总结了一下。

　　首先是目前在人群中形成的一些对果汁的误区。

　　1. 喝果汁可以代替吃水果

　　新鲜的果汁的确是最接近鲜水果的东西了，但喝果汁并不能代替吃水果。当水果压榨成果汁时，果肉和膜被去除了，在这个过程中，维生素 C 也会减少；果汁类饮料通常要经过高温消毒处理，不少营养成分也因此失去。另外，水果中的植物纤维也是有益健康的，但在榨汁时，这些植物纤维也被剔除。

　　2. 果汁可代替白开水

　　果汁类饮料中，或多或少会加入添加剂，如大量饮用，会对胃产生不良刺激，还会增加肾脏过滤的负担。

　　3. 果汁喝得越多越好

　　由于果汁中大量的糖不能为人体吸收利用，而是从肾脏排出，长期过量饮用，可能导致肾脏病变，产生一种称作"果汁尿"的病症。另外，过多摄入果糖会引起消化不良和酸中毒现象。

　　4. 药物和果汁同服

　　果汁中含有大量维生素 C，呈酸性，如将一些不耐酸的或碱性的药物与果汁同服，不仅会降低药效，还会引起不良反应。如磺胺药与果汁同服，会加重肾脏的负担，对患者健康不利。

　　接着，就是关于果汁的一些真相。

　　（1）果汁含有的营养比水果少很多。当水果压榨成果汁时，果肉和膜被去除了。在这个过程中，维生素 C 也被大大减少了，而维生素 C 是你必须大量摄取的。假如这种水果本身含有的维生素就很少，比如苹果，那么，在这个过程中，维生素几乎被祛除得一干二净。

　　（2）含有较多营养的水果通常制成的果汁营养也较丰盛，比如柑橘类的水果。但是，有时，在果汁中会被人工添加一些营养物质，比如维生素 C。请细心看标签，弄清楚里边含有些什么物质。可能一些牌子的苹果汁或者葡萄汁就含有你所需的维生素 C，但可能其他牌子就一点儿也没有。

（3）容器的尺寸能影响果汁中的维生素含量。这怎么可能？留心，维生素 C 裸露于氧气中会分解，在较小的容器内的果汁在包装期和包装后会裸露于更多的空气中。

（4）吹捧说"100% 果汁"是没有必要的。果汁中总有一些作为调味作料的东西，它们通常没有什么营养，事实上味道也不怎么样。

（5）在所谓"果汁食品""果汁饮料"中，你找不到太多的水果，里边最多的是水和高含量的玉米糖浆。不过，也有例外，一些酸果蔓植物果实的果汁是富含维生素 C 的，他们相当有营养。

（6）一旦打开，果汁就开始损失营养，所以，在冰箱里不要储存太久。用柑橘、柚子、菠萝等制造的无菌果汁的营养可以保存 7 ~ 10 天。其他低酸性的果汁，像苹果、葡萄，在打开后能保存一周。假如你买的是未经高温消毒的果汁，即使你没有打开，一周内你也一定要吃掉它。

（7）未经高温消毒的果汁可能是不安全的。食品和药品管理局要求在这些果汁外贴上警告标签。这些果汁对于健康成年人来说，危险不大，但是，对于孩子、老人和其他免疫力低下的人群来说，最好不要喝这样的果汁，在这种果汁中一些有害菌没有被杀死。在超市内卖的果汁几乎全是高温消毒的，当然新压榨的不算。而在农贸市场、小生产商则未必。所以，你要留心，多问。

（8）榨果汁前先清洗水果。假如你在家榨果汁，先在冷的流水中清洗水果，以祛除表面的细菌。每次在榨之前，用水果洗剂和热水再洗一次。

（9）坚持购置未经混杂的果汁。假如你要最营养的果汁，请坚持购置未经混杂的果汁，比如柑橘和柚子。或者试试其他柑橘类的果汁，它们一般都富含维生素 A、维生素 C、维生素 E，或者钙。

（10）不要对果汁过分依附。假如你广泛浏览与选择，那么果汁可能对你的饮食会有些帮助。但是，吃儿点水果实在很简单，而且它确切比喝果汁强多了。

再说说肉干和鱼干的问题。

肉干和鱼干，都是经过干燥和调味做成的食物。因为水分很低，所以营养物质被浓缩了，蛋白质含量通常在 45% 以上。所以，是很好的补充蛋白质食物。

　　肉干中含有一定量的 B 族维生素。加工的时候会破坏一部分维生素，但因为水分蒸干，浓缩之后，还是有很多维生素留在里面。相比之下，铁和多种微量元素含量更高，因为矿物质是不会因为加热而损失的，它们只会被浓缩。

　　与肉干相比，鱼干的蛋白质含量更高，脂肪更少，钙含量更高。

　　在正餐缺乏蛋白质食品时，或是用面包、凉皮、方便面之类充饥时，加点儿肉干鱼干做零食，可以有效地补充营养。出门旅游的时候适当吃一些，也有利于维持体能。

　　不过，如果以为肉干和鱼干越多越好，那可就想错了。

　　首先，这类食物不利于减肥。肉干是一种热量较高的食品，多吃它们与多吃肉没有区别。如今的肉干脂肪都很多，多吃对减肥不利，还会增加饱和脂肪酸的摄入量。

　　其次，这类食物会带来健康威胁。鱼干、鱿鱼丝之类食品中则含有较多的"亚硝胺"，它是一种强致癌物，是蛋白质分解产物和亚硝酸盐结合的产物。偶尔少量食用，还不致发生危害，但如果经常大量地吃鱼干，或是制作鱼干的原料不新鲜，就很可能导致亚硝胺摄入过量。

　　第三，会增加盐分摄入。为了便于保存，鱼干和肉干里面都加了很多盐，吃起来会带来额外的钠，对慢性病人非常不利，还可能加剧水肿、眼袋和经前期不适。

　　第四，会增加人体废物。鱼干和肉干中所含的大量蛋白质，只在一定程度上对人体有好处。如果蛋白质太多，超过了人体的利用能力，就会在体内形成氨、尿素等一系列代谢废物，增加肝肾的负担。消化吸收不完的蛋白质会促进肠道腐败菌的增殖，在肠中形成粪臭素，甚至致癌物质。

　　第五，夏天多吃这些蛋白质和盐分过高的食品，会造成口渴，加剧脱水。

　　有一些读者朋友，比较喜欢吃果脯和蜜饯，向来对这两者也不甚分得清楚。所以在这里也对此认识一下。

　　果脯和蜜饯是以水果为原料制作的，经过长时间的糖制，成品中含糖量达60%以上，多少呈现出半透明和胶黏的状态。由于糖的渗透压很高，具有抑制细菌繁殖的作用，因此果脯和蜜饯可以在常温下长期保存而不会腐败。如果不加那么多的糖，制成所谓的"低糖"产品，就需要加入其他成分来帮助防腐。高档一些的使用木糖醇一类，它和真正的糖一样，既能增甜，也能防腐；普通产品则使用糖精、甜蜜素等来提供甜味，但因为它们没有防腐作用，所以还要加上防腐剂，才能放心销售。

在果脯和蜜饯的加工中，需要进行长时间的熬制，鲜水果所含的维生素基本上被完全破坏，不能为人体提供所需的维生素。然而，矿物质和纤维素并不怕热，它们基本被完整地保存下来。

除果脯蜜饯之外，果酱的糖含量也达60%以上。如果每天早晨吃两大勺果酱，就等于吃进30～40克白糖。

果脯与蜜饯的差别在于：果脯中只含糖，而蜜饯中还含有一部分盐。盐和糖的恰当组合使味道更加生动适口，吃起来不觉得甜腻。而且，盐和糖共存时，防腐性能更好。如话梅、蜜饯等都加入了较多的盐。长期摄入大量盐分会使人体患高血压的可能性大大提高，因此嘴不停地吃话梅不可取。

总的来说，果脯和蜜饯是一类高糖分、高能量、低维生素的食品。其蛋白质的含量也非常低，主要的营养价值在于含有一些矿物质。

令消费者担心的是，这些食品中还可能加入其他的添加剂，比如为了让颜色更加鲜艳漂亮，往往加入合成色素；为了让果脯不变成褐色，往往用过多的二氧化硫熏制；为了让香味更为浓郁，往往加入香精；为了让口感更加脆爽，往往加入明矾……这些成分，让这类营养价值本来就不高的产品更加令人担忧。

如果十分喜爱这类甜味小食品，不妨改吃水果干。水果干看起来好像一样地甜，其中的糖却不是添加的白糖，而是水果中自身含有的糖分。在制作水果干的过程中，其中的矿物质得到浓缩，营养价值比较高。枣、橘饼、杏干、无花果干、梅干、葡萄干、提子干等，都是非常好的果干，少量吃一点儿，可以帮助人体补充钾、铁等矿物质和膳食纤维。

关于冰激凌是不是垃圾食品。

到了夏天，男女老幼都喜欢吃冰激凌。可是，大多数人对它又爱又怕，既抵抗不了它的美味，又怕吃多了发胖。对于很多人来说，冰激凌更是不折不扣的垃圾食品。可事实真是这样吗？先来看看冰激凌的主要成分。

每 100 克冰激凌食物中含有的元素					
热量	127.00（千卡）	钙	126.00（毫克）	脂肪	5.30（克）
蛋白质	2.4（克）	镁	12.00（毫克）	碳水化合物	17.30（克）
硫胺素	0.01（毫克）	铁	0.50（毫克）	膳食纤维	0.00（克）
核黄素	0.03（毫克）	锰	0.05（毫克）	维生素 A	48.00（微克）
烟酸	0.20（毫克）	锌	0.37（毫克）	维生素 C	0.00（毫克）
胆固醇	0.00（毫克）	铜	0.02（毫克）	维生素 E	0.24（毫克）
钾	125.00（毫克）	磷	67.00（毫克）	胡萝卜素	0.60（微克）
钠	54.20（毫克）	硒	1.73（微克）	维生素当量	74.40（微克）

目前，按照国家标准，冰激凌算是一种乳制品，也被划分为冷冻饮品（SB/T10006—92）。它的主要原料是水、乳、蛋、甜味料、油脂和其他食品添加剂，包括香料、稳定剂、乳化剂、着色剂等。其中的"乳"可以是鲜奶、奶粉、炼乳、稀奶油和乳清粉等；其中的"蛋"可以是鲜蛋、冰蛋黄、蛋黄粉和全蛋粉。

冰激凌的美好口感主要来自其中的蛋白质和磷脂，香气主要来自乳脂肪。甜味来自添加的糖，果味、香草味等来自于香精，而各种美丽的颜色都来自于色素。

在冰激凌的配料中，乳和蛋营养价值都相当高，所以冰激凌可以提供较多的 B 族维生素和钙，还有部分蛋白质。在各种冷饮当中，除了酸奶之外，冰激凌可以说是其中的佼佼者。

按照配料比例不同，冰激凌分为乳冰激凌和乳冰两类。

乳冰激凌是高档的冰激凌，乳脂肪不低于 6%，总固形物不低于 30%。其中含脂肪最多的是"高级奶油冰激凌"，其次是"奶油冰激凌"，然后是"牛奶冰激凌"。总的来说，含奶油越多，冰激凌就越高档、越美味。乳冰当中的脂肪就要少一些了，仅有 3% 甚至更低，和普通牛奶相当。

至于糖分高低，各种冰激凌都差不多，平均是 15%，在 12% ~ 18% 之间。也就是说，冰激凌的含糖量比甜饮料还要高——这是它被人说成"低营养价值食品"的主要理由。

除了糖分之外，冰激凌还有一个营养上的麻烦，那就是脂肪的问题。蛋黄脂肪和乳脂肪为它带来胆固醇和部分饱和脂肪，但是它们的危害还不算大。最糟糕的是，为了让冰激凌更为可口，同时降低成本，目前部分产品中添加氢化植物油，也就是所谓的"植物奶油"，用它来替代奶油。氢化植物油当中含有对心血管危害很大的"反式脂肪酸"，对孩子和老人都不利，而且可能会促进肥胖。

▶ 做个精明的食品选购者

我们生活的这个时期，各种物质产品都丰富了。比起三十年前，可以说是非常幸福了。可幸福也不代表没有烦恼，因为食物的品种太多，在选择上就产生了困难。很多人还因此产生了选择恐惧症。一旦进入了大超市里，推着购物车走了一圈又一圈，可就是不知道该买些什么好。即便是那些目标明确的人，你若是仔细问他为什么要选某种食物，他也说不出个原因来。那么，真的就有必要普及一下选购食物的方法了。毕竟，吃是一件大事。选不对食物，不仅浪费了钱，还会伤害身体。

» 面包的选购

从热量来说，以表皮干脆的脆皮面包热量最低，因为这类面包不甜，含糖、盐和油脂都很少，烘焙后表皮脆硬，趁热吃非常可口。法式主食面包和俄式"大列巴"都属于这一类，营养价值和馒头大体类似。硬质面包和软质面包均加入鸡蛋、糖、牛奶、油脂等材料，只是加入的水分不同。孩子们喜欢的"吐司面包""奶油面包"和大部分花色点心面包都属于软质面包。软质甜面包含糖约15%，油脂约10%，吐司面包更多一些。但因为加入了鸡蛋和奶粉，营养价值也有所增高，适合给孩子食用。

1. 选购注意新鲜度

面包包装上都会注明保质期："二、三季度（春夏）2～3天，一、四季度（秋冬）4～5天"。选购时一定要选择尽可能新鲜的面包。如果在快过期的时候购买，就要马上食用，不要让面包在家里过期长霉了。如果商场正在促销打折，更要睁大眼睛，看看是否已经临近过期！

要知道不少食品企业为了延长产品销售时间，往往会做一些"生产日期超前"的小把戏。如果贪便宜购买了马上过期的面包，回家里一两天又吃不完，可就让自己陷入两难境地了：扔了，太可惜；慢慢吃，又很不安全。如果放在冰箱里，口感就会越来越差。

2. 面包挑硬不挑软

真正健康的面包应该符合"硬、淡、粗"的特点。这是因为：首先，从热量上说，越硬的面包热量越低。其次，从原料上来说，面包也是高盐食品，尽量选择口味"淡"一点儿的面包。最后，从健康角度来讲，口感较"粗"、含有大量膳食纤维的全麦面包是不错的选择，此类面包既有助于降低血脂，又能通便。

特别当你把面包作为早餐中的一员时，更要注意好的硬的面包对于身体健康的重要性。

3. 避开丹麦面包

丹麦面包所含的油脂数倍于白面包，约30%的油脂及裹入用馅，足以补偿在寒冷地区工作所消耗的热量，但我们知道脂肪的氧化必须与糖类配合，所以我们每日必须同时摄取适量的糖类。为了防止其对心血管健康的影响，一定尽量少买丹麦面包。尤其是老年人。

4. 选择法式面包

好的法式面包外观呈金黄色；面包表皮的刀痕部分膨胀饱满；从面包的侧面，可以看到裂痕；切开面包后，内部小小的气洞均匀地分布，代表面团已经过完全发酵；面包两端呈现略微焦黄的状态；拿起面包，轻轻敲打背面，可听到清脆的声音；撕开面包时，内部有弹性且微微湿润；面包内蕊应该是奶油白而不是全白色。

» 面粉的选购

选择面粉的时候，我们所要得到的信息是高筋粉、中筋粉和低筋粉等不同产品的分类或者表示面粉纯度的等级，以及矿物质、粗蛋白等含量的标识。很多人在购买面粉的时候会误以为"高筋面粉 = 高精面粉"，其实"高精"的意思简单说就是高级精制，它只表示小麦的加工工艺，并不能说明面粉的筋度，所以"高级精制"的可能是高筋面粉，也可能是低筋面粉，可能是特等粉，也可能是二等粉。由此看来，"高精"的说法其实是不科学的，至少不是行业标准用语，所以，建议在选购面粉时，应该注意的是其蛋白质含量，即筋度，而非"高级精制"。

1. 高筋粉

颜色较深，本身较有活性且光滑，手抓不易成团状；比较适合用来做面包，以及部分酥皮类起酥点心，比如丹麦酥。在西饼中多用于在松饼（千层酥）和奶油空心饼（泡芙）中。在蛋糕方面仅限于高成分的水果蛋糕中使用。

2. 中筋粉

颜色乳白，介于高、低粉之间，体质半松散；一般中式面食都会用到，比如包子、馒头、面条等。一般市售的无特别说明的面粉，都可以视作中筋面粉使用。而且这类面粉包装上面一般都会标明，适合用来做包子、饺子、馒头、面条。

3. 低筋粉

颜色较白，用手抓易成团；低筋面粉的蛋白质含量平均在 8.5% 左右，蛋白质含量低，麸质也较少，因此筋性亦弱，比较适合用来做蛋糕，松糕，饼干以及挞皮等需要蓬松酥脆口感的西点。

再简单一点儿说，你用手抓起一把面粉，然后用拳头攥紧捏成团，然后松开，用手轻轻掂量这个粉团，如果粉团很快散开，就是高筋粉；如果粉团在轻轻掂的过程中，还能保持形状不散，则是低筋粉。

小麦的麦粒主要由三部分组成：麦麸包裹在外占粒重的 18% ~ 25%；麦粒赖以发芽的麦胚只占 1% ~ 2%；胚乳约占 80%。胚乳与麦麸之间还有糊粉层粘连。麦粒经过制粉工艺加工使麦麸、麦胚和胚乳分离并将胚乳磨细制成人们食用的面粉。面粉加工是物理分离过程，并不改变小麦胚乳原有的化学特性和水和后的面团流变学特性。

从影响面粉食用品质的因素来看蛋白质含量和品质是决定其食用品质、加工品质和市场价值的最重要的因素。例如制作面包就要用高筋小麦粉以求面包体积大、口感好；制作面条、水饺就要用中强筋小麦粉以求其筋道、爽滑；而用低筋小麦粉制成的蛋糕松软、饼干酥脆。可见随着食品工业化生产的发展各种专用面粉的需求越来越高而其决定性因素就是面粉的"蛋白含量和质量"。

» 大米的选购

1. 按粗细分，糙米更好

稻谷由谷壳、果皮、种皮、外胚乳、糊粉层、胚乳和胚等各部分构成。糙米是指脱去谷壳，保留其他各部分的制品；精制大米（即通常所说的大米）是指仅保留胚乳，而将其余部分全部脱去的制品。

由于稻谷中除碳水化合物以外的营养成分（如蛋白质、脂肪、纤维素、矿物质和维生素）大部分都集中在果皮、种皮、外胚乳、糊粉层和胚（即通常所说的糖层）中，因此糙米的营养价值明显优于精制大米。随着营养科学知识的普及，糙米已越来越受到人们的重视和喜爱，并被视为"文明病"的克星，一股食用糙米热潮正在逐步形成。

2. 按品种选

大米主要分为三类，粳米、籼米和糯米。三种米的选购标准都不同。

粳米是用粳型非糯性稻谷碾制成的米。米粒一般呈椭圆形或圆形。米粒丰满肥厚，横断面近于圆形，长与宽之比小于2，颜色蜡白，呈透明或半透明，质地硬而有韧性，煮后黏性油性均大，柔软可口，但出饭率低。

粳米根据收获季节，分为早粳米和晚粳米。早粳米呈半透明状，腹白较大，硬质粒少，米质较差。晚粳米呈白色或蜡白色，腹白小，硬质粒多，品质优。

籼米米粒粒形呈细长或长圆形，长者长度在7毫米以上，蒸煮后出饭率高，黏性较小，米质较脆，加工时易破碎，横断面呈扁圆形，颜色白色透明的较多，也有半透明和不透明的。根据稻谷收获季节，分为早籼米和晚籼米。早籼米米粒宽厚而较短，呈粉白色，腹白大，粉质多，质地脆弱易碎，黏性小于晚籼米，质量较差。晚籼米米粒细长而稍扁平，组织细密，一般是透明或半透明，腹白较小，硬质粒多，油性较大，质量较好。

糯米又称江米，呈乳白色，不透明，煮后透明，黏性大，胀性小，一般不做主食，多用制作糕点、粽子、元宵等，以及作酿酒的原料。

糯米也有籼粳之分。籼糯米粒形一般呈长椭圆形或细长形，乳白不透明，也有呈半透明的，黏性大，粳糯米一般为椭圆形，乳白色不透明，也有呈半透明的，黏性大，米质优于籼粳米。

3. 按颜色选，深色更好

大米不光有白色，更有紫色、黑色和绿色等品种。在所有颜色中，白色的营养最低，黑米的营养最高。科学分析表明，黑米中的B族维生素是白米的4倍，钾、镁、铁、锌等微量元素是白米的4.4倍、6倍、1.7倍、3.8倍。大米的颜色由花青素决定，而花青素有很强的抗氧化作用。所以，颜色越深，抗氧化功效越强。

» 肉类的选购

1. 冷藏的排酸肉与普通咸肉

所谓的排酸肉，不是什么特别的肉类，而是一种经过冷藏处理的肉类。不管是何种肉，都可以做成排酸肉。动物刚宰杀后，肉质是柔软的，此时称为"热鲜肉"。几个小时候后，肉开始僵硬收缩，此时口感很差。所以用热鲜肉来做菜，一般不好吃。但是马上冷冻，会导致更强烈的肉质收缩，口感更硬，所以冷冻肉不好吃。

若是把开始僵硬的肉存放在零度以上的环境中，肉质会慢慢恢复柔软。这是因为，肉里面的微量葡萄糖分解成乳酸，使肌肉嫩化，同时产生大量带有鲜味的氨基酸和核苷酸。这个过程就叫排酸，而排酸肉就是如此得名。排酸肉相比热鲜肉和冷冻肉，都更加美味。不过，买了排酸肉后，不要放在冰箱里冷冻，而是储存在保鲜盒里。

2. 颜色鲜艳的肉要当心

肉类在遇到热水或者热油都会变色。牛肉原色是红，会变成深褐色；猪肉偏粉色，遇热会变成灰白色。这些都是正常情况。然而，一些餐馆和超市里，不管是牛肉、羊肉还是猪肉，做成了熟食后颜色都特别鲜艳，甚至比生的还要好看。这就有问题了。

比较普遍的情况是，这些肉都加了亚硝酸钠，也就是俗语所说的"硝"。亚硝酸钠在肉里面会变成亚硝酸，被还原成氧化亚氮，再与血红素结合，变成粉红色的"亚硝基血红素"。这就是为什么加了亚硝酸钠的肉异常鲜艳的原因。

亚硝酸钠本属有毒。若是少量食用加了亚硝酸钠的肉类，还不会产生危害。但是如果过于重色，经常吃此类食物，还是有危害的。所以，购买肉类，尽量不选颜色过于鲜艳的。

3. 做菜不同，部位不同

虽然说肉根据动物不同，分成猪肉、牛肉、鸡肉、鸭肉等。但同一种肉，不同的部位，营养价值差异还是很大的。用于烹饪，其效果也都不尽相同。所以，在买肉之前，想好了要做什么菜，再选择不同部位的肉。

对于猪肉，一般是里脊肉用来炒肉丝，后臀肉做肉片和肉丝，前肩肉用来炖汤，五花肉用来炒回锅肉，排骨煮汤。牛肉里的牛腩用来煮汤，里脊肉做肉片和肉丝，牛腱子用来做酱牛肉和炖汤。

» 蛋类的选购

辨别新鲜鸡蛋：

（1）可用日光透射：用左手握成圆形，将蛋放在圆形末端，对着日光透射，新鲜的鸡蛋呈微红色，半透明状态，蛋黄轮廓清晰，昏暗不透明或有污斑的，说明鸡蛋已经变质。

（2）可观察蛋壳：蛋壳上附着一层霜状粉末，蛋壳颜色鲜明，气孔明显的是鲜蛋；陈蛋正好与此相反，并有油腻。

（3）可用手轻摇：无声的是鲜蛋，有水声的是陈蛋。

（4）可用冷水试：如果蛋平躺在水里，说明很新鲜；如果它倾斜在水中，它至少已存放 3 ~ 5 天了；如果它笔直立在水中，可能存放 10 天之久，如果它浮在水面上，这种蛋有可能已经变质，建议不要购买。

辨别假鸡蛋：

（1）假鸡蛋蛋壳的颜色比真鸡蛋的外壳亮一些，但不太明显。

（2）用手触摸假鸡蛋蛋壳，会觉得比真鸡蛋粗糙一些。

（3）在晃动时会有声响，这是因为水分从凝固剂中假鸡蛋溢出的缘故。

（4）用鼻子细细地闻，真鸡蛋会有隐隐的腥味。

（5）假鸡蛋打开后不久，蛋黄和蛋清就会融到一起。这是因为蛋黄与蛋清是同质原料制成所致。

» 牛奶的选购

先来说说人们在选购牛奶时的一些误区。许多人在购买牛奶的时候，只要是香浓的就认为是纯正鲜奶，此外，对牛奶的质地、保存等方面都很马虎。

1. 香浓就是好奶吗

眼下市面上有些牛奶口感十分香浓，鲜奶的"本色"口味清爽纯正，口味不同的牛奶是因为生产厂家在牛奶中加了食品添加剂，满足消费者口味上的需求，但这与牛奶的营养价值无关。

2. 各种牛奶质量都差不多吗

专家认为，不同的牛奶厂商在奶源、加工工艺先进性等方面都存在差异，因此牛奶产品的差异也很大。因此应尽量选择在奶源、加工工艺等方面有优势企业的产品。

3. 常温奶和鲜奶营养一样吗

常温奶采用的是超高温灭菌法，即 135℃不少于 1 秒的高温瞬时灭菌。这种方法在杀死牛奶中的有害病菌同时，也破坏了牛奶中的营养成分。而采用巴氏法杀菌的新鲜牛奶是在 72 ~ 75℃条件下将牛奶中的有害微生物杀死，而牛奶中对人体有利的营养物质能得以保留，因此常温奶的营养成分和新鲜程度都不及采用巴氏法杀菌的新鲜牛奶。

喝牛奶已经慢慢成为现代人生活的一部分，在发达国家，早、晚喝牛奶已是家常便饭。但由于现代人工的添加管理还存在漏洞，牛奶食品也出现了一些安全事件，因此，我们在购买牛奶食品的时候一定要认真鉴别。

1. 眼观

先观察包装是否有胀包，奶液是否是均匀的乳浊液。如发现奶瓶上部出现清液，下层呈豆腐脑沉淀在瓶底，说明奶已经变酸、变质了。

2. 搅拌

用搅拌棒将奶汁搅匀，观察奶液是否带有红色、深黄色，有无明显的不溶杂质，有无发黏或者凝块现象，如果有以上现象，说明奶中掺入了淀粉等物质。

3. 鼻嗅

新鲜优质牛奶应有鲜美的乳香味，不应该有酸味、鱼腥味、酸败臭味等异常气味。

4. 口味

正常鲜美的牛奶滋味是由微微甜味、酸味、咸味和苦味 4 种滋味融合而成的浑然一体，但不应该尝出酸味、咸味、苦味、涩味等异味。

» 酸奶的选购

选购酸奶时，一定要注意看好包装上的说明。国家标准是，原味酸奶的蛋白质含量不低于 2.5%，调味酸奶不低于 2.3%。一些酸奶的包装上会有各种保健菌种的说明，比如说加入了 "嗜酸乳杆菌" "双歧杆菌"，这都说明，这些酸奶有更好的保健作用，能用于调整肠胃功能，促进消化。酸奶出厂之后，可以在冰箱里保存 3 周。但是在 2 周后，有益的乳酸菌就会减少很多。所以，购买酸奶，要选一周内出厂的。

以上就是生活中常吃的食物选购方法，限于篇幅，只能作简短的介绍。读者朋友可以借鉴，再结合自己的生活经验，有针对性、有条件地选购食物。

▶ 别让营养从厨房溜掉（丢掉不该丢的）

很多家庭厨房里的垃圾桶，每天都装满大堆垃圾，不光倒垃圾费劲，还丢掉了很多宝贵的食材。这就是因为大伙对于食材的认识不够。

食物原料归根到底是来自于自然界的各种生物，也就是植物、动物和微生物。植物有根、茎、叶、花、果实、种子几个部位之分，菌类也有菌伞、菌柄的部位之别。动物则有骨、软骨、肉、血、内脏、皮等不同组成部分。

对于一个活的生物体，这些部分当然都很重要，缺一不可。然而，人们把它们当成食物的时候，却习惯于留下一部分，扔掉一部分。留下来的部分给我们提供了营养，而扔掉的部分就成了污染环境的垃圾。

为什么要扔掉它们呢？理由很多，可能是因为口感差一点儿，或者是因为品相难看一点儿，或者干脆没什么理由，就是一种习惯。

可实际上，你到底扔掉了什么？扔掉的部分当中有没有宝贵的东西呢？

1. 蔬菜水果类

不良习惯一：切掉油菜和芹菜的鲜嫩绿叶，扔掉莴笋的叶子，扔掉白菜的老叶。

蔬菜几乎每一个部分都有营养价值，其中的绿叶是植物合成营养成分的工厂，也是营养之精华所在，扔掉它会极大地降低蔬菜的营养价值。比如说，白菜外层绿叶中的胡萝卜素浓度要比中心白色叶子高十几倍，维生素 C 也要高好几倍。又比如说，莴笋叶子的胡萝卜素、维生素 C 和叶黄素含量都高于莴笋的茎。其实莜麦菜就是叶用的莴笋，莴笋叶子甚至比莜麦菜味道还要香浓。

对于混起来炒口感不好的食材，也不要把叶子扔掉，而应该掰下来，另做一盘青菜，或用绿叶做汤、做馅。

不良习惯二：削掉茄子皮，厚削萝卜、苹果、地瓜等的皮，撕掉番茄的皮。

这些做法也都去掉了蔬菜的营养精华。茄子最令人称道的强健血管功效便来自于茄子皮，它集中了茄子中的绝大部分花青素抗氧化成分，也含有很高浓度的果胶和类黄酮，丢掉实在可惜得很。辛辣的萝卜皮中含有相当多的异硫氰酸酯类物质，它正是萝卜防癌作用的关键成分。苹果、地瓜和番茄的皮富含抗氧化成分和膳食纤维，也有一定的防癌效果。若能多保留一些皮，其实更有利于健康。

蔬果还是尽量吃完整的，纯天然的感觉最好。不要追求特别脆、特别白、特别甜之类"境界"。如果觉得它们在色彩上或口感上有碍，可以对烹调方法进行调整，或单独制成另一道菜。比如老北京风味的"炒茄子皮"和"拌萝卜皮"就别具特色，集健康和美食于一体。

不良习惯三：掐掉豆芽的两头，扔掉青椒生子的白色海绵部分，扔掉冬瓜的白色芯部。

豆芽中营养最丰富的部分并不是白嫩的芽柄，而是淡黄色的芽尖；根则是纤维素含量最高的地方。费时费力地掐菜，实在是得不偿失。青椒和冬瓜的白色芯部都是维生素 C 含量特别高的地方，丢掉也很可惜。

如果习惯于把它们吃掉，会觉得口感其实很不错呢。就把它们洗干净扔进锅里好啦！

2. 鱼肉蛋类

不良习惯一：扔掉能吃的骨头和骨髓，扔掉软骨。

动物的骨头是营养宝库。大家通常以为它能够补钙，其实它的钙很难溶出、被人体吸收，而其中的硫酸软骨素、骨胶原则是对美容非常有益的东西，松质骨红骨髓中的铁，白骨髓中的长链多不饱和脂肪酸，也是有益健康的宝贵资源。

在日常生活中，可以把骨头多煮一煮，最好用高压锅压软，然后能嚼的尽量嚼碎，咽下汁液，柔软的干脆吃掉。

不良习惯二：扔掉鸡、鸭的皮，扔掉鱼鳞。

皮里面富含胶原蛋白，对皮肤有益。虽然脂肪高一点儿，但其脂肪的饱和程度较低。鱼鳞当中则不仅含有很多胶原蛋白，而且含有大量的钙。

用皮煮汤，使其中的胶原蛋白和香味物质溶出来，然后把油去掉，喝汤并吃掉已经去油的皮。鱼鳞则可以刮下来，放在炖鱼的锅中小火慢炖，然后连汤汁一起吃掉。

以茄子为例，我们来说说该如何吃茄子。

现在家常菜肴中，一道烧茄子广受欢迎。只是众人在品尝茄子的柔滑口感时，却忽略了诸多遗憾。看看我们是怎么做烧茄子的。第一步是油炸茄子，就是所谓的"过油"。因为油温很高，达到180℃，导致茄子里的类黄酮损失严重，茄子的保健作用也大打折扣。

另外一个问题，是烧茄子被变成了一种高脂肪高能量的食物。因为茄子很吸油，所以经常吃这道菜会让人摄入过多的脂肪，增加了引发慢性病的危险。

如何健康吃茄子呢？有以下几种做法：

1. 按颜色选

茄子种类多，关按颜色分，就有黑茄子、紫茄子、绿茄子、白茄子以及许多中间类型。因为类黄酮存在最多的部位是有色表皮和果肉结合的地方，所以茄子应该选深色的。

2. 不要削皮

关于不削皮的原因，在上文中已经说明了。茄子的皮营养最为丰富，削皮后就没有太多的保健效果。另外，茄子切块之后也不要泡水。因为类黄酮可溶于水，长时间浸泡，会导致流失过多。茄子切好了之后，尽快下锅为宜。

3. 做菜要清爽

过油的茄子，不光损失了营养，还吸收了太多的油。所以用茄子做菜，要避免油炸，尽量用凉拌、蒸熟、快炒的方法。即便一定要油炸，最好也挂浆。

▶ 如何烹调能保存食物的最大营养价值

食材选好了，就该轮到烹调。如何烹调才能让我们吃得健康，那当然是尽量留住食材中的营养了。我国的烹调有悠久的传统，各种做法也各具特色。但是，这里要讲的不是成为什么明星厨师，而是给我们自己的家常饮食一些建议。所以，总结了一下，烹调有八个原则。

1. 要掌握做菜的火候

在各种烹调方法中，以蒸对维生素的破坏最多，煮损失最少。其破坏程度依次是蒸、炸、煎、炒、煮。做菜时要注意热力高、速度快、时间短。

2. 选择卫生食具

铁、铜分子会加速菜中维生素 C 的氧化，铝就好一些，玻璃、瓷器最好。

3. 菜不要切得太碎

把菜切得太碎，容易损失其营养素。有的菜可用手拉，尽量少用刀。

4. 做菜盖锅盖

这可以防止水溶性维生素随水蒸气挥发掉。汤不要太多，而且不要扔掉。

5. 蔬菜要趁新鲜食用

蔬菜越新鲜营养越丰富，也越好吃，所以应尽量趁新鲜食用。

6. 少扔菜叶

蔬菜有色部分含维生素多,白色部分较少,所以应尽量把有色的菜叶留下。

7. 注意颜色搭配

尽量把主副食品的颜色搭配好,以促进食欲。如可利用米面的白、蔬菜的绿、肉类的红、大豆的黄,使桌上五颜六色,香色味俱佳,让人垂涎三尺。

8. 食物生熟要相宜

有的食品宜生吃,但并非所有食物生吃都好,淀粉类食品只有煮熟后才容易消化吸收,蛋、鱼等也应烧熟再吃。

烹调还必须注意健康,否则你吃得不健康,不光得不到营养,还会带来疾病。所以,烹调卫生必须得到重视。本书只列举了一些需要注意的问题供参考。

1. 选择新鲜的食物

选择新鲜食物,这应该是一个常识了。上文中也介绍了选择各种不同食物的方法。这里不再赘述。但生活中,我们又不能保证食物绝对新鲜,所以消毒杀菌就非常重要。另外,腐烂变质的食物一定不能用,千万别心疼钱。

2. 注意操作的方法

在操作过程中,为了防止有害细菌和寄生虫的污染,生食和熟食必须严格分开。因此处理生、熟食品时,应在不同的菜板分别制备;如果条件不许可,至少要做到菜刀、菜板和厨具按生、熟食品完全分开。为了达到消毒和杀灭寄生虫的目的,食物的烹制应做到煮熟或炒熟。吃凉菜的时候,应将菜洗净后在沸水中烫半分钟。

3. 防止制成品被污染

食品制成以后,应尽快盛于洁净的餐具中,及时食用,避免过多地用手来接触已制熟的食品。

4. 注意环境卫生

厨房应有防蝇和防蟑的设备,保持室内外以及各种用具的清洁。

再来说说调味品。这是厨房里的一大专栏,不管是何种食物,烹调时没有调味品,就不得其味。可是如今,调味品所占据的地位绝对不是辅助那么简单了。调味品本身的用量和食法,很大程度上都与我们的健康相关。所以,我们也再来认识它一下。

1. 酱油

酱油俗称豉油,主要由大豆、淀粉、小麦、食盐经过制油、发酵等程序酿制而成的。酱油的成分比较复杂,除食盐的成分外,还有多种氨基酸、糖类、有机酸、色素及香料等成分。以咸味为主,亦有鲜味、香味等。它能增加和改善菜肴的味道，还能增添或改变菜肴的色泽。我国人民在数千年前就已经掌握酿制工艺了。酱油一般有老抽和生抽两种：生抽较咸，用于提鲜；老抽较淡，用于提色。

2. 醋

有米醋和苦醋之分。作为调味品，可解除食物的腥味，使其更加鲜美可口，并能促进胃酸分泌，增进食欲，还有一定的杀菌作用。醋用于烹调排骨、小鱼，可使骨酥肉烂，有助于骨中的钙、磷溶解，增加其吸收利用。但是不宜过量，否则可能会伤胃、损齿。

3. 味精

有效成分是谷氨酸钠盐。谷氨酰胺本身是一种营养性氨基酸，对大脑代谢有帮助。但是味精中同时含有较高的钠量，并且加热时间太长，温度过高，容易使味精变质，因此高血压患者应减少进食。

4. 盐

咸味的载体，具有咸味调剂，突出鲜味，解腻、杀菌、防腐等作用。

如今我们的口味越来越重，吃的盐也越来越多。可研究发现，食盐摄入过量，会导致高血压、动脉硬化、水肿、胃癌等。所以，一时间好多人谈盐变色，以为是洪水猛兽。但想想二十年前，我们是不是都把食盐当作是生命必需品呢？

其实，食盐不可怕，怕的是我们吃多了。想想，任何东西吃多了，是不是都会有问题呢？就是这样。世界卫生组织建议，每个人的一天食盐摄入量是6克，但目前我国居民的摄入量明显偏高，是这个标准的1倍。来认识一下这个6克的量，酒瓶盖大家都见过，6克食盐，正好是一个瓶盖那么多。

当然，这说的是您看得见的盐，看不见的盐更多。想想，酱油、咸菜、味精，是不是含盐呢？外出就餐，吃个面包，是不是也有盐呢？所以，少吃盐绝对不是控制手里的盐勺子。吃得清淡点儿，对健康太重要了。

钠、氯（盐为氯化钠）等矿物质对维持人体体液酸碱平衡，调节渗透压方面起重要作用；钠对肌肉收缩、心血管功能、能量代谢方面均有密切关系，钠还可以增加神经肌肉的兴奋性，维持血压。氯离子是胃酸的重要成分，可以帮助消化食物。缺乏可致体内水盐代谢紊乱，酸碱平衡失调，钠缺乏还可致生长缓慢、食欲下降等。烹调油是提供能量的主要来源之一，脂溶性维生素的吸收和利用也离不开脂肪，还是必需脂肪酸亚油酸和亚麻酸的主要来源。经烹调油制作的食物口味好，能促进食欲和增加饱腹感。所以盐和油都是我们身体不可缺少的物质，吃一些盐和油也是必要的。

如果吃过多的钠盐在内分泌的作用下，可引起小动脉痉挛收缩，血压升高，如降低钠的摄入，有利于血压的下降。所以要养成少吃盐的习惯。研究证明，盐摄入过多，易致胃黏膜损伤、萎缩性胃炎，增加患胃癌的风险。摄入盐过多还可增加钙的流失，减少盐的摄入可减少钙的流失，对骨质疏松有一定的预防作用。摄入盐过多对身体也有毒性作用，会出现口干、烦渴、精神恍惚不安，全身无力，甚至昏迷。

如何减少盐摄入量呢？

首先要自觉纠正口味过咸而过量添加盐和酱油的不良习惯，对每天盐摄入采取总量控制，用量具量出，每餐按量放入菜肴。

一般 20 毫升酱油中含有 3 克盐，10 克黄酱含盐 1.5 克，如果菜肴需要用酱油和酱类，应按比例减少其中的盐用量。

习惯过咸食物的人，为满足口感的需要，可在烹制菜肴时放少许醋，提高菜肴的鲜香味，帮助自己适应少盐食物。

烹制菜肴时如果加糖会掩盖咸味，所以不能仅凭品尝来判断盐是否过量，应该使用量具更准确。

此外，还要注意减少酱菜、腌制食品以及其他过咸食品的摄入量。不但盐的摄入量不能太多，烹调油的食用也要合理。

5. 酱

以大豆或麦面、米等经发酵、加盐、水制成的糊状物。具有独特的色、香、味。

6. 花椒

有去腥、除异味、增香味的作用。与盐炒熟就可制成椒盐，用油炸可制成花椒油。

7. 葱、姜、蒜

有独特的辛辣味，如姜丝焗肉蟹。

8. 蚝油

为牡蛎汁制成，味道鲜美，用于咸鲜味的菜肴。

说到了耗油，这里不得不再提一下其他的烹调油。因为长久的饮食习惯，导致我们国家的饮食倾向于多用油和油炸食品。但是由于过量摄入烹调油，许多人都会患病。所以，大家有必要再认识一下烹调油。

烹调油包括植物油和动物油，由于二者所含脂肪酸的种类不同，对健康的影响也不一样。植物油主要含不饱和脂肪酸，有降血脂作用，其中的二十碳五烯酸（EPA）和二十二碳六烯酸（DHA）除有降血脂、改善血液循环、抑制血小板凝集、阻止血栓形成的作用外，对婴儿的视力和大脑发育也是不可缺少的。动物油主要含饱和脂肪酸和胆固醇，多吃对身体不利。

中国营养学会在《中国居民膳食指南》中提出"减少烹调油用量，吃清淡少盐膳食"，每日摄入盐在 6 克之内，包括酱油、酱、酱菜中的盐量（婴幼儿膳食中盐量应更少，6 月以下的小儿饮食不要放盐）。每人每天烹调油用量不超过 25 克或 30 克。

怎样用有限的烹调油烹制出美味佳肴呢？

合理选择有利于健康的烹调方法，是减少烹调油的首选方法。烹调食物时尽可能不用烹调油或用很少量烹调油的方法，如蒸、煮、炖、焖、软熘、拌、急火快炒等。用煎的方法代替炸也可减少烹调油的摄入。

坚持家庭定量用油，控制总量。可将全家每天应该食用的烹调油倒入一量具内，炒菜用油均从该量具内取用。逐步养成习惯，久之，培养成自觉的行为，对防治慢性疾病大有好处。脂肪是人体能量的重要来源之一，并可提供必需脂肪酸，有利于脂溶性维生素的消化吸收，但是脂肪摄入过多是引起肥胖、高血脂、动脉粥样硬化等多种慢性疾病的危险因素之一。盐的摄入量过高与高血压的患病率密切相关。

所以，我们应养成吃清淡少盐膳食的习惯，即膳食不要太油腻，不要太咸，不要摄食过多的动物性食物和油炸、烟熏、腌制食物。建议每人每天烹调油用量不超过 25 克或 30 克；盐摄入量不超过 6 克，包括酱油、酱菜、酱中的盐量。

目前我国高血压病、肥胖病、高脂血症等正在逐渐增多，且趋于年轻化，所以要自幼养成清淡饮食的习惯，少吃盐及含钠高的食品和调味品，如咸菜、酱豆腐、咸肉、咸鱼、火腿、肉罐头和酱油、味精、黄酱、鸡精，咸蛋等，少用烹调油。以有利于减少高血压，高血脂等疾病的发生，提高全民族的健康水平。

9. 桂皮、砂仁

是中药成分，具有一定医疗保健作用。

▶ 妙手制作营养美食

各种食物我们都介绍完了，读者朋友可以自己动手来制作营养美食了。限于篇幅，这里我们只介绍几种美食的做法和功效。

首先是地瓜。

地瓜，又称白薯、甘薯、番薯、红苕等，为旋花科一年生植物，是一种药食兼用的健康食品。地瓜含有膳食纤维、胡萝卜素、维生素A、维生素B、维生素C、维生素E以及钾、铁、铜、硒、钙等10余种微量元素，营养价值很高，被营养学家们称为营养最均衡的保健食品。这些物质能保持血管弹性，对防治老年习惯性便秘十分有效。另外，地瓜是一种理想的减肥食品，因其富含纤维素和果胶而具有阻止糖分转化为脂肪的功能。

吃地瓜能防止亚健康、通便排毒。每100克鲜地瓜仅含0.2克脂肪，产生99千卡热能，大概为大米1/3，是很好的低脂肪、低热能食品，同时又能有效地阻止糖类变为脂肪，有利于减肥、健美。地瓜含有大量膳食纤维，在肠道内无法被消化吸收，能刺激肠道，增强蠕动，通便排毒，特别对老年性便秘有较好的疗效。

地瓜属碱性食品，和很多水果、绿色蔬菜一样，这是最难得的。而一般食物都是酸性的，比如粮食、鸡鸭鱼肉等，而人体的pH值为7.34，所以吃地瓜有利于人体的酸碱平衡。同时吃地瓜能降低血胆固醇，防止亚健康和心脑血管病等"现代病"。

中医理论认为，是由于其通便排毒，能起到减少人体内垃圾、毒素积存的作用。对于地瓜抗癌的机理和原因等还没有做过科学的实验，理论上推测，它含有丰富的膳食纤维，润肠通便，治疗便秘，对预防结肠癌等癌症有益。

正确吃地瓜也有讲究，一是要注意一定要蒸熟煮透。因为地瓜中淀粉的细胞膜不经高温破坏，难以消化。再者，地瓜中的气化酶不经高温破坏，吃后会产生不适感。二是要注意，食用地瓜过量或不合理时，会引起腹胀、胃灼热、泛酸、胃疼等。所以食用不宜过量，中医诊断中的湿阻脾胃、气滞食积者应慎食。

接下来是黄豆。

老百姓有这样一句话："要长寿，常吃豆"。1千克黄豆的蛋白质含量，相当于2千克瘦肉或3千克鸡蛋的蛋白质含量。黄豆含较多的不饱和脂肪酸，所以是心血管系统患者的良好食物。它还含有丰富的钙、铁、磷，可促进骨骼的发育，纠正骨质脱钙。黄豆中的卵磷脂对大脑神经系统有营养作用。人体必需的镁、锌、氟、硒等微量元素在黄豆中的含量也不低。可以说，黄豆一身都是宝。

中国食品史上利用黄豆有四大发明，那就是豆腐、豆芽、豆浆、豆酱。

据现代医学研究发现，豆腐含有大量的维生素、氨基酸、多种矿物质，特

别富含维生素 B_1、维生素 B_2，是孕妇、产妇的理想食品，也是儿童生长发育的重要食物。老年人常吃豆腐，能使乙酰胆碱增加，可预防痴呆。人们常吃豆腐还能明显地减少直肠癌、结肠癌和乳腺癌，故有"鱼生火，肉生痰，青菜豆腐保平安"之说。

中医也认为：豆腐益气补中，生津润燥、清热解毒、消渴止痢，具有治赤眼、解硫黄、消酒毒等作用。豆腐：将黄豆泡水使之膨胀，然后磨碎，滤去豆渣，在煮熟的豆浆内加上凝固剂，再注入盒中凝固就成了豆腐。豆腐是适合男女老少的最家常的养生食物，素有"植物肉"之美称。豆腐是黄豆的加工产品，由于成分完全保留，因此营养价值极高，钙质的含量亦很丰富。

相等量的豆腐和黄豆相比，黄豆营养物质多，毕竟豆腐里面加了水又去掉了豆腐渣，使得豆腐的膳食纤维不如黄豆丰富，但是因为豆腐比黄豆容易吸收，营养的利用率高，反而更适合人们的需要了。豆腐的消化吸收率达95%以上。两小块豆腐，即可满足一个人一天钙的需要量。南豆腐用石膏较少，质地细嫩，适宜于烧、烩和做汤；北豆腐用石膏较多，质地较南豆腐硬，北豆腐适宜于烧、炸、煎和做汤。

由黄豆浸水发芽而成的黄豆芽，性寒、味甘。具有利湿清热、降脂破瘀、除胃气积结、防止心脑血管硬化和肝脏病等功效。在有益寿延年功效的食品中，排在第一位的是黄豆和黄豆芽，由黄豆生发的豆芽，其营养成分既保留了黄豆的特点又兼有绿叶蔬菜的特征，是豆菜兼备的蔬食。豆芽是百姓餐桌上最普通不过的蔬菜，可是，您别小瞧这瘦瘦弱弱的豆芽，它营养丰富，是不可多得的宝贝。豆芽的热量很低，而水分和纤维素含量很高，常吃豆芽，可以达到减肥的目的。

由黄豆加工成的豆浆，性平，味甘，具有补虚润燥，清肺化痰功效，适用于虚劳咳嗽，痰水哮喘，便秘，淋浊等。如长期服用豆浆还可以预防贫血、低血压、血小板减少等疾病，对产妇还有促进泌乳作用。

有的人吃了黄豆之后会感觉到肚子胀，因为黄豆里有一些叫作棉籽糖、鼠李糖等的成分，容易让人腹胀。而黄豆在发芽过程中，这类物质大部分被降解破坏掉，更多的钙、磷、铁、锌等矿物质元素被释放出来，而且黄豆发芽后，维生素增多了，还有了一些黄豆没有的矿物质等，真可谓好处多多。

接着是黑芝麻。

黑芝麻为胡麻科芝麻的黑色种子，其味甘，性平，归肝、肾、大肠经。现代科学研究表明，含有大量的脂肪和蛋白质，还有糖类、维生素 E、维生素 A、卵磷脂、铁、钙、铬等营养成分。可以做成各种美味的食品。一般人均可食用。另外，黑芝麻可治疗心绞痛。

黑芝麻具有补肝肾，益精血，润肠燥的功效。用于头晕眼花，耳鸣耳聋，须发早白，病后脱发，肠燥便秘。食用芝麻可降低胆固醇，因此，黑芝麻对心脑血管疾病具有明显的治疗效果。此外，食用芝麻还可以增强体力，有益健康。

在治疗的过程中，还必须注意以下几点：

（1）戒烟据医学调查表明，吸烟者心肌梗死和猝死的危险比不吸烟者高2倍。可见，吸烟对于患有心脏病的病人来说，其危害无疑是大的。

（2）注意饮食不要天天都吃肉，应少吃富含脂肪、胆固醇的食物，尽量控制糖的摄入，多食水果蔬菜，多吃鱼，可喝牛奶。

（3）坚持适当的体育锻炼。锻炼对心脏疾病的益处远远大于害处。但必须指出，要根据自身的具体病情，进行力所能及的、适量的运动。

（4）心胸开阔凡事泰然处之。切不要为一点儿小事，而大动肝火，要保持良好的心情和心态。

（5）注意休息。平时注意劳逸结合，保证充足的睡眠。

（6）节制房事。特别在发作期间更应注意，以免因过度兴奋引起不测，甚至危及生命。

最后是樱桃。

樱桃含铁极其丰富，每百克鲜果肉中铁含量是同量山楂的13倍，苹果的20倍，含量为各种水果之首。

铁是血红蛋白的原料，而妇女又以阴血为本，因此樱桃除能美肤红颜外，还有助治疗孕妇、乳母贫血及月经过多、崩漏等多种妇科病症。

除了含铁量高之外，更有平衡皮质分泌、缓慢老化的维生素A；活化细胞、美化肌肤，令双眼有神及治疗月经不顺的维生素 B_2、铁、钙、磷及高补充肌肤养分的维生素C；除具美容功效，更有食疗保健作用，如脾虚腹泻、补中益气、肾虚腰腿疼痛等。

樱桃不仅味美，它还具有一定的药用价值。樱桃作为药用，最早见于梁陶弘景《名医别录》，谓其能"调中，益脾气"。中医认为樱桃性味甘、温、无毒，具有益气、祛风湿的功效，可以用于治疗虚证，能大补元气，滋润皮肤。樱桃生食或煎汤饮用，能补脾益气，可以治疗病后体弱，食欲不振、失眠等症。浸酒饮服，能祛风除湿，治疗四肢麻木和关节疼痛。樱桃汁外擦可治疗冻疮、烧伤和汗斑等皮肤病。

第7章 寻找美味与营养的均衡点

▶营养素协同作用效果更好

每过 10 年，我们就会更多地了解人体和营养的复杂性。50 种已知营养素都与其他的营养素发生相互作用。开出单种营养素的处方来治疗疾病，都是很不现实的。例如，维生素 B_6、维生素 B_{12}、叶酸、铁、锌和锰的缺乏都会导致贫血。确实，在某些情况下，服用一种营养素可能会加剧另一种营养素的缺乏。例如，铁是锌的拮抗剂，这两种营养素缺乏都经常发生，但如果服用超量的铁，就会加剧未诊断出来或者未治疗的锌缺乏问题；而锌是一种胚胎发育时重要的营养素，在妊娠期间，锌缺乏可能会引起严重的损害结果。

▶团队合作强过单兵作战

一些营养素离开它们的协同伙伴之后，根本就无法发挥效力。维生素 B_6，即吡哆醇，只有在体内转变为吡哆醇 –5– 磷酸之后才能发挥作用，完成这个转变需要一种酶，而这种酶的活性依赖于锌和锰。如果你缺乏锌和锰，那么服用维生素 B_6 补充剂来缓解经前综合征可能毫无效果。研究表明，给妇女同时补充锌、锰和维生素 B_6 以缓解经前综合征的效果更好。

然而，大多数营养学的研究成果，都只是了解单一营养素对健康的效应。单一营养素的效果，与给一个人以最佳营养，也就是各种必需营养素达到最佳平衡状态相比，是天差地别的。例如，几乎没有证据证实哪种维生素或矿物质

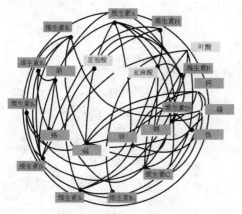

许多营养素共同作用以维持健康

能够提高儿童的智商。然而，一直有研究表明，所有维生素和矿物质的组合，哪怕仅仅是按照推荐摄入量的标准来服用，也能将儿童的智商分数提高 4 ~ 5 分。与安慰剂对照值相比，类似的维生素、矿物质与必需脂肪的组合，可以在两周内大幅度地降低监狱中罪犯的攻击性行为。这类结果在单一营养素实验中是无法看到的。

目前有数百项研究表明，恰当的营养素组合可以提高健康水平，其效果与单一营养素不在一个水平上。一个经典的例子是 B 族维生素需要共同作用来降低同型半胱氨酸水平。同型半胱氨酸在血液中的水平是疾病风险极准确的预测因素，不仅可预测心脏病，还可预测抑郁症、早老性痴呆症、流产、出生缺陷以及很多其他的情况。如果你知道应当怎样做，就能轻易地降低同型半胱氨酸水平，从而降低疾病风险。你需要摄入最佳量的维生素 B_6、维生素 B_{12} 和叶酸，加上维生素 B_2、锌、锰和三甲基甘氨酸（TM 克）。

然而，很少有医学研究把这个组合付诸现实。多数研究仅仅提示需要服用叶酸，而这正是为什么要给孕妇服用叶酸的原因——要降低同型半胱氨酸的水平，以降低出生缺陷。接下来，让我们看看服用这组营养素中的一种、两种或三种，或者把所有营养素一起吃的效果有何不同。一项日本的研究表明，肾脏疾病与高同型半胱氨酸水平有密切关系。肾病患者被分为 4 个组：第一组仅服用叶酸，第二组单独服用维生素 B_{12}，第三组同时服用维生素 B_{12} 和叶酸，第四组同时服用维生素 B_{12}、叶酸和维生素 B_6。这项实验持续了 3 周时间。

下面就是这项研究的出色成果：

补充营养素种类	同型半胱氨酸的水平变化
叶酸，单独用	降低 17.3%
维生素 B_{12}，单独用	降低 18.7%
维生素 B_{12} + 叶酸	降低 57.4%
维生素 B_{12} + 维生素 B_6 + 叶酸	降低 59.9%

这项卓越的研究揭示了两个非常重要的原理：

提供的营养素种类越多，同型半胱氨酸水平的降低率就越大。

营养素以合适的剂量恰当组合，不仅能使同型半胱氨酸水平减半，而且能在短短 3 周内将与同型半胱氨酸相关的各种疾病风险也减半，如心脏病发作和中风！

另一组实验：6 名高同型半胱氨酸水平者，给他们服用维生素 B_6、维生素 B_{12}、叶酸、维生素 B_2、锌、锰和三甲基甘氨酸，他们的同型半胱氨酸水平降低了 77%，这一效果是单独补充叶酸的 4 倍。这就是协同作用的威力。

另一个案例是抗氧化营养素的协同作用，如维生素 C 和维生素 E，β - 胡萝卜素和其他如谷胱甘肽、辅酶 Q10、硫辛酸和浆果中含量丰富的花青素。它们在单独使用时有一定的效果，但共同使用时效果更为显著。它们就像其他所有的营养素一样，是团队选手。

抗氧化物质是如何协同作用的。例如，一个从法式炸薯条中来的自由基，被维生素 E "缴械"。然后，维生素 E 由维生素 C 循环再生，维生素 C 由谷胱甘肽循环再生，后者再由花青素再生。辅酶 Q10、β - 胡萝卜素和硫辛酸也在反过程中有帮助作用。这就是抗氧化营养素的协同作用。

营养素效果是团队合作强过单兵作战，同时服用一组营养素远比单独服用一种效果明显，这就是协同作用的威力。

▶ 常吃的食品中，哪些不利于健康

日常的饮食中，有一些是不利于健康的。但是我们经常都忽略了这些食物，所以健康问题堪忧。在此，列举一些常见的有害食品，请大家注意远离。

1. 碳酸饮料

这就是我们平常所说的汽水，如今很多饮料都属于此类。碳酸饮料已经受到了广大青少年的欢迎，在其他的人群中也很少受到排斥。但大家都不知道，碳酸饮料的危害却并不小。

碳酸饮料因含有二氧化碳，能起到杀菌、抑菌的作用，还能通过蒸发带走体内热量，起到降温作用。但是，靠喝碳酸饮料解渴是不正确的。碳酸饮料中含有大量的色素、添加剂、防腐剂等物质，这些成分在体内代谢时反而需要大量水分，而且可乐含有咖啡因也有利尿作用，会促进水分排出，所以碳酸饮料会越喝越渴。另外，大多数人外出旅行时饮食都不太规律，如果再喝很多碳酸饮料就会使人体消化功能受到影响，大量的二氧化碳在抑制饮料中细菌的同时，对人体内的有益菌也会产生抑制作用，容易引起腹胀，影响食欲，甚至造成肠胃功能紊乱。此外，碳酸饮料一般含有10%左右的糖分，一小瓶热量就达到一二百千卡，容易使人发胖。对于旅行中的人来说，其中的糖分虽然可以补充一定的能量，但也会给肾脏带来很大负担，非但不能提神，反倒容易造成疲劳、嗜睡等不良反应。

过量地喝碳酸饮料，其中的高磷可能会改变人体内的钙、磷比例。研究人员还发现，与不过量饮用碳酸饮料的人相比，过量饮用碳酸饮料的人骨折危险会增加大约3倍；而在体力活动剧烈的同时，再过量地饮用碳酸饮料，其骨折的危险也可能增加5倍。

英国一项最新研究结果显示，部分碳酸饮料可能会导致人体细胞严重受损。专家们认为碳酸饮料里的一种常见防腐剂能够破坏人体DNA的一些重要区域，严重威胁人体健康。

据悉，喝碳酸饮料造成的这种人体损伤一般都与衰老以及滥用酒精相关，最终会导致肝硬化和帕金森病等疾病。

此次研究的焦点在于苯甲酸钠的安全性。在过去数十年来，这种代号为E211的防腐剂一直被广泛应用于全球总价值740亿英镑的碳酸饮料产业。苯甲酸钠是苯甲酸的衍生物，天然存在于各种浆果之中，被大量用作许多知名碳酸饮料的防腐剂。

2. 膨化食品

零食是孩子最喜爱的食品，可很多零食都添加了大量的人造原料、人工色素，这些色素都会对儿童造成危害，影响儿童健康成长。由于儿童正处于生长发育期，体内器官功能比较脆弱，神经系统发育尚不健全，对化学物质比较敏感，需要大量的优质蛋白质和类脂等营养元素补充，但膨化食品中的人工合成色素并不能提供这些营养。相反，人工合成色素自身或其代谢产物具有一定毒性，如果长时间进食含合成色素的食品，会影响神经系统的冲动传导，刺激大脑神经而出现躁动、情绪不稳、注意力不集中、行为过激等。

常吃膨化食品易致铝摄入超标。专家通过近几年全国食品污染物监测网的数据和对加工食品中铝含量的专项监测，我国四成儿童铝摄入量超标。营养与食品安全专家指出，铝含量较高的食品，主要就是面粉及其制品。

如果在食品生产过程中使用铝制的工具和容器，就会在食品中引入铝元素，用铝制品包装或盛放食品也可导致食品铝含量超标。

为什么膨化食品易含有铝？一是膨化食品使用的发酵粉里面可能含有铝；二是膨松剂的明矾是一种含铝化合物，虽然无铝膨松剂早已研究成功，但是无铝膨松剂的成本要比含铝膨松剂高出三到四倍。因此很多膨化食品企业都还在使用含铝膨松剂。

儿童是膨化食品、威化饼干等食品的主要消费群体，如果这些膨化食品含铝超标，那么对儿童健康肯定会造成危害。研究证明长期铝摄入过多对孩子骨骼生长和智力发育都会造成不良影响；摄入过多的铝，可能导致钙流失，抑制骨生成，发生骨软化症。

爆米花是典型的膨化食品。现在的爆米花在加工时，为了让味道更诱人，加入了不少的人造奶油，个别口味的爆米花还会加入一些香精；为了让爆米花更漂亮，还要往里面加些色素。

然而，这人造奶油给我们带来了多余的能量和反式脂肪酸，额外的能量会让肥胖离我们更近，反式脂肪酸则会降低体内高密度脂蛋白，增加低密度脂蛋白，增加心脑血管疾病的患病风险，而人工色素摄入太多可能会引发儿童多动症。

3. 奶茶和咖啡

在奶茶行业，珍珠奶茶在给人们的味蕾带来甜美刺激的同时，也给人的健康带来隐患。"用奶精而不用鲜奶冲兑奶茶，是这一行业内公开的秘密。十杯鲜奶的味道，也不如一勺奶精来得香浓。"与奶茶一样，制作咖啡时也会加入的咖啡伴侣，其实也是奶精。也就是说，奶精的使用已经遍及所有的饮品了。

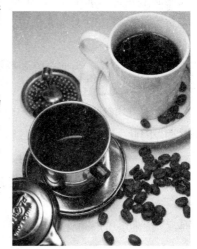

珍珠奶茶主要成分是主味料，比如红茶、香芋粉，另外还有植物奶精和藕粉做的珍珠，当然还有糖。奶茶中使用了大量的奶精，而奶精主要成分为氢化植物油，是一种反式脂肪酸，会减少男性荷尔蒙的分泌，可抑制精子的活力，对精子的活跃性产生负面影响。

长期大量摄入反式脂肪酸对人体的伤害不仅表现为增加心血管疾病、肿瘤的发病率，而且对生殖健康影响更大。一方面影响精子、卵细胞的质量，增加不孕不育和胎儿畸形的风险，另一方面，反式脂肪酸会影响激素合成，而性激素的合成障碍会导致月经不调、性功能障碍、增加不孕不育的概率。奶茶等反式脂肪酸对男性在短时间内的影响较女性明显，男性短期内的精子活力可能受影响，女性则需要较长的一个过程。所以，戒掉诱人的奶茶是男性性健康的明智之选。

4. 蛋黄派

在很多人看来，"蛋黄派""巧克力派"不但美味，而且营养，听起来甜美又时尚。但是，他们却不知道，这些"派"类点心，却往往是暗藏反式脂肪酸的大户。来看看蛋黄派的包装盒上怎么写的：

> 配料：白砂糖，鸡蛋，小麦粉，起酥油，氢化植物油，麦芽糖浆，低聚异麦芽糖，可可粉，全脂奶粉，葡萄糖浆，炼乳，脱脂乳粉，巧克力（代可可脂），乳糖，食品添加剂（乳化剂、稳定剂、黄原胶、膨松剂），食用植物油，可可液块，咖啡粉，食用盐，桂皮粉，食用香精。
>
> 保质期：8 个月
>
> 生产日期：见包装盒侧面（年/月/日）
>
> 贮藏方法：存放于清凉干燥处，避免直射阳光，开封后请即使用。

超过 30% 的派类点心，反式脂肪酸含量都在 2% 以上。而世界卫生组织建议反式脂肪酸每日每人摄入量不要超过总能量的 1%，即大约每天不超过 2 克。

如果每天吃 3 个这样的派，反式脂肪酸摄入就极易超标！而摄入过多的反式脂肪酸，会增加中年人患心脑血管疾病、糖尿病的风险，对儿童来说，会影响智力的发育；对老年人来说，会加速认知功能衰退，增加老年痴呆症发生的风险。

小小一只派，为何会隐藏这么多反式脂肪酸呢？事实上，酥软香腻的派皮、香浓的馅料、代可可脂做的巧克力涂层……这些都是反式脂肪酸的"隐藏地"。

植物起酥油、代可可脂、氢化植物油……这些名字，都是反式脂肪酸的代名词。因此，不要以为蛋黄派就真有蛋黄的营养，巧克力派就真如广告般温馨。

这些派类点心要特别关注标签上的原料标注，当这些原料在前 4 位置，说明所占比例比较大，要注意少选择、购买，少吃几次，否则会损害健康。

另外，如果标签上标注的"总脂肪含量"比较高也最好别买，因为这可能是反式脂肪酸的来源。

　　植物起酥油其实是氢化植物油的一种。最早的天然起酥油是猪油，因为它能让饼干酥脆而得名。后来人们将植物油通过氢化技术加工成软硬适度的硬脂，用于面包、糕点等食品生产，这就是"植物起酥油"。研究发现，植物起酥油中含有大量的反式脂肪酸，会对人体健康造成不利影响。

　　含反式脂肪酸最多的就是植物奶油，人体不但无法吸收植物奶油，反而还会给身体造成伤害，研究表明，反式脂肪酸至少可以造成以下危害：发胖、易引发冠心病、影响男性生育能力、降低记忆力、容易形成血栓、影响生长发育、易患糖尿病、影响生长发育期的青少年对必需脂肪酸的吸收等。那么如何拒绝反式脂肪酸呢？

　　为什么我们经常吃的食物中含有反式脂肪酸呢？因为含有反式脂肪酸的食物口味、口感特好不说，还造价低、易储存。因为好吃，所以人人都爱吃，如人们经常吃的饼干、薄脆饼、油酥饼、巧克力、色拉酱、炸薯条、炸面包圈、奶油蛋糕、大薄煎饼、马铃薯片、油炸干吃面等食物中，均含有不等量的反式脂肪酸。

　　殊不知，反式脂肪酸在自然界形成的可能性非常小，几乎都是人造的，属于典型的食品添加剂。所以，要管住自己的嘴，特别是西式快餐，才是降低反式脂肪酸摄入的最好办法。

　　以上只是列举了一些常见的不健康食物，还有更多的食物需要小心鉴别。有一个方法，那就是尽量选择一些天然的食物。越是加工的次序少，食物就越是健康。

▶ 一日三"掺"：补充现代人真正缺乏的营养

　　人体要维持生命保持健康，需要物质保证，除了不属于营养物质的氧气外，必需的营养素有六大类44种，每种营养素各有一定的供给量。显然没有一种天然食物能如此全面和充足地满足人体的要求，各类食物的营养特点不一，只有食用比较多的不同食物，才能兼收并蓄，达到机体的需要。另外，不同食物来源的营养素，相互搭配，有一种相乘效应，会提高营养价值和吸收利用的效率。从安全性来看，食物品种一多，每种食物的食用量相应就少，食物中可能存在对人体不利的物质摄入也减少，有利健康。

1. 食物多样化可以降低某些食物带给我们的风险，提高安全性

如果天天吃的蔬菜就是这老四样：青椒、土豆、白菜、黄瓜。你天天如此，月月如此，如果有一天我们发现黄瓜当中有一种有害物质叫作四聚氰胺，那么就会发现这个家庭面临的风险比较大，因为他们天天吃这种食物。而另外一个家庭，比如说他们吃的蔬菜种类比较多，而且经常变换，今天吃的是青椒、土豆、白菜、黄瓜，明天吃的是蒜苗、油菜、西蓝花、番茄，后天吃的是西葫芦、豆角、蘑菇，这样下来，饮食多样化，经常变换食谱，就会使得即便某种蔬菜当中检测出来有害物质，这样有危害的食物的风险就会小很多。所以食物多样化，我们的膳食多一些变化会把可能存在的风险大大的稀释掉。

2. 食物多样化还能给我们带来均衡的营养素

要保证人体的健康必须充足的摄入各种营养素：蛋白质、脂肪、碳水化合物、维生素、矿物质、膳食纤维、水，缺了哪一个都不行。任何一种营养素的缺乏，都会造成健康的流失。只有每种营养素都适量地补充，才能保证均衡的营养素摄入，才能保证机体的健康。这个世界上没有任何一种食物的营养成分能够完全符合所有人对于营养的需求。挑食、偏食比较容易造成饮食补充单一。要想做到每种营养素都适量地摄入，要想做到均衡，那就离不开多样化的饮食。

一日三餐功能各不相同，为了给身体提供充分的营养，我们必须学会每顿饭科学搭配，也就是一日三餐。科学配餐能给身体提供全面的营养，为更好地安排三餐提供帮助。

日常膳食中，要提倡荤素搭配、粮菜兼食、粮豆混合、粗粮细做等方法来调配一日三餐，以提高食物蛋白质在人体内的消化吸收率。以下3点不得不强调：

（1）膳食中搭配的食物种类越多越好。一日三餐都要提倡食物多样化，这样不仅能提高食欲，促进食物在体内的消化吸收，而且食物中的氨基酸种类齐全，也能充分发挥蛋白质的互补作用。

（2）食物的种属越远越好。最好包括鱼、肉、蛋、禽、奶、米、豆、菜、果、花，还有菌藻类食物，组合搭配、混合食用。将动物性食物与植物性食物搭配在一起，比单纯植物性食物之间搭配组合更有利于提高蛋白质的营养价值。

（3）最好是几种食物同时吃。摄入人体所需要的各种氨基酸，使吸收的部分氨基酸重新合成，构成人体需要的组织蛋白质。

要做到以上几点就要科学配餐，科学配餐的原则有以下5点：

（1）确保每日膳食中有合理的食物结构，各种食物及营养素种类齐全、数量充足、比例适当，满足营养平衡的要求。三大营养素即蛋白质、脂肪、碳水

化合物占总热量的百分比应分别是 10% ~ 15%、20% ~ 30%、60% ~ 65%。

（2）一日三餐的热量应当与工作强度相匹配，避免早餐过少、晚餐过多的弊病。热量分配以早餐占全日总热量的 25% ~ 30%、午餐占 40%、晚餐占 30% ~ 35% 较为适宜。

（3）保证富含优质蛋白质和脂肪的食物供应量。蛋白质除由粮食提供一部分外，所需蛋白质总量的 1/3 ~ 1/2 必须由肉类、蛋类、大豆等优质蛋白质食物供给。此外每天应搭配部分动物脂肪，这通过食物中肉类的搭配就可以解决，如猪的后臀尖肉含有 30.8% 的脂肪、后肘肉含脂肪 28%，一般瘦猪肉含脂肪量为 6% ~ 8%。

（4）蔬菜的供给量每人一天 500 ~ 600 克，水果 100 ~ 200 克。蔬菜中最好要有一半儿是绿色或有色蔬类，同时蔬菜品种应尽量多样化。若新鲜蔬菜中维生素 C 含量不足或在烹调中损失过多，则应适当补充富含维生素 C 的新鲜水果。

（5）主副食搭配要注意酸碱平衡。主食要做到粗与细、干与稀的平衡；副食要做到生熟搭配、荤素搭配平衡。

▶ 错误的食物搭配有害健康

饮食是一门科学。吃得对了，能帮助塑造我们的身体；吃得不对，还会危害身体健康。这里，我们先排除个人的体质、节气、时间等因素，单独来说说食材错误搭配的情况。

先举几个例子，以便大家对此有个比较生动的认识。

菠菜与豆腐长期搭配食用会形成结石，虾与富含维生素 C 的食物一同食用会造成食物中毒，甚至危及生命等。所以，我们必须在日常饮食中熟知常见食物之间的相宜、相克关系，才能在安排膳食时趋利避害、合理配餐，让食物的食用和药用价值得到充分的发挥。

接下来列举一些我们平时比较容易碰到的错误搭配，请读者朋友认真阅读，避开误区。

小米是治疗体质虚寒的食物，调养和滋补功效强，而烧酒也属于大热之物，两者并用容易引发心脏病。

小米与虾皮性味不和，一同食用容易导致人体出现恶心、呕吐等症状。

小米含有极其丰富的维生素 B_1，若与蚬、蛤、蟹等海鲜类食物一同食用，这些食物中富含的维生素 B_1 分解酶会导致小米中维生素 B_1 的大量流失，从而降低小米的营养价值。

大米和红豆虽然均富含丰富的营养物质，但不宜一同煮食，否则容易引起口腔溃疡。

蕨菜会降低人体对大米中维生素 B_1 的消化和吸收，因此二者不宜一同食用。

大米中含有较多的维生素，而维生素在碱性环境中极易被分解，导致大量流失，使人出现脚气病。因此用大米煮粥时不宜放碱。

薏米和杏仁同食，容易引起人体腹泻、呕吐。

薏米和海带同食，会妨碍人体对维生素 E 的吸收。

薏米含有极其丰富的维生素 B_1，若与蚬、蛤、蟹等海鲜类食物一同食用，由于这些食物中富含维生素 B_1 分解酶，会导致维生素 B_1 的大量流失，从而降低了薏米的营养价值。

多食小麦会蕴热、化火、生痰，枇杷对于风寒型咳嗽患者会加重其寒凉性，并易生痰，若将二者同食，会造成生痰过多。

小麦与蜂蜜一同食用容易引起身体不适。

小麦含有极其丰富的维生素 B_1，若与蚬、蛤、蟹等海鲜类食物一同食用，由于这些食物中富含维生素 B_1 分解酶，会导致维生素 B_1 的大量流失，从而降低了小麦的营养价值。

荞麦性寒，若与微寒酸冷的猪肉同食，易使虚寒入侵脾胃而伤元气，严重者会导致眉毛及头发脱落。

荞麦与鹅肉同食易导致肠胃的诸多不适，因此二者应忌同食。

荞麦和猪肝同食，不仅容易导致消化不良，还可能诱发皮肤病。

荞麦性寒，羊肉性热，二者性相克，功能相反，不宜同食。

荞麦与野鸡肉同食易导致身体不适。

荞麦与鸭肉同食容易导致人体中毒。

荞麦含有极其丰富的维生素 B_1，若与蚬、蛤、蟹等海鲜类食物一同食用，由于这些食物中富含维生素 B_1 分解酶，会导致维生素 B_1 的大量流失，从而降低了荞麦的营养价值。

黄豆含有丰富的钙、铁、磷、钾、镁、锌、硒等矿物质，莲藕则富含纤维素，若将黄豆与莲藕一同食用，纤维素会影响人体对矿物质的吸收，降低了黄豆本应具有的营养价值，因此富含矿物质的食物均不能与莲藕等富含纤维素的食物一同食用。

黄豆与核桃同食会导致人体出现腹胀、消化不良等症状。

绿豆与狗肉一同食用会导致人体出现中毒症状。

绿豆与榛子一同食用会导致人体出现腹痛、腹泻等症状。

绿豆与榧子一同食用易使人腹泻。

将绿豆与羊肉同食会导致人体出现胃胀气。

限于篇幅，我们只能介绍食物搭配中的一小部分。以上这些只是冰山一角，更多的搭配还需要读者朋友自己去看书摸索。但是总体来说，饮食搭配的方法，已经融入了我们的日常生活了。比如说，您家里炒鸡蛋会放西红柿，不会用绿豆；煮鱼汤放姜片，但没有放豆角。这就是因为，我们千百年来的饮食习惯已经养成了，各种做法都不用再多强调，人们自然而然地知道该如何去搭配食物。千万别小看这一点，食材搭配到现在的地步，绝对把营养和美味统一之后才有的结果。所以，对于饮食搭配，我们也无须过于担心，以为平常生活中的吃法都是没有经过验证的。您若是只喜欢传统美食，那也不用把搭配当回事儿。但若是想尝试新食法，就要对搭配的知识有个全面的了解。

▶ 食物巧搭配，营养能翻倍

在上个小节，我们已经强调食物的营养搭配对留住食物的营养成分很重要。搭配得好，不但有利于人体很好地吸收其营养成分，使营养价值成倍增加，而且可以减少其中的副作用；相反，如果搭配得不合理，就会在人体内引起一系列不良反应，使人体内必需的微量元素和维生素吸收大大减少，对身体造成损害。鉴于错误搭配已经列举过很多了，本节里我们谈谈如何正确搭配，以使得营养翻倍。

先来说说粗细搭配。

如果长期偏食精细食品，会导致胃纳小、胃动力不足、消化力弱，尤其是对儿童的影响更大。所以出于健康的考虑，要采取粗细搭配，尽可能多吃一些富含膳食纤维的食品，如糙米、标准粉以及纤维蔬菜（胡萝卜、扁豆、韭菜）等。当然，同一切营养素一样，食物纤维摄入量也不应过多，否则会影响矿物质的吸收。粗细搭配含有两层意思：一是要适当多吃一些传统的粗粮，即相对于大米、白面这些细粮以外的谷类及杂豆，包括小米、高粱、玉米、荞麦、燕麦、薏米、红小豆、绿豆、芸豆等；二是针对目前谷类消费的主体是加工精度高的精米白面，要适当增加一些加工精度低的米面。

人体健康一方面要不断吸收有益的养料，另一方面要不断地消除有害的废料，吐故纳新，生生不息。而排出废料，使胃肠"清洁"起来，就不得不求助于"粗食品"，也就是"多渣食品"。

不同种类的粮食及其加工品的合理搭配，可以提高其营养价值。如谷类蛋白质中赖氨酸含量低，是其限制性氨基酸；豆类蛋白质中富含赖氨酸，但蛋氨酸含量较低，是其限制性氨基酸。若将谷类和豆类食物混合食用，它们各自的限制性氨基酸正好互补，从而大大提高了蛋白质的生理功效。"粗食品"能排出废料，使胃肠道"清洁"起来，因为它其中的粗成分叫膳食纤维，包括纤维素、半纤维素、果胶等。相对于大米、白面，粗粮中膳食纤维、B族维生素和矿物质的含量要高得多。粮食在经过加工后，往往会损失一些营养素，特别是膳食纤维、维生素和矿物质，而这些营养素和膳食成分正是人体容易缺乏的。由于人体的消化道内没有消化膳食纤维的酶，所以对人体来说，膳食纤维是没有直接营养价值的。但是膳食纤维具有刺激胃肠蠕动、吸纳毒素、清洁肠道、预防疾病等多种功能，是其他营养素所无法替代的。

适当多吃些粗粮有利于避免肥胖和糖尿病等慢性疾病。与细粮相比，粗粮更有利于防止高血糖。如将葡萄糖的血糖生成指数定为 100，富强粉馒头为 88.1，精米饭为 83.2，小米为 71，糙米饭为 70，玉米粉为 68，大麦粉为 66，粗麦粉为 65，荞麦粉为 54，燕麦为 55。在主食摄入量一定的前提下，每天食用 85 克的全谷类食品，能减少若干慢性病的发病风险，可以帮助控制体重。因此，建议每天最好能吃 50 克以上的粗粮。

再来说说荤素搭配。

为什么要荤素搭配呢？鸡鸭鱼肉等荤菜味道鲜美，含有丰富的蛋白质，但超量摄入会增加肝肾负担，导致尿酸增高、痛风、肥胖、心脑血管等疾病。素食则能改变荤食含饱和脂肪酸与胆固醇过高的弊端，弥补荤食缺乏膳食纤维和某些水溶性维生素的缺陷，其中丰富的膳食纤维能帮助荤菜中的胆固醇排出体外。素菜，比如蔬菜、水果、蘑菇等，富含维生素和膳食纤维，但缺乏优质蛋白质和某些矿物质，而荤菜正好能补充这些缺陷，同时还能帮助素菜中的脂溶性维生素更好吸收。

　　荤菜和素菜的最佳比例在 1 ∶ 3 至 1 ∶ 4 之间。但是，如果按照这个比例点菜的话，桌上的菜看起来又未免太素了。最好可以一个荤菜配一个素菜，再搭配一个半荤半素的菜。比如一个清蒸鱼配一个木须肉，再搭配一个白菜心，选择多样，桌面上又不至于太单调。在吃的时候，就方便执行 1 ∶ 3 的原则了，吃一口肉，记得吃三口素菜。

　　再来说一些日常饮食中的正确搭配，希望读者朋友可以借鉴。

　　大米和芋头搭配，可促进营养吸收。芋头为碱性食品，能中和体内积存的酸性物质，调整人体的酸碱平衡，产生美容养颜、乌黑头发的功效，还可用来防治胃酸过多症。芋艿含有丰富的黏液皂素及多种微量元素，可帮助机体纠正微量元素缺乏导致的生理异常，同时能增进食欲，帮助消化，抗癌防癌。

　　米饭的主要成分是碳水化合物，米饭中的蛋白质主要是米精蛋白，氨基酸的组成比较完全，人体容易消化吸收；大米可提供丰富 B 族维生素；大米具有补中益气、健脾养胃、益精强志、和五脏、通血脉、聪耳明目、止烦、止渴、止泻的功效。两者搭配食用，能促进营养物质的吸收。

　　磨豆浆时加些米、煮粥时加些豆子，或者煮米饭煮粥的时候加入豆浆。不但香味更浓郁，营养也最丰富。效果稍微差一点儿的搭配，是在一餐中同时吃"米饭和豆"。

　　地瓜和米面同食，能提高营养价值。地瓜可以为人体供给大量的热能，1 千克地瓜可产热量 5317 千焦，而 1 千克白面或大米产的热量也只不过才 14779 千焦。地瓜含有的赖氨酸，比大米、白面要高得多，还含有十分丰富的胡萝卜素，可促使上皮细胞正常成熟，抑制上皮细胞异常分化，消除有致癌功效的氧自由基，阻止致癌物与细胞核中的蛋白质结合，促进人体免疫力增强。更为奇妙的是，地瓜中所含的蛋白质对米面中的蛋白质具有补充功效，能明显补充面粉中维生素 C、大米中钙的不足和二者胡萝卜素的缺乏。地瓜和大米、白面混吃，可以提高主食的营养价值，使人延年益寿。

　　黑芝麻和乌鸡同食，能美容。黑芝麻作为食疗品，有益肝、补肾、养血、润燥、乌发、美容功效，是极佳的保健美容食品。小小黑芝麻之所以有这样大的功效，是因为它含有大量的脂肪和蛋白质，还有糖类、维生素 A、维生素 E、卵磷脂、钙、铁、镁等营养成分；其所含有的维生素 E 尤其丰富，维生素 E 能促进细胞分裂，推迟细胞衰老，常食可抵消或中和细胞内衰老物质"游离基"的积累，起到抗衰老和延年益寿的功效。

　　乌鸡向来有"黑了心的宝贝"之称，它内含丰富的黑色素，蛋白质，B 族维生素等 18 种氨基酸和 18 种微量元素，其中烟酸、维生素 E、磷、铁、钾、钠的含量均高于普通鸡肉、胆固醇和脂肪含量却很低，可提高生理功能，延缓衰老，强筋健骨，对防治骨质疏松、佝偻病、妇女缺铁性贫血症等有明显功效。两者同食可以说相得益彰，更能发挥美容功效。

生菜中含有丰富的膳食纤维、矿物质和维生素，有消除多余脂肪、降低胆固醇的功效，其含有的甘露醇等有效成分，则有利尿和促进血液循环的功效。橄榄油是地中海饮食的精髓，原汁原味的初榨橄榄油没有经过任何的化学处理，也不含有任何添加剂，相比其他的油，初榨橄榄油含有更多的抗氧化物质和不饱和脂肪酸。多食生菜橄榄油沙拉能有效预防并降低患心血管疾病的概率。

日常生活中，多数人只知道将大蒜和洋葱作为蔬菜来利用，却并不完全了解它们对人体的益处，因而也忽略了它们的药用价值。随着科学技术的发展，人们对这两种蔬菜的成分及其功能有了比较深刻的认识，研究表明，这两种蔬菜对人体有多方面的保健功能，其药用价值也得到了进一步的发掘。洋葱和大蒜中含有的丰富硫化物能帮助身体代谢致癌物质，对抗炎症。那些饮食中经常含有洋葱、大蒜等刺激性物质的人，其患有口腔癌、喉癌、食道癌、肠癌、卵巢癌以及肾癌的危险大大降低。在植物学上，大蒜和洋葱都属于百合科葱属，亲缘关系很近，因而其成分和功能也有一定的相似性，两者通用更能协同挥发其药用功效。

不少人喜欢吃辣，水煮鱼、辣子鸡、辣拌菜都很受欢迎，过度食辣能够破坏神经末梢的感觉，久而久之就会让胃受到伤害。酸奶口感细腻而稠滑，不但营养丰富，而且对肠胃有很好的保护功效。酸奶含有利于胃肠道保护的乳酸菌，乳酸菌具有酸化肠腔，抑制腐败菌生长和减弱腐败菌在肠道中产生毒素的功效，预防并治疗便秘、腹泻、腹痛等消化道疾病。吃麻辣火锅或者辛辣大餐时提前饮用一些酸奶，可以保护胃。

鱼肉中含有的牛磺酸成分也有降低胆固醇的功效，在大豆中含有的脂肪成分同样具有降低胆固醇功效。而且鱼脂肪中含有名为二十碳五烯酸的不饱和脂肪酸。这种物质具有使血流更顺畅、流动不易凝聚、降低胆固醇的功效。因此，豆腐和鱼搭配着吃，降低胆固醇的功效被大大强化了。

但是，做鱼烧豆腐或鱼炖豆腐时，用老豆腐比较好，再放一些蔬菜和香菇，无论风味还是营养都更加诱人。

咱们的食材太丰富了，所以搭配的方法也太多。关于食物的搭配方法，这里就介绍这么多。其他的方法，请读者朋友自己慢慢积累摸索吧。

▶ 以植物为基础的健康饮食

» 人体必需的营养素和食物成分

目前已证实人类必需的营养素多达四十余种，这些营养素必须通过食物摄入来满足人体需要。其中蛋白质、脂类和碳水化合物不仅是构成机体的成分，还可以提供能量。

在人体必需的矿物质中，有钙、磷、钠、钾、镁、氯、硫等必需常量元素和铁、碘、锌、硒、铜、铬、钼、钴等微量元素。

维生素可分为脂溶性维生素和水溶性维生素。维生素 A、维生素 D、维生素 E、维生素 K 是脂溶性维生素，维生素 B_1、维生素 B_2、维生素 B_6、维生素 B_{12}、维生素 C、泛酸、叶酸、烟酸、胆碱和生物素是水溶性维生素。另外，还有膳食纤维及其他植物化学物等膳食成分对维持健康也是必要的。

» 食物的五大类

第一类为谷类及薯类，谷类包括米、面、杂粮，薯类包括马铃薯、甘薯、木薯等，主要提供碳水化合物、蛋白质、膳食纤维及 B 族维生素。

第二类为动物性食物，包括肉、禽、鱼、奶、蛋等，主要提供蛋白质、脂肪、矿物质、维生素 A、B 族维生素和维生素 D。

第三类为豆类和坚果，包括大豆、其他干豆类及花生、核桃、杏仁等坚果类，主要提供蛋白质、脂肪、膳食纤维、矿物质、B 族维生素和维生素 E。

第四类为蔬菜、水果和菌藻类，主要提供膳食纤维、矿物质、维生素 C、胡萝卜素、维生素 K 及有益健康的植物化学物质。

第五类为纯能量食物，包括动植物油、淀粉、食用糖和酒类，主要提供能量。动植物油还可提供维生素 E 和必需脂肪酸。

» 谷为主是平衡膳食的基本保证

谷类食物是世界上大多数国家传统膳食的主体，越来越多的科学研究表明，以植物性食物为主的膳食可以避免欧美等发达国家高能量、高脂肪和低膳食纤维膳食模式的缺陷，对预防心脑血管疾病、糖尿病和癌症有益。要坚持谷类为主，应保持每天膳食中有适量的谷类食物，一般成年人每天应摄入 250 ～ 400 克。

» 粗细搭配有利于合理摄取营养素

粗细搭配含有两层意思：一是要适当多吃一些传统上的粗粮，即相对于大米、白面这些细粮以外的谷类及杂豆，包括小米、高粱、玉米、荞麦、燕麦、薏米、红小豆、绿豆、芸豆等；二是针对目前谷类消费的主体是加工精度高的精米白面，要适当增加一些加工精度低的米面。

相对于大米白面，其他粗粮中膳食纤维、B 族维生素和矿物质的含量要高得多。粮食在经过加工后，往往会损失一些营养素，特别是膳食纤维、维生素和矿物质，而这些营养素和膳食成分也正是人体容易缺乏的。以精白面为例，它的膳食纤维和维生素 B_1 只有标准粉的 1/3。

另外，适当多吃粗粮有利于避免肥胖和糖尿病等慢性疾病。与细粮相比，粗粮更有利于防止高血糖。在主食摄入量一定的前提下，每天食用 85 克的全谷食品能减少若干慢性疾病的发病风险，可以帮助控制体重。因此建议每天最好能吃 50 克以上的粗粮。

» 食物多样化才能摄入更多有益的植物化学物质

在众多植物性食物中，除了含有已明确为营养素的成分外，还有许多其他成分，其中一些已被发现具有一定的生物活性，可在预防心血管疾病和癌症等慢性病中发挥有益作用，这些成分通称为植物化学物质。实验证明，十字花科植物含有的异硫氰酸盐，可以抑制由多种致癌物诱发的癌症，常见的十字花科蔬菜有萝卜、西蓝花、芥蓝、卷心菜、甘蓝、菜花。

几乎所有植物性食物都含有黄酮类化合物，大量研究表明黄酮类化合物有抗氧化、抗过敏、消炎等作用，有利于高血压等慢性病的预防。因此只有摄取多样化的膳食，才能获得更多对健康有益的植物化学物质，因而提倡人们广泛食用多种食物。

▶ 富有营养的日常饮食

　　我们的日常饮食，通常都是分为三餐。那么，只要能安排好三餐的饮食，就可以吃得营养。其实，人吃饭不只是为了填饱肚子或是解馋，更主要是为了保证身体的正常运作和维持。一般情况下，一天需要的营养，应该均摊在三餐之中。每餐所摄取的热量应该占全天总热量的 1/3 左右，但午餐既要补充上午消耗的热量，又要为下午的工作、学习提供能量，可以多一些。那么，一日三餐应怎样安排呢？

　　1. 早餐：粮谷类 + 蛋白质 + 蔬菜水果

　　碳水化合物丰富的粮谷类食品，如面包、馒头、花卷、豆包、米粥、面条、麦片、包子、馄饨、饼干等。碳水化合物是构成机体组织的主要成分，它能促进消化道的运动，防止便秘，预防肠道肿瘤的发生。碳水化合物是血液中葡萄糖的主要来源。糖是中枢神经的主要燃料，有利于增强免疫力。

　　蛋白质含量丰富的食品，如牛奶、酸奶、鸡蛋、咸鸭蛋、豆浆、火腿、肉类等。如果早餐只有碳水化合物，没有富含蛋白质的食品，那么血液中葡萄糖浓度会很快下降，失去后劲，也就是说还没到中午，葡萄糖就被消耗殆尽。所以，早餐只吃面包、馒头、稀饭等粮食类食品是不充分的。然而摄入过量蛋白质又会增加内脏器官的代谢压力。

　　维生素和矿物质含量丰富的新鲜蔬菜、水果或果汁等。这些食物是对早餐质量的提升，在方便早餐中配以蔬菜或水果，更有利于营养平衡。

　　早餐坚决不要油腻，因为高脂肪食品会导致大脑供血不足，会影响工作。早上吃太多油腻食品，如油条、油饼、巧克力、汉堡包等，上午容易犯困、注意力不集中。经过油炸的面粉，如油条，其中的营养素已被破坏。同样道理，如果早餐吃鸡蛋，应该尽量选择煮鸡蛋而非煎鸡蛋。

　　2. 午餐：粮谷类 + 蛋白质 + 蔬菜水果

　　午餐应多吃一些高蛋白食物，如鱼肉、鸡肉、瘦猪肉、牛肉、羊肉以及水产品和豆制品。因为这类食物中的优质高蛋白可使血液中酪氨酸增加，使头脑保持敏锐，对增强理解和记忆功能有重要作用。

如果午餐吃了富含单糖、双糖及淀粉多的米饭、面条、面包和甜点心等食物，会使人感觉疲倦，上班工作精力难以集中。

午餐热量不宜太高。酒类饮料大多都属热量型，一瓶啤酒相当于 200 克碳水化合物的热量，就是一个四两面包的热量。除此还有动物的脂肪也应少吃。研究认为热量的摄入过多，运动太少，常会诱发心脑血管疾病。所以中午要少喝酒，多吃蔬菜。午餐也要粮菜搭配、粗细搭配、荤素搭配、干稀搭配。

3. 晚餐：粮谷类 + 蛋白质 + 蔬菜水果

晚餐应避免吃高脂肪、高蛋白质的食物，因这些食物不但会影响夜间的睡眠，而且容易导致人发胖。

晚餐要以富含维生素 C 和粗纤维的食物为主，这类食物既能帮助消化，防止便秘，又能供给人体所需的纤维素和微量元素，防止动脉硬化，改善血液循环，有益于人体健康。

应吃富含碳水化合物的食物，如面条、面包、米饭和甜食等，能使血液中不能被肌肉细胞所吸收的色氨酸进入大脑，并转化为有镇静作用的血清素。因色氨酸除有安眠的作用外，还可减轻身体痛觉和敏感度。

晚饭应该尽量清淡，多一些青菜，这对补充维生素很有好处。摄入热量更是要注意的一点，中国人喜欢晚饭喝酒，这会使热量摄入过剩，不利于身体健康。

晚饭尽量吃些薯类食物，有利于减肥，降低脂肪和热量的吸收，也有利于胃肠的蠕动和减少便秘的发生。

下面给大家推荐一周的三餐安排。

星期一

早餐：低脂牛奶 250 克，全麦面包（或全麦面粉）50 克，煮鸡蛋 1 个，苹果 150 克。

午餐：馒头或米饭，白菜氽肉丸子（瘦肉 75 克、白菜 100 克、原生橄榄油或芝麻油少许），芹菜豆腐干（芹菜 75 克、豆腐干 50 克、橄榄油 10 克），水果 200 克。

星期二

早餐：大米粥，素菜包，盐茶蛋 1 个，花生米拌芹菜（花生米 20 克、芹菜 100 克、原生橄榄油 2 克）。

午餐：馒头或米饭，牛腩炖萝卜（牛腩 75 克，萝卜 100 克），青菜豆腐（青菜 200 克、豆腐 100 克），橄榄油 10 克，水果 250 克。

星期三

早餐：豆浆 250 克，玉米面发糕（玉米面 30 克、面粉 20 克），炝莴笋腐竹（莴笋 100 克、干腐竹 10 克、原生橄榄油 2 克）。

午餐：炒米粉（猪肉或牛肉丝 25 克、豆芽 100 克），火腿沙拉（火腿 25 克、鸡蛋白 30 克、马铃薯 20 克、色拉酱 5 克），青菜汤（时令青菜 80 克），橄榄油 10 克，水果 200 克。

星期四

早餐：小米粥，花卷或馒头，咸鸭蛋 1 个，拌海带胡萝卜丝（水发海带 100 克、胡萝卜 25 克、原生橄榄油 2 克）。

午餐：什锦炒饭（鸡肉 50 克、蔬菜 50 克、米饭），凉拌黄瓜，酸奶，橄榄油 15 克，水果 200 克。

星期五

早餐：低脂牛奶 250 克，三明治（面包 50 克、去皮鸡肉 40 克、生菜 25 克），橘子 150 克。

午餐：米饭或面点，肉片扁豆（瘦肉 50 克、扁豆 150 克），番茄炒蛋（鸡蛋 2 个、番茄 100 克），水果羹 250 克，橄榄油 15 克。

星期六

早餐：牛奶麦片粥（牛奶 200 克、麦片 20 克），麻酱饼（麻酱 5 克、面粉 30 克），煮花生 20 克，香蕉 1 只。

午餐：水饺或米饭，熟瘦酱肉 25 克，炒韭菜 250 克，酸辣豆腐汤（豆腐 50 克、鸡蛋 1 个、原生橄榄油或芝麻油少许），梨 300 克，橄榄油 10 克。

星期日

早餐：酸奶 130 克，蛋糕或面包，煎鸡蛋 1 个（普通橄榄油即可），番茄 150 克。

午餐：米饭或炒面，白菜拌干丝（白菜 150 克、豆腐皮 50 克、原生橄榄油 2 克），青椒肉片（瘦肉 50 克、青椒 150 克），蘑菇蛋汤（75 克、鸡蛋 1 个、原生橄榄油或芝麻油少许），水果，橄榄油 10 克。

晚餐根据自己的身体情况自己搭配，符合科学配餐的原则就可以。

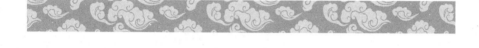

第三篇

最佳营养受益无穷

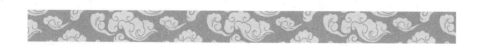

第8章 你的个人营养方案

▶ "从头查到脚"，自查营养缺乏

我们的身体是营养物质组合而成的，一旦缺乏某些营养，就会有相应的症状出现。所以，读者朋友可以根据下面的情况，自己检查一下身体。

头发干燥、变细、易断、脱发，可能是缺乏蛋白质、能量、必需脂肪酸、微量元素锌。

夜晚视力降低可能是缺乏维生素 A。如果不及时纠正，可能进一步发展为夜盲症，并出现角膜干燥、溃疡等。

舌炎、舌裂、舌水肿可能缺乏 B 族维生素。

牙龈出血可能缺乏维生素 C。

味觉减退可能缺乏锌。

嘴角干裂可能缺乏核黄素（维生素 B_1）和烟酸。

身体疲劳、注意力不集中、食欲不振、面色苍白、黑眼圈等是缺铁。铁是形成红细胞必需的营养物，是血红蛋白的重要组成部分，血红蛋白的作用是向全身传输氧。由于维生素 C 可促进铁的吸收，用餐时可喝一杯橙汁。

皮肤瘙痒伤口愈合慢、指甲出现白点是缺锌。锌有助于新细胞和酶的形成，对伤口愈合非常关键。锌对于健康精子的产生功不可没。世界卫生组织估计大约三分之一的人口缺锌，特别是饮食差的儿童、孕妇和老人以及素食者。坚果、种子、全谷食物、蟹、沙丁鱼和红肉中含锌丰富。吃一只牡蛎或 200 克牛排，可满足一天的锌需求量。

舌头痛、口鼻皮肤干燥开裂是缺维生素 B_{12}。维生素 B_{12} 可保持皮肤、眼睛和神经系统健康。一般说来，大约十分之一成年人维生素 B_{12} 摄入不足。牛奶、鸡蛋、大米、强化早餐谷物中有较丰富的维生素 B_{12}。一大杯半脱脂牛奶（300

毫升）或 150 克烤瘦肉，可满足维生素 B_{12} 日需求量的一半。

胯部疼、骨头脆、背痛腿痛是缺维生素 D。维生素 D 促进骨骼生长，帮助肠道钙质吸收。对免疫系统健康也十分关键。每个人，特别是老年妇女和小儿都会或多或少缺维生素 D。研究发现，超过一半儿的成年人维生素 D 水平过低。最有效的补维生素 D 的方法是晒太阳。脸和手臂晒太阳 20～30 分钟，每周 3 次。

经常生病、频繁感染是缺硒。硒可提高免疫力、防止细胞损伤、抗击癌症。饮食缺硒会造成男性精子质量下降，生育能力降低。

焦虑、易怒是缺镁。镁有助于人体将食物转化成能量。确保产生有益骨骼健康的副甲状腺健康。镁还关系到人体肌肉收缩和体温调节。一般缺镁多见于经前期妇女和老年人。在杏仁和全谷物面包中含有一定的镁。

经常感冒和感染，皮肤掉皮和掉头皮屑、口腔溃疡是缺维生素 A。维生素 A 有助于抗击炎症，改善光线昏暗时的视力和保持皮肤健康。严重维生素 A 缺乏的情况比较少见，但很多成年人维生素 A 摄入不足。建议孕妇不要摄入太多的维生素 A，否则容易导致新生儿畸形。动物肝脏、鸡蛋、奶酪和酸奶等含有较为丰富的维生素 A。

营养缺乏不单是个小问题，给您的生活带来烦恼，还可能引起慢性病。所以，读者朋友一定要重视。做起来也不麻烦，简简单单地日常饮食，就可以补充营养。

▶ 帮你挑选膳食营养补充剂

上面说到了营养缺乏的问题。为了补充营养，我们除了会用饮食进补的方法外，还会用到营养补充剂。但是如今市面上的营养补充剂品种太多，怎样才能选到合适的、好的，对于读者朋友来说，都是个头疼的问题。比如说，天然的增补剂是否优于合成的增补剂呢？胶囊是否优于片剂？是否有一些矿物质的形态更易于吸收？营养搭配是否有好坏之分？如果处在药物治疗期怎么办？在什么情况下应该停止营养物质的增补呢？这都是疑问，以下就对此做出解答。

1. 胶囊与片剂哪个更好

胶囊一般用胶质制成，属动物胶，不适于素食者。但是，随着科技的发展，植物纤维质已被用作替代品，尽管尚未应用于胶囊，如维生素 E 使用的软胶囊。

而片剂的优势是,通过压缩可容纳更多的营养物质。劣势是需要填料以及黏合剂。有些人认为胶囊更易于吸收。但是,只要片剂制造良好,即使是对于消化能力不强的人而言,胶囊和片剂也不会产生任何区别。大多数维生素,包括油基维生素也可以制成片剂状。例如,天然维生素 E 有两种形态:d-α 醋酸生育酚(油状)以及 d-α 丁二酸生育酚(粉末状)。二者都相当有效。

2. 天然与人工合成的比较

对于天然维生素的好处,已经有一大堆无用的理论了。首先,许多自称为天然的产品根本就不可靠。从法律角度讲,在一件产品可以在标签中注明"天然"二字之前,必须有一定比例的产品确实为天然所产。这个比例因国家而异。通过巧妙的说明,一些非天然产品往往可以把自己包装得类似于天然产品。例如"含野玫瑰果的维生素 C"肯定指在人工合成的维生素 C 中加入野玫瑰果,但这句话本身可以使人误认为是"从野玫瑰果中提取的维生素 C"。所以说,到底哪种更好呢?

根据定义,人工合成的维生素必须具有在自然界中发现的维生素的所有特性。否则便说明化学家们没有适当完成自己的本分工作。维生素 E 就是一个例子。天然的 d-α 丁二酸生育酚的效力比人工合成的 dl-α 生育酚要高 36%。因此,一般从麦胚油或大豆油中提取的天然维生素 E 的效果更好。

但是,尽管先进的科学技术表明存在极其细微的差别,人工合成的维生素 C(抗坏血酸)的生物效能仍与天然维生素 C 相当。没有人能够证明天然维生素 C 的效力更强,或服用后的好处更多。确实,大多数维生素 C 是由"天然"糖分(如右旋糖)经人工合成而得;在经过两次化学反应后得到抗坏血酸。这与动物体内将糖分转化为维生素 C 所经过的化学反应略有不同。从含量最集中的来源金虎尾樱桃中提取的维生素 C 体积更大,也更加昂贵。金虎尾仅含 20% 的维生素 C,因此一片 1000 毫克片剂的体积相当于一片普通片剂的五倍,而价格更是普通片剂的 l0 倍!

从天然来源中提取的维生素确实含有一些能增强效力的未知元素。维生素 E 或 d-α 生育酚与 β、γ 和 δ 生育酚一起存在,加入一定量的 d-α 生育酚会对人体有好处。维生素 C 与生物类黄酮同时存在,而生物类黄酮能显著提高维生素 C 的效能,特别是能够增强毛细血管。生物类黄酮的较好来源是浆果以及柑橘类水果,因此在维生素 C 片剂中加入柑橘类生物类黄酮或者浆果提取物是使产品增加天然性的好办法。

　　酵母与米糠是维生素 B 的极佳来源，可能含有一些有益的成分，因此这类维生素最好是由酵母和米糠来提供。啤酒酵母片剂或酵母粉所能达到的维生素 B 的增补效果不如服用已添加少许酵母的 B 族维生素合成物增补剂有效。否则一个人必须服用成磅的酵母片剂才能达到最佳的增补水平。但是，某些人对酵母很敏感。如果你对任何增补剂有不良反应，问题很可能在于酵母。由于这个原因，许多增补剂都不含酵母。还有很多其他能在合成物中与营养物质一起发挥效能的物质。这些物质包括能将营养物质转为其活跃形态的辅酶。维生素 B_6 在身体内发挥积极作用之前，必须从吡哆醇变为五磷吡哆胺。这个过程需要锌元素的参与，因此有许多维生素 B_6 增补剂中都含有锌元素。含五磷吡哆胺的增补剂也有，且从理论上讲，效果应该更好。只有时间才能证明这些创新带来的好处到底有多少。但关键一点是，必须确保摄入足够量的各种必需营养物质。

水溶性营养物质				
维生素或矿物质	最佳形态	最佳服用时间	有助吸收的物质	妨碍吸收的物质
维生素 B_1	维生素 B_1	单独服用或进餐时服用	维生素 B 合成物及锰	酒精、压力以及抗生素
维生素 B_2	核黄素	单独服用或进餐时服用	维生素 B 合成物	酒精、烟草、压力以及抗生素
维生素 B_3	烟酸及烟酰胺	单独服用或进餐时服用	维生素 B 合成物	酒精、压力以及抗生素
维生素 B_5	泛酸钙	单独服用或进餐时服用	维生素 H、叶酸以及维生素 B 合成物	抗生素以及压力
维生素 B_6	烟酸吡哆醇以及磷酸吡哆醇	单独服用或进餐时服用	锌、镁以及维生素 B 合成物	酒精、抗生素以及压力
维生素 B_{12}	氰钴维生素	单独服用或进餐时服用	钙以及维生素 B 合成物	酒精、肠道内寄生虫、压力以及抗生素

续表

水溶性营养物质				
维生素C	抗坏血酸以及抗坏血酸钙	勿在进餐时服用	胃中的盐酸	难消化的饮食
叶酸		单独服用或进餐时服用	维生素C以及维生素B合成物	酒精、压力以及抗生素
维生素H		单独服用或进餐时服用	维生素B合成物	抗生物素蛋白（生蛋清中含有）、压力以及抗生素

脂溶性维生素				
维生素或矿物质	最佳形态	最佳服用时间	有助吸收的物质	妨碍吸收的物质
维生素A	维生素A、β–胡萝卜素	与含脂肪或油脂的食物一起服用	锌、维生素E以及维生素C	胆汁不足
维生素E	d–a生育酚	与含脂肪或油脂的食物一起服用	硒以及维生素C	胆汁不足，三价铁，氧化脂肪
维生素D	钙化醇、胆钙化醇	与含脂肪或油脂的食物一起服用	钙、磷、维生素E以及维生素C	胆汁不足

3. 矿物质的生物利用度

大多数健康必需的矿物质是作为化合物与体积较大的（食物）分子一起通过食物进入体内的。这种结合被称为螯合作用。某些形式的螯合作用很重要，因为大多数重要的矿物质在"原"状态时带有少量的正电荷。肠壁带少量的负电荷。因此，消化过程使食物与矿物质分离之后，这些矿物质会松散附在肠壁上。这些矿物质会与有害的物质结合在一起，不能被身体消化。这些酸性物质会从身体内夺走矿物质。

矿物质			
维生素或矿物质	最佳服用时间	有助吸收的物质	妨碍吸收的物质
钙 –Ca	与蛋白质食物一起服用	镁、维生素D以及胃中的盐酸	茶、咖啡以及香烟
镁 –Mg	与蛋白质食物一起服用	钙、维生素B₆、维生素D以及胃中的盐酸	酒精、茶、咖啡以及香烟
铁 –Fe	与食物一起服用	维生素C以及胃中的盐酸	草酸、茶、咖啡以及香烟
锌 –Zn	下午空腹食用	维生素B₆、维生素C以及胃中的盐酸	肌醇六磷酸、铅、铜、钙、茶以及咖啡
锰 –Mn	与蛋白质食物一起服用	维生素E以及胃中的盐酸	大剂量的锌、茶、咖啡以及香烟
硒 –Se	空腹食用	维生素B₃以及胃中的盐酸	咖啡、汞、茶以及香烟
铬 –Cr	与蛋白质食物一起服用		茶、咖啡以及香烟

矿物质的生物利用度指矿物质被身体利用的比例，取决于很多因素，其中包括"强化因子"以及"阻碍因子"的数量（如肌醇六磷酸、其他矿物质以及维生素）及消化环境的酸性程度。大多数矿物质在小肠的第一节处十二指肠中，在胃酸的帮助下被吸收。

矿物质与不同的化合物螯合在一起，以帮助被吸收。与氨基酸螯合的矿物质与氨基酸结合在一起，其中包括吡啶甲酸铬、半胱氨酸硒以及氨基酸螯合锌。这些物质和其他"有机"化合物（如柠檬酸盐、葡萄糖酸盐和天门冬氨酸盐）一样，极易被吸收。诸如碳酸盐、硫酸盐和氧化物之类的无机化合物被身体吸收的能力就稍差一些。

对于某些矿物质而言，与氨基酸螯合在一起的代价会超过所带来的好处。例如，氨基酸螯合镁被吸收的能力只是碳酸镁的两倍，而碳酸镁是镁元素的廉价来源。另一方面，氨基酸螯合铁被吸收的能力能增强至4倍，因此很合算。一般而言，以下各种形态是最能被人体利用的形态，并按生物利用度由高至低的顺序排列。

钙：氨基酸螯合物、抗坏血酸盐、柠檬酸盐、葡萄糖酸盐以及碳酸盐

镁：氨基酸螯合物、抗坏血酸盐、柠檬酸盐、葡萄糖酸盐以及碳酸盐

铁：氨基酸螯合物、抗坏血酸盐、柠檬酸盐、葡萄糖酸盐、硫酸盐以及氧化物

锌：吡啶甲酸盐、氨基酸螯合物、抗坏咀酸盐、柠檬酸盐、葡萄糖酸盐以及硫酸盐

锰：氨基酸螯合物、抗坏血酸盐、柠檬酸盐以及葡萄糖酸盐

硒：半胱氨酸硒、蛋氨酸硒以及亚硒酸钠

铬：吡啶甲酸盐、聚烟碱盐、抗坏血酸盐以及葡萄糖酸盐

4. 好的搭配及坏的搭配

服用增补剂的一般性原则是与食物一起服用。原因是胃酸能够使许多维生素被吸收，而脂溶性维生素能够被食物中的脂肪或油脂一起带入体内。但是，营养物质之间还存在被吸收方面的竞争。例如，如果想吸收大量特定的氨基酸，如赖氨酸（对动脉有好处，能够预防疱疹），则在空腹时或与非蛋白质食物（如一个水果）一起服用可吸收更多的赖氨酸。同样，诸如硒一类的微量元素在单独服用时比多种矿物质一起服用的吸收效果要好。

没有人希望单独服用每种营养物质。因此，除非出现特定的需要或营养物质缺乏，并希望只补充某种营养物质，否则可以分几天进行补充，并在进餐时一起服用。

但是永远都存在例外。如果希望大量（每天 3 克或以上）补充碱性的"抗坏血酸型"维生素 C，则不要在进餐的时候服用，以免对胃部的酸性产生中和作用。如果在服用抗坏血酸（一种弱酸）维生素 C 后感觉有烧灼感，则说明有胃肠方面的炎症，甚至是溃疡。应立即咨询医生，检查原因。尽管维生素 C 能够帮助伤口的愈合，但酸性形态会加重已经出现的问题，因此应该尽量避免。

▶ 魅力男人的营养之道

有的食物"偏爱"女性，但也有的食物更适合男性，那么，男人多吃哪些食物更有助于健康呢？本节，我们就来介绍一些男人的养生食物。

1. 牡蛎

这种"爱的食物"的确有奇效。只要每天吃两个，就可以获得男性一天所需的抗氧化剂——锌，帮助保护前列腺和修复受损的细胞。除牡蛎外，其他贝壳类食物也是锌的好来源。

2. 香蕉

含钾丰富的香蕉也被称为"能量之源"，对于心脏、神经系统都有好处，还有降低血压的作用。香蕉还含有丰富的维生素 B_6，可以提高免疫系统的"工作效率"，促进血红细胞的形成。早餐和锻炼间歇，来根香蕉很不错。

3. 海鱼

肉要吃瘦的，但鱼一定要选越肥越好的深海鱼——三文鱼、金枪鱼等。这些鱼中的不饱和脂肪酸比河鱼多很多，可以帮助降低三酰甘油水平。挪威人每周至少吃 4 次三文鱼，所以很少得心血管疾病。

4. 花菜

十字花科蔬菜（花菜、西蓝花、花椰菜等）一直是蔬菜中的健康典范。花菜含有丰富的维生素 C，可以让你在工作时保持清醒的头脑；其中的胡萝卜素可以保护你疲惫的眼睛。

5. 鹰嘴豆

这种坚果含有大量的镁，以及男性必不可少的硒，可以保护前列腺免受伤害，还可降低胆固醇和防止血栓。

6. 谷物

麦片、糙米都不错，谷物里的纤维不产生热量，还能帮助消化、保护肠胃。

7. 大豆

大豆中富含的植物激素异黄酮不仅对女性好，对男性的前列腺同样有益。除了大豆外，豆腐、豆奶和豆制的干酪都是不错的选择。

8. 樱桃

别小看那一粒粒樱桃，里面装满了对人体有益的抗氧化剂，可以为你提供全天候的营养。有条件的话，确保自己每天都能吃上这种水果。

9. 黄绿色蔬菜

青椒、南瓜、胡萝卜等蔬菜之所以呈黄绿色，是因为里面富含胡萝卜素，可以帮助修复皮肤细胞。对于在"面子工程"上不拘小节的男性来说，这也不失为一种由内养外的好办法。

一直以来，虾被很多人认为是雄性力量的象征。虾主要分为淡水虾和海水虾。我们常见的膏虾、河虾、草虾、小龙虾等都是淡水虾；对虾、明虾、琵琶虾、龙虾等都是海水虾。虾的肉质肥嫩鲜美，老幼皆宜，备受青睐。

现代营养学家也一致认为，虾营养价值丰富，脂肪、微量元素（磷、锌、钙、铁等）和氨基酸含量甚多，还含有荷尔蒙，有助于补肾壮阳。在西方，也有人用白兰地酒浸虾以壮阳，鉴于此，便不难知道为何扶阳不可缺少虾了。但有一点需要注意：虾无疑对肾阳亏者有效，但阴虚阳亢者不宜多吃，急性炎症和皮肤疔癣及体质过敏者也应忌食。

海参又名刺参、海鼠、海瓜，是一种名贵海产动物，因补益作用类似人参而得名。海参肉质软嫩，营养丰富，是典型的高蛋白、低脂肪食物，是久负盛名的名馔佳肴，是海味"八珍"之一，与燕窝、鲍鱼、鱼翅齐名，在大雅之堂上往往扮演着"压台轴"的角色。

中国食用海参有着悠久的历史，有资料记载，早在两千多年前，秦始皇就已食用海参进补养生。明朝时海参进入皇家宫廷的御膳，开国皇帝朱元璋就是个喜食海参的人。

《本草纲目》中记载，海参"性温，味甘、咸；补肾益精、除湿壮阳、养血润燥、通便利尿"。中医认为，海参堪称补肾壮阳的佳品，经常食用海参，对男子肾虚引起的羸弱消瘦、梦遗阳痿、小便频数、腰膝酸软、遗精、遗尿、性功能减退者，能起到较好的食疗效果。

提到锁阳，首先要说的应该是它的外形，锁阳的外形非常类似男性的阳根，其名称也是因此得来。依照中国人以像补像的观点，锁阳补肾壮阳的功效应该是毫无疑问了。

锁阳是一种神奇而名贵的天然野生植物，自古有"金锁阳、银人参"的美誉。它生于沙漠戈壁地带，自身无根系，寄生于蒺藜科植物白刺的根上，至今难以人工栽培，有沙漠"不老药"之称，锁阳富含多种活性成分和对人体有益的17种氨基酸、糖、有机酸类、黄酮类、柑橘类、甾体类、三花类、聚酯类、矿物质元素等，油性足，味道鲜美。

锁阳可以滋阴壮阳，对于中老年尿频和阳痿早泄、便秘、腰膝酸软、失眠、脱发有着非常神奇的功效，故为历代名医所珍重。锁阳的作用早在明代《本草纲目》就有"锁阳性温、补肾、润肠通便，用于骨蒸潮热、腰膝痿弱、筋骨无力、肠燥便秘"的记载。

相传，赵匡胤早年贫困潦倒，流落于长安街头。一日，他饥寒交迫，求羊肉铺施舍一碗滚烫的羊肉汤泡馍，吃后精神百倍，饥寒全消。十年后，赵匡胤已是宋朝的开国皇帝。一次，他出巡长安，又来到这家羊肉铺，命店主做一碗羊肉汤泡馍。店主连忙让妻子烙饼掰碎，精心配好调料，浇上汤又煮了煮，还放上几大片羊肉端上。没想到皇帝吃后大加赞赏，当即给店主赏银百两。此事很快传遍长安，来吃这种羊肉汤泡馍的人越来越多。由于生意兴隆，店小二来不及给客人掰馍，于是改为客人自己掰馍，此法一直流传至今。

现在，羊肉仍然是我国人民食用的主要肉类之一，其肉质细嫩，脂肪及胆固醇的含量都比猪肉和牛肉低，并且具有丰富的营养价值。因此，它历来被人们当作冬季进补佳品。

《本草纲目》中记载，羊肉"性温，味甘；益气补虚"。中医认为，羊肉性温，味甘，具有补虚祛寒、温补气血、益肾补衰、开胃健脾、补益产妇、通乳治带、助元益精的功效。主治肾虚腰疼、阳痿精衰、病后虚寒、产妇产后火虚或腹痛、产后出血、产后无乳等症。

寒冬常食羊肉可益气补虚、祛寒暖身，增强血液循环，增加御寒能力；妇女产后无乳，可用羊肉和猪蹄一起炖吃，通乳效果很好；体弱者、儿童、遗尿者食羊肉颇有益。

▶ 美丽女人的营养宝库

中医理论认为血是人体最宝贵的物质之一，它内养脏腑，外养皮毛筋骨，维持人体各脏腑组织器官的正常功能活动。李时珍认为，妇女以血为用，因为女性的月经、胎孕、产育以及哺乳等生理特点皆易耗损血液，所以女性机体相对容易处于血分不足的状态。正如"妇女之生，有余于气，不足于血，以其数脱血也"。

女性因其生理有周期耗血多的特点，若不善于养血，就容易出现面色萎黄、唇甲苍白、头晕眼花、乏力气急等血虚证。《本草纲目》记载，严重贫血者还容易过早发生皱纹、白发、脱牙、步履蹒跚等早衰症状。血足皮肤才能红润，面色才有光泽，女性若要追求面容靓丽、身材窈窕，必须重视养血。

正确地养血，可以通过饮食调理。红枣、阿胶、桂圆、山药、生姜、红糖、白果、枸杞子、花生等这些补血、补肾的食物能从根本上解决气血不足的问题，同时改善血红细胞的新陈代谢，加强真皮细胞的保水功能，这样就能实现女人自内而外的美丽。

下面给大家推荐一些补血食物的食法，可供女性朋友们参考：

（1）红枣、花生、桂圆，再加上红糖，加水在锅里慢慢地炖，炖得烂烂的，经常吃，补血的效果也很好。

（2）红枣、红豆放入糯米里一起熬粥，因红豆比较不易烧烂，可以先煮红豆，红豆煮烂了，再放入糯米、红枣一起烧，也是一道补血的佳肴。

（3）红枣 10 粒切开，白果 10 粒去外壳，加水煮 15～20 分钟，每晚临睡前吃，可以补血固肾、止咳喘、治尿频、治夜尿多，效果很好。

（4）红枣 10 粒切开，枸杞子 10 粒，煮水喝，补血补肾，专治腰膝酸软，长年吃，有养颜祛斑的作用。

（5）红枣 10 粒切开，生姜 3 片，煮水喝，是开胃的良方。

此外，用猪蹄加黄豆炖烂了吃；用甲鱼加上枸杞子、红枣、生姜炖烂了吃；牛肝、羊肝、猪肝做菜、炖汤，或与大米一同煮成粥；牛骨髓、猪骨髓加红枣炖汤喝；牛蹄筋、猪蹄筋加花生、生姜炖烂了吃，这些都是补血的好食物。

大家还要谨记中医的教导，多吃补血食物，这样的女人皮肤才会红润有光泽，才能延缓衰老，让自己的青春常在。

接下来介绍一种滋补女性美食。

公元 1321 年，元代名医朱丹溪出游路过桃花坞，见当地女子个个面若桃花、白里透红，经过一番调查之后，发现当地的女子都爱喝一种汤，即自制的桃红汤。他研究桃红汤的成分，发现里面有桃仁，还有红花，桃仁能健身心、养容颜，红花更能去暗黄、美白肌肤。朱丹溪由此创立了一个经典美容养颜妙方，叫作"桃红四物汤"。

这里的"桃红四物汤"，是朱丹溪根据晚唐蔺道人在《仙授理伤续断秘方》中提到的"四物汤"改进而来。

所谓"四物汤"，是由川芎、白芍、熟地、当归四味药组成，常规用量分别为 6 克、10 克、12 克、9 克，水煎服，每日 2 次。川芎，性味属辛、温，作用于肝脏、胆，具有行气活血、镇定安神、去风湿止痛、疏肝解郁等作用。白芍，性味酸苦、微寒，作用于肝、脾，具有补血滋润、缓解疼痛，以及疏肝健脾等作用。熟地含有甘露醇、维生素 A 等成分，与当归配伍后，可使当归的主要成分阿魏酸含量增加，使当归补血活血疗效增强，能治疗女性脸色苍白、头晕目眩、月经不调、量少或闭经等症。此汤被中医界称为"妇科养血第一方"。

而"桃红四物汤"，则是在四物汤的基础上加上桃仁和红花研制而成，不仅专治血虚、血瘀导致的月经过多，还能对付先兆流产、习惯性流产，尤其对美容养颜有特别的功效。这也是为何在没有名牌化妆品的古代，很多美女能够拥有白里透红、水嫩细滑的肌肤。不过，关于桃红四物汤中各成分的具体剂量，要先咨询一下专业中医，因为每个人的体质和情况不一样，所需的剂量亦有所区别。

此外，很多女性因脸上长痘痘而烦恼不已，其实，气血瘀滞才会长痘痘，气血通畅就不会长痘痘。所以，喝上桃红四物汤，补血活血，自然不用担心长痘痘了。

月经是每个女人都要遭遇的，经前不适的人群占到 80% 左右：腹痛、胸闷、烦躁、长痘痘……每个月月经造访前都有这么几天，各种讨厌的症状群起而攻，叫人怎么能不烦恼？

营养专家发现，经前不适与营养素的缺乏有关，只要补充相应的维生素，你就能轻松愉快地度过这段时间。

» 喜怒无常

有些女性每次月经前都会变得喜怒无常，容易哭泣，抑郁，情绪的变化连自己都不明白为什么会出现。

缺乏元素：维生素 B_6，研究表明，那些摄入了足够维生素 B_6 的女性，在经前也能够保持情绪的稳定，这是因为维生素 B_6 能帮助合成提升情绪的神经传递素，如多巴胺。还有一项研究表明，如果和镁制剂一起服用的话，维生素 B_6 还能缓解经前焦虑。

有这种症状的女性应多吃菜花、胡萝卜和香蕉。

» 胸部不适

有些女性一到临近经期，就发现自己的胸部变硬，乳房胀痛到一点儿都不能碰。其实这也是经前综合征的常见症状之一。

缺乏元素：维生素 E。摄入维生素 E 的女性，胸部不适会降低 11%。这种营养物质能减少前列腺素的产生，而前列腺素是一种能引发一系列经前疼痛的物质。维生素 E 也能缓解腹痛。

有这种症状的女性应多食用蛋黄、生菜、辣椒、牛奶、小麦面包、白菜和花生。

» 腹痛

有一部女性在经前的一个星期就会感觉到断断续续的腹痛，当临近经期的 2 ~ 3 天，这种疼痛就变得更加剧烈。

缺乏元素：Ω–3 脂肪酸。腹痛是最为常见的经前问题，如果女性在每天的饮食中多摄入一些 Ω–3 脂肪酸就能缓解 40% 的腹痛。Ω–3 脂肪酸能减少女性体内一种荷尔蒙的分泌，而这种荷尔蒙可能在经前期加剧子宫收缩引起腹痛。Ω–3 脂肪酸还能缓解因经前综合征引起的焦虑。

有这种症状的女性应多食用深海鱼类，如三文鱼、金枪鱼。

» 失眠，睡眠质量不高

有些女性从经前一周就开始失眠，即使睡着了也很容易惊醒，觉得疲惫不堪，体力不支。

缺乏元素：色氨酸。因为荷尔蒙的变化，大约有 60% 的女性在经前一周都不容易入睡。不过色氨酸能有效提高睡眠质量，身体会利用色氨酸来产生一种化学复合胺，帮助你安然入睡。

有这种症状的女性应多食用火鸡肉、牛肉和山核桃。

» 痘痘

有一部分女性每个月都能准确地知道自己的来潮时间，因为在那之前，讨厌的痘痘总是准时出现在她们的脸上。

缺乏元素：锌。痘痘找麻烦是女人最烦恼的事，一项研究表明，不长痘痘的女人体内锌的含量明显比长痘痘的女人高。锌能阻碍一种酶的生长，这种酶能够导致发炎和感染。此外，锌还能减少皮肤油脂分泌，减少感染机会。所以要消灭小痘痘，给自己补点儿锌吧！

有这种症状的女性应多食用牛肉、羊肉、虾和南瓜。

▶ 老年人：托起生命的太阳，健康到永远

世界上好多国家都有居民膳食"金字塔"来指导人们的膳食。其实老年人也有适合自己的膳食金字塔。20多年来，营养学家们不断更新知识。近年来，美国托福大学研究人员对70岁以上老年人的膳食"金字塔"做了修订和补充。

（1）原有金字塔的底部由占份额最大的谷物组成，包括玉米、米饭、面包和面条等。现今，金字塔的基底部以8个份额的水、果汁或汤组成，与谷类粮食仅占6个份额的上一层相比，水分占的位置更为重要。因为老年人的生理特点是即使口渴对水分的要求也不如年轻人那样明显，时常有体内缺水的危险。新的金字塔强调老年人应多饮水，以防止大便秘结和机体缺少水分。

（2）充足的特殊营养物质。老年人活动量与食入量日渐减少，为了保持老年人机体的体重和健康状态，金字塔严格要求每日必须提供充足的特殊营养物质，例如抗氧化物质以防止伴随老年产生的自由基损害；提供足够的维生素D和钙质来保护骨骼的健壮；提供丰富的叶酸来维护脑力活动的充沛并减少脑卒中和心脏病的发生。金字塔还提醒老年人要注意摄入营养密度高的食物，主要指蔬菜、水果，如菠菜、橘子、黄色的甘薯和南瓜、色泽鲜艳的水果等。水果往往含有大量的维生素A、维生素C和叶酸，如草莓、杧果等。

（3）高纤维素的摄入。在新的金字塔中，几乎每层都尽可能加入纤维素的象征性标志。多吃全谷类粗粮，选择糙米而不是精米，多吃胡萝卜、橘子而不仅是喝胡萝卜汁和橘子汁，每周至少两次吃豆荚类食物，用大豆、扁豆来代替肉类食品。由于老年人大多数存在肠功能逐日衰退的问题，这些高纤维食物同时含有较低的胆固醇，从而减少了老年人患心血管疾病和癌症的危险性。

（4）某些营养素需要额外补充。新的金字塔尖部竖起一面小旗以示提醒。由于老年人机体代谢功能的减弱而影响了部分老年人所必须营养物质的摄入和吸收，因此老年人额外补充一些机体需要的营养素是必不可少的。比如钙和维生素D的补充对防止骨质疏松是必要的，补充维生素B_{12}能帮助机体维持正常神经功能以及减少痴呆的发生。有1/3的老年人会逐渐出现萎缩性胃炎和胃酸、胃蛋白酶的分泌减少，并由此导致对食物中维生素B_{12}吸收减少，而纯维生素B_{12}补充剂则能很好被吸收。但大多营养学家都认为维生素的补充不能取代健康食物的选择，如每日一杯牛奶是钙、钾和维生素B_{12}最好的来源。

（5）和传统金字塔相同的是，塔的顶尖部分是份额最小并提倡限制的脂肪、油类和甜食的摄入，如蛋糕、饼干、快餐和各种小吃。这些食品热量高但营养物质少，老年人不宜多吃。蛋白质的供给要注意相互搭配，如谷类、豆类、瘦肉、蛋禽的相互搭配以减少饱和脂肪和胆固醇的摄入，从而做到平衡膳食。

有益老年健康的植物类食物，常见的有枸杞子、黑豆、菱角、大枣、猕猴桃、胡麻仁、胡桃、葡萄、莲子等。古代医药书中还记载着很多植物类食物具有延年益寿的功效，如芡实、高粱米、山药、刺五加、龙眼、桑葚子、柏子仁等。一般说古代中医和民间所认为的长寿植物类食物都具有补气益血、调补内脏的功效，从现代药理研究来说，这类食物大都具有降血糖、降低血脂、降低血压以及保护心血管，增加免疫功能，调节内分泌和抗肿瘤等作用。

有利老年健康的动物类食物，常见的有蜂蜜、花粉、龟、鳖等。古今中外还有很多医术和民间流传着某些动物类食品也具有一定的延年益寿的功效，如鹿茸、酸牛奶、马奶酒、蚂蚁、牡蛎等。一般来说，中医和民间所认为的长寿动物类食品都具有益肾填精、补养气血的功效。从现代医学研究来说，大都具有增强抗病能力、强壮机体，降低血糖，调节内分泌，促进细胞再生以及抗肿瘤等功效。当然，有的食物的抗衰老作用尚未被现代医学研究所证实。

老年人常因各种原因导致贫血，但有的人误认为贫血都是缺铁引起的，因此，盲目服用补铁药物，大量食用含铁丰富的食物或各种补铁保健品。其实这样做是不正确的，因为日常的合理膳食完全可以满足人体对铁的需要，如果不是因为缺铁导致的贫血，不要盲目补铁。

如误服大量硫酸亚铁，或食用铁器煮的海棠、山里红等酸性食品，可能导致急性铁负荷过重；如长期给非缺铁性贫血患者补充铁剂或高铁饮食，则会出现慢性铁负荷过重。即便是缺铁性贫血患者，补铁也要适可而止，并不是补得越多越好，否则会引起恶心、呕吐、腹泻、昏迷等急性铁中毒症状，严重者会致人休克、死亡。

虽然贫血患者中缺铁性贫血者占多数，但除此以外，还有巨幼细胞贫血、溶血性贫血、再生障碍性贫血等，如果不论贫血原因就盲目补铁，不仅不利于病情改善，反而危害身体健康。

据了解，成年人一般每日从食物中摄取铁量为 10 ~ 15 毫克。老年人因消化功能减退，可能会影响对食物中铁元素的吸收。另外，患有各种消化道疾病，如十二指肠溃疡、慢性胃炎、肠道肿瘤等疾病，同样易使铁的吸收减少，进而出现缺铁性贫血症状。不过，对于非缺铁因素引起的贫血，没有必要大量补铁。

人体内铁的代谢处于平衡状态，从食物中摄取的铁与丢失的铁保持动态平衡。成人需要的铁，约95%来自衰老的红细胞释放出的血红素铁，仅5%来自于食物，每天从食物中摄取的铁，足够补偿所丧失的少量的铁。

由此可见，老年人发生贫血，先要查清引起贫血的病因，然后对症施治，不可盲目补铁。正常情况下，用食物补铁是最安全有效的，当患有营养不良性缺铁性贫血时，除按医师指导用药外，多食用含铁高的食物是最好的"补血"佳品，比如血豆腐、豆制品等。

▶ 婴儿：母乳喂养，食品辅助（从营养素角度讲）

如今，我们经历了一番对奶粉和母乳的争辩后，重新认识到了母乳喂养的重要性。很多新妈妈也开始愿意亲自哺乳。但是，大家对于母乳喂养的认识还不足够。大部分人都是别人说奶粉好，就给孩子吃奶粉；说是母乳好，就给孩子喂奶。至于为什么别人那么说，都没有进行深入的思索。甚至连一些母乳的基本常识都不清楚。所以，本节我们要对母乳喂养进行深刻的探讨。

婴儿在出生后到满一周岁，是孩子生长发育最快的一年。在这一年内体重可以达到出生时的两倍，因此需要在营养上满足其快速生长发育的需求。我们不说母乳喂养如何好，先来列举一下母乳中的营养。

1. 蛋白质

人乳和牛乳中乳白蛋白与酪蛋白的比率不同。人乳中乳白蛋白占总蛋白的70%以上，与酪蛋白的比例为2：1。牛乳的比例为1：4.5。乳白蛋白可促进糖的合成，在胃中遇酸后形成的凝块小，利于消化。而牛奶中大部分是酪蛋白，在婴儿胃中容易结成硬块，不易消化，且可使大便干燥。

2. 氨基酸

人乳中含牛磺酸较牛乳为多。牛磺酸与胆汁酸结合，在消化过程中起重要作用，它可维持细胞的稳定性。

3. 乳糖

母乳中所含乳糖比牛羊奶含量高，对婴儿脑发育有促进作用。母乳中所含的乙型乳糖有间接抑制大肠杆菌生长的作用。而牛乳中是甲型乳糖，能间接促进大肠杆菌的生长。另外，乙型乳糖还有助于钙的吸收。

4. 脂肪

母乳中脂肪球少，且含多种消化酶，加上小儿吸吮乳汁时舌咽分泌的舌脂酶，有助于脂肪的消化。故对缺乏胰脂酶的新生儿和早产儿更为有利。此外，母乳中的不饱和脂肪酸对婴儿脑和神经的发育有益。

5. 无机盐

母乳中钙磷的比例为 2 ∶ 1，易于吸收。对防治佝偻病有一定作用。而牛奶为 1 ∶ 2，不易吸收。

6. 微量元素

母乳中锌的吸收率可达 59.2%，而牛乳仅为 42%。母乳中铁的吸收率为 45% ~ 75%，而牛奶中铁的吸收率为 13%。此外，母乳中还有丰富的铜，对保护婴儿娇嫩的心血管有很大作用。

看了这些，相信读者朋友都明白为何倡导母乳喂养了。为了让您更信服，我们再用营养素来解释一下。

进化是一个非常神奇的规律，站在医学角度来说，更加不容置疑。为什么呢？大家假设一下，我们人类为什么会进化成现在这副容貌，是两眼、直立行走、双手，而不是一只眼睛、爬行或者飞行、像章鱼一样八只手呢？这就是进化的结果。我们人类作为地球上的食物链顶端，总是集合了最好的、最适合我们自己的器官和结构。所以，我们身体上的每一个细胞，都是最适合我们自己的，是别的物种不能取代的。母乳也是这样，我们人类自己的奶水，是最适合自己的。这不是牛奶、羊奶、奶粉什么的可以代替的。想一想，在奶粉没有出现之前，我们人类给婴儿的哺乳，不都是靠着母乳喂养吗？那么，您觉得古人的智商低吗？身体素质不够好吗？绝对不是吧，您现在看的好多书都还是古人写的呢！您觉得那水平是傻子吗？

可能现在有人说，奶粉的营养比母乳要高，所以奶粉更好。那我就问您，是营养越高越好吗？蜂蜜、燕窝营养足够高，您能天天吃吗？当然不能这样！这绝对不是营养高就是好，因为只有最均衡，最适合的，才是最好的。母乳是婴儿唯一理想的均衡食物，而且独具免疫物质，有利于婴儿的健康成长。母乳喂养也有利于母子双方的亲近和身心健康。一般而言，婴儿获得母乳喂养至少在 4 个月以上，最好能够维持一年。如果不能提供母乳，例如，孩子患先天性疾病，或者妈妈因病不能哺乳，这时候就应该为婴儿选择各种营养齐全的、经卫生部门许可出售的配方奶制品或其他同类产品，并严格根据产品使用说明喂养。

新妈妈们要谨记以下几点：一是在孕期就应做好哺乳的准备，做好乳房的保健，保证乳房的正常发育并保证营养。二是产后应尽早开奶，做到母婴同室。

坚持喂哺母乳一般可满足婴儿出生后 4 ~ 6 个月的营养需求，但为确保婴儿发育的需要与预防佝偻病的发生，应在出生一个月后，在哺乳的同时，补充安全量的维生素 A 及维生素 D（或鱼肝油），但应避免过量补充维生素。

在母乳喂养 4 ~ 6 个月至一岁断奶之间，有一个长达 4 ~ 6 个月的断奶过渡期。此时应在坚持母乳喂养的条件下，有步骤地补充为婴儿所接受的辅助食品，以满足其发育需求，保证婴儿的营养，顺利地进入幼儿阶段。过早或过迟补充辅助食品都会影响婴儿的生长发育，但任何辅助食品均应在优先充分喂哺母乳的前提下供给。

补充断奶过渡食品，应该由少量开始到适量，由一种到多种试用，密切注意婴儿食后的反应，并注意食物与食具的清洁卫生。在通常情况下，婴儿有可能对一些食物产生过敏反应或不耐受反应，例如，皮疹、腹泻等。因此每次开始供给孩子一种食物，都应从很少量开始，观察 3 天以上，然后才增加分量，或试用另一种食物。

辅助食物往往从谷类，尤以大米、面粉的糊或汤开始，以后逐步添加菜泥、果泥、奶及奶制品、蛋黄、肝末及极碎的肉泥等。这些食物应加入适量的食用油，但不必加入盐。

▶ 幼儿：每日饮奶，不偏食不挑食

婴儿断乳后进入幼儿阶段（1 ~ 2 岁），必须全靠摄取其他食物，以供全身对营养物质的需求。幼儿阶段机体处于生长发育高峰，饮食必须含有丰富的营养。

祖国医学对幼儿的食养卫生一贯非常重视，其幼儿食养的观点可归纳为以下两点：

（1）小儿脾常不足。脾胃为后天之本，生化之源。由于小儿发育迅速，所需水谷精气的供养相对地比成人更为迫切，但饮食的质和量则必须与各个时期的需求恰当地配合。若乳食不当，或过饥过饱，均会影响其脾胃功能，导致疾病的发生。

（2）小儿为纯阳和稚阴稚阳之体。纯阳之体是指小儿犹如春天的花木，欣欣向荣，代谢异常旺盛，对水谷精气等营养物质要求殷切，需要不断补充。另一方面小儿机体柔弱，脏腑娇嫩，阴阳二气尚属不足，对水液的代谢需要也较成人为高，故易于伤阴而有失液之虞，这就是小儿的稚阴稚阳的情况。在小儿的食养中必须充分注意这些生理特点，调乳母、节饮食、慎医药是小儿食养的总原则。

幼儿处在不断发育成长的旺盛时期，尤以婴幼儿全身各种器官都在相应地按比例快速生长，是整个小儿时期中最旺盛的增长阶段，因此对热量和各种营养素的需要量也格外大些。婴幼儿所需的主要营养素如下：

1. 供给蛋白质的食物

孩子越小，所需蛋白质的比例就越大。富含优质蛋白质的食物，主要有如下几种，家长可根据经济情况，予以选用。

（1）牛奶。牛奶是婴幼儿除母乳以外的最好的富含蛋白质的食物。它不仅含有大量优质的蛋白质，而且脂肪也多，钙质也丰富，还含有维生素 A 和核黄素。这些营养素都很容易被婴幼儿吸收利用。因此，1～3 岁幼儿，除主食外，应以牛奶为基本食物。3 岁以后，只要经济条件许可，每天至少要喝 250 毫升牛奶。

（2）禽蛋。禽蛋的蛋白质营养价值最高，含有丰富的维生素 A 和脂肪，还含有较丰富的核黄素，是婴幼儿很好的食物。

（3）瘦肉。动物的瘦肉，除了富含蛋白质外，还含有铁、硫胺素和脂肪。

（4）肝脏。家畜、家禽的肝脏，都含有丰富的蛋白质、维生素 A、维生素 B_2（核黄素）、维生素 B_{12} 和铁。幼儿每周至少应食用肝脏 1～2 次。

（5）动物血。动物血富含蛋白质、铁及其他营养素。动物血价格便宜，如烹调得法，让幼儿爱吃，则再好不过。

（6）大豆及大豆制品。大豆的蛋白质含量高达 38%，比瘦肉高 2 倍。大豆中的脂肪、铁及 B 族维生素含量也高。但大豆的蛋白质不易消化，要长时间细火慢炖，方可让 1～3 岁的小儿食用。但是，大豆制品，如豆腐、豆浆、豆干等，则较易消化。4～6 岁的小儿，可吃大豆制品。

2. 供应维生素 C、胡萝卜和矿物质的蔬菜和水果

（1）深色蔬菜。胡萝卜、油菜、小白菜、芹菜、菠菜等深色蔬菜，胡萝卜素含量高，而且是婴幼儿维生素 A 的主要来源，并含有一定的钙和铁。因此，

婴幼儿吃蔬菜，应以深色蔬菜为主。

（2）浅色蔬菜。萝卜、花菜、卷心菜、大白菜等浅色蔬菜，也含有一些维生素C和矿物质，但不如深色蔬菜丰富。

（3）水果。一般水果的营养成分与浅色蔬菜相近，但枣子、山楂、柑橘、柚子等水果，含维生素C极丰富。

经济条件许可时，应安排孩子吃水果。条件有限者，可用蔬菜代替水果。很多家庭以水果取代蔬菜，这是不对的。

3. 以提供热能为主的谷类、油脂和糖

谷类供给幼儿所需热能的50%～60%，还可提供30%以上的蛋白质，谷类还是维生素 B_1、烟酸的主要来源。谷类的维生素和无机盐主要分布在谷胚和麦皮之中，因此，应注意粗细搭配，少吃精米精面。吃糖不宜太多，要注意口腔卫生，以防龋齿。

4. 调味品

调味品包括盐、酱油、醋、味精等，营养价值不高，但可促进小儿食欲。

但值得注意的是，不要使营养过剩而导致不良后果。现在人们生活水平普遍提高，又均为独生子女，多备受父母溺爱。面对市场上琳琅满目的食品，父母总是顺应幼儿的心意，要什么就买什么，往往使幼儿过食、偏食及零食不离口，结果忽视了"食贵有节"而造成营养过剩。

营养过剩会造成两种不同的后果：一是养出个胖墩儿。肥胖不等于健康，如服了含性激素的小儿"保健品"，结果不仅使小孩易发胖，还可出现性早熟而引发后患；肥胖儿还会为成年后埋下糖尿病、高血压的祸根。二是摄入过多的食品，孩子不但没有发胖，反倒越多吃越瘦弱。这是由于食之过多，多而不化，伤害了娇嫩的脾胃，使消化吸收功能发生障碍，饮食的营养不能为机体所用，反而形成了营养不良的现象。因此，对小孩的饮食调理，既要富于营养，又要利于消化；既要满足机体生长发育的需要，又要防止营养过剩。

▶学龄儿童：吃好早餐，少吃零食

儿童独立活动的能力逐步加强，可以接受成人的大部分饮食。在饮食上，这些孩子往往被家长当成大人对待。其实他们仍应得到多方面的关心和呵护。

一般情况下，孩子应合理食用各类食物，平衡膳食。男孩子的食量应不低于父亲，女孩子应不低于母亲，应该让孩子吃饱和吃好每天的三顿饭，尤应把早餐吃好，食量宜相当于全日量的三分之一。孩子每年的体重增加 2～2.5 千克，身高每年可增高 4～7.5 厘米。孩子们的身高在这一阶段的后期增长快些，故父母往往直觉地认为孩子的身体是瘦长形的。少数孩子饮食量大而运动量少，故应调节饮食和重视户外活动以避免发胖。

如今越来越多的人都逐渐向西式早餐靠拢，牛奶和面包成为早餐的主角。不过，还有一部分人对豆浆和油条情有独钟。而且，对儿童来说，油条比起面包来说更香，更有吸引力。所以，很多小孩仍旧喜欢吃油条。这里要强调的，不光是要少吃油条，更多的是希望做家长的，应该少带孩子吃油炸的东西。因为如今的油饼、菜盒子还是挺常见的，在北方，鸡蛋灌饼更加普遍。油炸食品的危害，相信在这里就不需要着重强调了，之前都有论述，家长们也有一定的认识。孩子若是比较嘴馋，家长们也应该带他们去更加卫生的早餐摊点。并且，一周之内不要超过两次。此外，还有一点要说的是，茶叶蛋也很受小孩子喜欢。不过正处于成长期的孩子，预防贫血很重要。而茶叶蛋因为是用茶叶煮的，多吃会导致贫血。所以，家长们尽量给孩子吃煎蛋或水煮蛋。

平时要引导孩子吃粗细搭配的多种食物，但富含蛋白质的食物如鱼、禽、蛋、肉应该丰富些，奶类及豆类应该充足些，并应避免偏食、挑食等不良习惯。应该引导孩子饮用清淡而充足的饮料，控制含糖饮料和糖果的摄入，养成少吃零食的习惯。吃过多的糖果和甜食易引起龋齿，应重视口腔卫生和牙齿的保健。

另外儿童调补须根据小儿体质和病症变化特点进行，儿童脏腑娇嫩，以肺、脾、肾三脏最为显著，如明代医家万密斋所说：肺常不足，脾常不足，肾常虚。因此，补肺、补脾、补肾为调补最常用的方法，也是调补的重点所在。

脾为后天之本，主运化水谷精微，为气血生化之源。由于儿童脾常不足，运化功能相对薄弱，在使用药食调补时应以健脾益胃为准则，同时需量其脾胃运化能力而给予，不可操之过急，短期内大量施补；或过用滋腻之品，以致碍滞气机，反而损伤脾胃。值得一提的是儿童对食品的营养益气，相对质量比成人要高。与此同时，由于儿童"血气未充……肠胃脆薄，精神怯弱"，故供给儿童的饮食必须适应其肠胃的消化能力。又由于消化能力从出生到成年是逐渐增加的，所以儿童的饮食营养供给也应逐年阶段性地调整，否则即会给小儿造成偏食而缺乏营养的后患。

肾为先天之本，关系到人的禀赋体质与成长，各脏之阴取之于肾阴的滋养，各脏之阳依赖于肾阳的温养。对于先天不足的儿童，在调补时应着重补肾，以促进小儿生长发育及增强抗病能力，但也要注意防止温补太过而适得其反。

总之，儿童处于生长发育时期，尤其是患病后若及时予以调补，可促进其早日康复。反之，若不注意及时给予调补，迁延日久，必然造成营养缺乏，脏腑功能失调，生长发育迟缓。因此，审辨虚证，及时调补，并补之得当，需要高度重视。

如今，关于饮料的广告铺天盖地，再加上人们腰包渐鼓，喝饮料的孩子越来越多，年龄也越来越小。殊不知，人体内水分的来源主要靠喝水，而长期喝饮料会危害孩子的健康，影响孩子的正常发育。其实，白开水才是孩子最好的饮品。

纯净的白开水进入人体后，不仅最解渴，而且可立即发挥功能，促进食物的消化分解、气血精津的生成，起到调节体温、输送营养、洗涤清洁内部脏器的作用。尤其是25℃左右的新鲜凉开水，表面张力、密度、黏滞度等都发生了很大的变化，其生物活性和细胞内水分子活性近似，最易透过细胞膜发挥作用，加快代谢，增加体内血红蛋白含量，提高机体免疫力，使孩子身体变得结实健美。

元代名医朱丹溪说，人在十六岁之前血气旺盛，但是阴气不足，所以这个时候一定要注意补阴。白开水是最好的养阴圣品，但如今很多孩子却对白开水不怎么"感冒"，而是喜欢甜滋滋、酸溜溜的饮料，于是很多家长就用饮料浇灌自己心爱的幼苗。

不可否认，饮料中含有大量的水，而且还含有一些对身体有益的物质，与此同时，我们也不能否认，饮料中还含有大量脱水因子，这些脱水因子进入身体后，不仅让进入身体的水迅速排出，而且还有带走体内储备的水，这对孩子的健康来说是大忌。调查研究表明，经常喝饮料易造成儿童肥胖、营养不良、身体免疫力降低，易患多动综合征，某些特殊饮料还可导致儿童性早熟。

水的需要量与人体的代谢和饮食成分相关，小孩的新陈代谢比成人旺盛，需水量也就相对要多。3个月以内的婴儿肾脏浓缩尿的能力差，如摄入食盐过多时，就会承受尿排出，因此需水量就要增多。母乳中含盐量较低，但牛奶中含蛋白质和盐较多，故用牛乳喂养的孩子需要多喂一些水，来补充代谢的需要。总之孩子年龄越小，水的需要量就相对要多。

▶ 青春期：均衡营养，保护大脑

　　青少年时期，特别是 11 岁到 18 岁阶段，正处于青春发育期，身高和体重都在迅速增长，对营养物质消耗大，需求多。这一阶段的孩子机体对能量和营养需要比成人高出 25% ~ 50%。青春期孩子的营养搭配应注意以下几方面：

　　1. 吃多种不同的食物

　　每天选择不同类型的食物，能确保获得所需要的蛋白质、维生素和矿物质。

　　2. 维持健康的体重

　　多余的体重能够增加高血压、心脏病、脑血管病、某些肿瘤和常见类型的糖尿病的发病风险。

　　3. 选择低脂肪、低饱和脂肪酸、低胆固醇膳食

　　脂肪含有的热量是相等重量蛋白质或碳水化合物热量的两倍多，能够增加心脏病和某些肿瘤的发病风险。

　　4. 选择包含足够的蔬菜、水果和谷物的膳食

　　这些食物能够提供维生素、矿物质、膳食纤维和碳水化合物。

　　5. 食用蔗糖要有节制

　　蔗糖，相对于它所提供的热量，所提供的营养物质很少，并且会导致蛀牙。

　　6. 食用盐要有节制

　　过多摄入盐，可增加高血压病的发病风险。

　　青少年处于生长发育的快速期，不仅身体迅速成长，而且智力也处在快速发育阶段，是获得科学文化和社会知识的黄金时期。

　　当今时代，科技和信息的发展很快，需要青少年掌握更多的知识与技能，需要得到更多的营养补充，获得足够能量，保证以充沛的体力和脑力去更好地学习。这个时候怎么能让大脑缺乏营养呢？只有把大脑"伺候"好，才能保证大脑有效工作。

　　1. 脂类是构成脑细胞的主要成分

　　脑干重的 50% ~ 60% 是由脂类构成的，其中的 40% ~ 50% 是人体自身无法合成的多不饱和脂肪酸。如亚油酸、亚麻酸和花生四烯酸，因此必须由食物不断地供给，它们能促进脑神经发育和神经髓鞘的形成，并保证它们有良好的功能。

食品中富含大脑所需的脂类食物有大豆制品、蘑菇、核桃、芝麻、葵花子、松子仁、花生、植物油及动物脑、骨髓、蛋黄等。

2.蛋白质是脑细胞的物质基础

蛋白质占脑干重的 30% ～ 50%，主持着大脑的兴奋剂和抑制过程，并在记忆、语言、思考、运动、神经传导等方面起着重要作用。

益智类食物中含蛋白质较多的有芝麻、芡粉、鸡心、木耳、瘦肉、鸡蛋、豆制品、鱼类、淡菜、绿豆、乳酪、火腿、羊肾等。

3.碳水化合物是脑活动的能量来源

碳水化合物在体内分解为葡萄糖后，即成为脑的重要能源。食物中主要的碳水化合物含量已可以基本满足机体的需要。糖质过多会使脑进入高度疲劳状态，诱发神经衰弱或抑郁症等。最佳食物有杂粮、糙米、红糖、糕点等。

4.钙是保证脑持续工作的物质

钙可保持血液呈弱碱性的正常状态，防治人陷入酸性易疲劳体质。充足的钙可促进骨和牙齿的发育并抑制神经的异常兴奋。钙严重不足可导致性情暴躁、多动、抗病力下降、注意力不集中、智力发育迟缓甚至弱智。最佳食物有牛奶、海带、骨汤、小鱼类、紫菜、野菜、豆制品、虾皮、果类等。

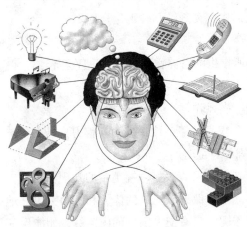

认识一下左右脑的功能

大脑喜欢的十种完美食物：

青少年正处在勤奋学习的时期，大部分时间是用脑力劳动，怎样才能使学习的效率高，收到的效果好呢？那就需要有一个好脑子。

人的脑子是世界上最复杂、最灵敏的一个器官，人每天要接受成千上万的各种各样刺激（信息），有些刺激对人是有害的，有些是对人有利的。人能准确地避开有害的，及时利用有利的来保卫自己，发展自己。不仅这样，人还能学习前人的经验，预见将来的发展，规划自己的工作，进行发明创造。

常用脑的人，大脑的活动就比较频繁和紧张，活动的时间也比较长。如果脑的营养不足，人就会出现注意力不集中，想问题不深入。严重的时候，还会发生头昏脑涨，不能再继续学习和思考问题了。那么大脑究竟喜欢吃些什么，而什么才是对它最好的呢？

1．牛奶

牛奶是一种近乎完美的营养品。它含有丰富的蛋白质和钙，尤其是大脑所必需的氨基酸。牛奶中的钙最易被人吸收，是脑代谢不可缺少的重要物质。而且，它还有对神经细胞十分有益的维生素 B_1。另外，如果用脑过度而失眠时，睡前喝一杯热牛奶有助尽快入睡。

2．大蒜

大脑活动的能量来源主要依靠葡萄糖，要想使葡萄糖发挥应有的作用，就需要有足够量的维生素 B_1 的存在。大蒜本身并不含大量的维生素 B_1，但它能增强维生素 B_1 的作用，因为大蒜可以和 B_1 产生一种叫"蒜胺"的物质，而蒜胺的作用要远比维生素 B_1 强得多。因此，适当吃些大蒜，可促进葡萄糖转变为大脑能量。

3．鸡蛋

鸡蛋中所含的蛋白质是天然食物中最优良的蛋白质之一，它富含人体所需要的氨基酸，而蛋黄除富含卵磷脂外，还含有丰富的钙、磷、铁以及维生素等，适于脑力工作者食用。

4．豆类及其制品

优质蛋白和 8 种必需氨基酸，这些物质都有助于增强脑血管的功能。另外，大豆还含有卵磷脂、丰富的维生素及其他矿物质，特别适合于脑力工作者。大豆脂肪中含有 85.5% 的不饱和脂肪酸，其中又以亚麻酸和亚油酸含量最多，它们具有降低人体胆固醇的作用，对中老年脑力劳动者预防和控制心脑血管疾病尤为有益。

5．核桃和芝麻

现代研究发现，这两种物质营养非常丰富，特别是不饱和脂肪酸含量很高。因此，常吃它们，可为大脑提供充足的亚油酸、亚麻酸等分子较小的不饱和脂肪酸，以排出血管中的杂质，提高脑的功能。另外，核桃中含有大量的维生素，对于治疗神经衰弱、失眠症，松弛脑神经的紧张状态，消除大脑疲劳效果很好。

6．水果

菠萝中富含维生素 C 和重要的微量元素锰，对提高人的记忆力有帮助；柠檬可提高人的接受能力；香蕉可向大脑提供重要的物质酪氨酸，而酪氨酸可使人精力充沛、注意力集中，并能提高人的创造能力。

7. 深色绿叶菜

蛋白质食物的新陈代谢会产生一种名为类半胱氨酸的物质，这种物质本身对身体无害，但含量过高会引起认知障碍和心脏病。而且类半胱氨酸一旦氧化，会对动脉血管壁产生毒副作用。维生素 B_6 或维生素 B_{12} 可以防止类半胱氨酸氧化，而深色绿叶菜中维生素含量最高。

8. 鱼类

鱼肉脂肪中含有对神经系统具备保护作用的 $\Omega-3$ 脂肪酸，有助于健脑。研究表明，每周至少吃一顿鱼，特别是吃三文鱼、沙丁鱼和青鱼的人，与很少吃鱼的人相比较，老年痴呆症的发病率要低很多。吃鱼还有助于加强神经细胞的活动，从而提高学习和记忆能力。

9. 全麦制品和糙米

增强机体营养吸收能力的最佳途径是食用糙米。糙米中含有各种维生素，对于保持认知能力至关重要。其中维生素 B_6 对于降低类半胱氨酸水平最有作用。

10. 生姜

常吃生姜能使人思路开阔，因为生姜中含有姜辣素和挥发油，能够使体内血液得到稀释，血液更加通畅，这样会给大脑提供更多的营养物质和氧气，从而有助于激发人的想象力和创造力。脑力工作者常吃姜也可提高工作效率。

新鲜的蔬菜及深绿色的水果，一般都含有丰富的维生素 C，能减少大脑神经元受到伤害。含碘的紫色食物，如紫菜及海带、海苔，也能强化脑功能，宜常给孩子吃。

▶ 解决孩子的注意力和学习问题

正在成长中的孩子，永远都是一个家庭里的重心。这是社会的普遍现象，因为每个孩子身上都寄托了父母、爷爷奶奶、亲戚朋友的很多寄托和希望。所以，我们自然而然地把心思侧重于他们。但不知为何，总是天不遂人愿。孩子在成长中总是会生病，每次生病，我们更是焦急万分。于是，即便是感冒发热这种小病，也都会牵动一家人的心。其实，我们大家都走进了一个误区。这个误区当然不是该疼爱孩子，而是我们对孩子为何会生病认识错了。

为什么错了呢？因为我们都觉得，孩子在成长过程中，生病是不可避免的，但其实呢，这是可以避免的。孩子之所以会生病，与做家长的我们不了解他们的身体，与我们的误解有极大关系。您肯定不会想到，孩子注意力不集中是因为缺乏营养；您也不知道，孩子挑食和偏食是因为缺乏营养；您更不知道，孩子出现近视，也是因为营养素缺乏。您是不是很惊讶了，不相信了？别急，接着往下看。

我们先来说孩子的注意力不集中和学习上的问题。在此处，就分为两个问题，第一个是多动症，另一个是近视。先来说说多动症。

家长们自然都非常喜欢活泼和淘气的孩子，认为这样的孩子不光讨喜，而且将来有出息。所以，越是淘气的孩子，家长越喜欢。不光不会因为他们淘气而惩罚他们，更不会想到这有可能是多动症。换句话说，您可能把淘气的表现理解错了。

淘气绝对不是乱蹦乱跳，不是一天到晚地静不下来。真正的淘气，是孩子聪慧的表现。举个例子吧，曹操曹阿瞒的故事大家听过吧，小时候因为叔叔管得太严，不想看书，于是就想出一个方法。装肚子疼，骗了自己的叔叔，让他去找父亲。然后等父亲赶过来了，他却端坐在那里看书。从此以后，曹操的父亲就不再相信叔叔的话，曹操也得以放松玩耍，不用担心叔叔向父亲告状了。

您说，这是不是真淘气，真聪慧啊？当然是啦，曹操后来的成就就证明了！再说，那些一直静不下来的孩子，还真的算是聪慧吗？他们是不是一会儿推着椅子跑，一会儿爬上沙发乱跳，一会儿又把茶杯踢得满屋滚呢？他们就是静不

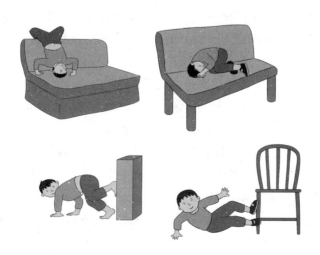

下来，非要闹出点儿动静，闯出点儿祸，被大人教训了才能消停一会儿。但是没坐下来多久，又跳起来闹了。就好像他身体里被装了一副机械，一刻都停不下来似的。然后，您把他送到学校里上课，他也不会像其他孩子那样认真学习。课堂上总是不能集中精力，一双手不知道放在哪里好，于是就挠挠头，捏捏腿，咬咬指甲，实在无聊了，就撩拨其他的孩子。下课了就更不用说了，必定是打闹不断，经常给您惹出麻烦。老师每次都告诉家长，说他没纪律性，成绩不好，注意力不集中。

这个年龄段的孩子，正是开始培养学习兴趣和习惯的阶段。而若是一直都成绩不好，他自己都很可能产生厌学的情绪，以后都不会再用功读书。而如果您从老师那里得知了孩子的情况，用尽各种方法都不能把他给变回来，就可能走极端，用惩罚的方法来制止。但这么做适得其反，会给孩子的心理带来很大的伤害，导致他从小就有心理阴影。一些家长可能意识到了问题的严重性，会带孩子去看医生。经过诊断，发现是多动症。但是不好医治，于是也只能拖着。一些孩子会开始吃精神性药物。吃药后发现立马有效，多动的问题瞬间就好了。但是孩子却痴呆了。因为药物就是抑制大脑皮层的活动，让他的反应慢下来。如此，当然就不愿意动了。可是这根本就不是正确的方法，长期下去，孩子变傻了也说不定。其实，说到底多动症都是孩子缺乏营养素造成的。一旦营养补充好，多动症会很快得到改善。

另一个广受关注的问题，就是孩子的近视。如今，我们国家对青少年近视有了足够的重视，比如什么世界爱眼日（6月6日）、全国爱眼日（5月5日）。还有各种各样的宣传渠道，眼科专家讲、媒体也讲、老师也讲，要保护眼睛，眼睛太重要了，是心灵的窗户。不要离书本太近看书，不要躺着看书，不要长时间看书，不要在强光下看书，不要在光线弱的情况下看书……为此出现了护眼灯、护眼仪、护眼尺等各种各样的保护眼睛的措施。各种各样措施都用上了，为什么近视眼仍然越来越多？您想过吗？

不是孩子的问题，是家长的问题。孩子的近视都是您造成的，而您对此还是一无所知。因为您也不明白为什么会出现近视。

我们先来认识一下，人眼看东西的原理。但是，请各位读者一定要认真读，而不仅是知道个大概。因为您那种认识，对于思考不起任何帮助作用。只有深入理解了，我们才能思考出问题的根源所在。所以，请您一定要用心读。

我们眼睛看东西的过程，就是光线在视网膜上的成像。这个过程是一个反应，就是感光色素分解为视蛋白和视黄醛的过程。用比较通俗的话来说，视蛋白

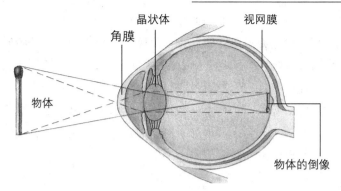

视觉成像原理

是一种蛋白质，视黄醛是由维生素 A 转变而来的，感光色素就是视网膜上用来看东西的物质，目前发现四种感光色素，分别分布在两种细胞内，其中比较清楚的是视紫红质。而感光色素的产生过程就是视黄醛和视蛋白结合的过程，但不是简单的结合，感光色素被分解成视蛋白和视黄醛后，视黄醛要先去肝脏转化成能被再次使用的视黄醛，然后再回到视网膜，与视蛋白合成感光色素。

　　感光色素变少后，眼睛就会看不清东西。所以我们为了看清物体，会不由自主地把身体前倾，靠得更近。如此一来，眼睛就不能长时间使用，都是才看一会儿就感觉到累了，硬坚持下去，就变得模糊。为了看得清楚，我们眼睛就必须要调动眼睛的肌肉，来挤压眼球，改变形状来增加光线透过。眼肌的运动，可以是我们有意识的，也可能是无意识进行的。在假性近视阶段，眼球受眼肌压迫的时间还不长，仅靠自身的弹性，还是可以恢复的。但是时间长了，眼球受压太久，就会完全变形，没有弹性。说起来，这都是感光色素减少引起的。那为什么感光色素会减少呢？这还不是因为身体里合成感光色素的材料减少了，或者是合成反应的酶减少了。那么，这些原料是什么呢？还是最基础的蛋白质、维生素和矿物质。因此，说来说去，都是因为营养素缺乏，才导致的近视。

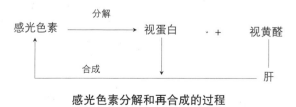

感光色素分解和再合成的过程

前文中说了，营养素的长期慢性消耗，使肝脏受损。而肝脏的代谢能力是会影响到视力的。因为是肝脏把眼睛里视网膜中不能用的视黄醛给转变成能重新参与感光色素合成的视黄醛。虽然近视的发现也和用眼不健康、不合理有关，但是这也是要消耗感光色素的。因此，只要营养素足够了，感光色素合成顺利，近视完全可以避免。您看看那些最早出现近视的孩子，是不是都是营养最缺乏的就知道了。出现了近视后，我们如果能及时使用营养素治疗，假性近视完全能恢复，真性近视也能改善。

第9章　孕产妇的营养

▶孕育健康宝宝，提前使用营养素

生孩子是人生中的一件大事。我们不说当父母的都希望自己的孩子聪明健康，将来面对社会的竞争，有足够的准备。就说最低的要求，也是希望孩子平安，没有先天的缺陷。孩子是父母的希望，所以我们愿意把最好的给他们。由此，家长们便会倾尽全力。其实，若是能在怀孕期间就给足了胎儿营养，让他们发育良好，那么他们先天地就有优势。正所谓优生优育嘛！

那么，如何才能优生优育呢？现在的报纸、广播和电视，都在宣传优生优育的知识。比如孕期不要乱用药，少上网，减少电脑辐射，尽量避开环境污染，调整好心态，快乐怀孕，注意自己的年龄等。归结起来，这些都是一些措施和办法。优生优育的基础，还是要回归到营养素上面来。

我们对畸形儿特别痛心，可是每年我们国家都会有100万左右的畸形儿出生。很多人都以为，畸形儿是一个概率问题，不可避免。但是，您却不知道，之所以会有畸形儿，还是因为缺乏营养导致的。比如，因为缺乏叶酸，胎儿的神经管畸形，导致脊柱开裂和无脑；因为缺乏维生素A，导致胎儿的视觉器官发育畸形；因为缺乏铁元素，导致早产和婴儿体重太低；因为缺乏碘元素，导致胎儿痴呆、聋哑。好多准爸妈都没想过，您的认识局限了自己的行为，会导致胎儿先天性的缺陷。他们也一样希望孩子健康聪明，就算没有天生的能力，起码也不会有缺陷。但是，他们自己却不知道该如何正确地补充营养。比如说，一些孕妈妈为了给孩子足够的营养，就刻意地多吃，体重是不断上升，但是营养没补充到孩子身上。到了出生的时候，才发现，孩子体重过低。

孕期是个漫长的过程。都说"十月怀胎，一朝分娩"，这里说的不只是母爱，更是一种态度。孕妈妈积累了十个月的生活习惯和营养，都会给孩子造成影响。所以，孕期的一点一滴都要格外注意。一般说来，在准备怀孕之前，要做好准备。总共分为三个方面，知识准备、心理准备和营养准备。前两者都需要孕妈妈自我调整和学习，多咨询和沟通，这里就不赘述了。重点来说说营养准备，它也包含两个方面，一是调整饮食，二是补充营养素。

为何要分为两方面呢？因为我们今天的饮食已经无法提供充足且均衡的营养素了。所以，必须要补充营养素。如今，在准备要孩子之前，都要做好半年的营养准备。之所以是半年，是因为一方面要解决双方的健康问题，看看身体是否适合怀孕。这就像是在种地之前要松土和施肥，把土地休整好了，才能开始播种。身体也是如此，要修补好了，完全健康才适合怀孕。毕竟，您整天忙碌，头昏脑涨，还经常感冒发热，这样的身体不适合怀孕。另一面，拿出时间来准备，是为了让孕早期能安全度过。因为忙碌，很多人怀孕都是不自知的。通常说来，是因为月经没来，检查后才发现怀孕。而此时，已经过去一个多月了。孕早期是非常关键的，因为大多数胎儿畸形都是出现在这一时期。此时是受精卵长成人形的过程，最害怕有外来的细菌或病毒侵害，还有那些生活环境中的化学物质。补充营养素，就是为了防止因为营养缺乏而导致的畸形。因为一旦这些基本营养素缺乏，胎儿出现畸形的概率就高很多。另外，有了充足的营养素，胎儿的免疫力就提高了，能应对细菌、病毒的入侵，提高对于有害物质的清除能力，迅速把危险消灭。如此一来，胎儿就能在一个受到保护的环境中迅速成长，从而度过这段危险期。

怀孕之后，孕妈妈都知道要多补充营养来供给胎儿发育。可是吃得多并不一定说明胎儿吸收得好。临床上经常有这种情况，孕妈妈自己体重很大，但是生出来的孩子却体重偏低。比如，很多孕妈妈体重近 100 千克，但是孩子只有不到 2.5 千克。这是为什么呢？因为，吃得多造成营养不均，孕妈妈的肝脏受损，体重增加过快，身体变形了。因为肝脏受损，各种营养物质都转化为脂肪储存下来，胎儿反而得不到足够的营养，所以发育得肯定不理想。再有一个，就是经常出现的妊娠反应，民间叫作"害喜"。其实，这个妊娠反应并不是件好事。许多孕妈妈会因此吃不下饭，营养严重不良，从而影响到胎儿的身体和智力发育。反过来，妊娠反应的出现，说明孕妈妈本身的营养状况就不好，尤其是怀孕前就缺乏蛋白质和维生素 B，妊娠反应就更加剧烈。如此，在孕前做好准备也是非常有必要的了。通常说来，在孕前半年能补充足够的营养素，那么孕妈妈就很少出现妊娠反应。即便是有一些表现，也不过是对某些味道不习惯，持续时间也很短。

在补充了营养素，妊娠反应消失后，胎儿得到足够的营养，健康发育，孕妈妈的身体就能保持良好的状态，不会因为饮食多而过度肥胖，保持了良好的体型，就能在生活起居和睡眠运动方面，都应对自如。到了妊娠后期，甚至是临产前，也不会有水肿或高血压等病症。所以，使用营养素对于优生优育意义非常。再根据使用营养素的孕妈妈产后恢复和胎宝宝健康状况对比，则更说明营养素的作用。

再来说说坐月子这事。一个让不少人都困惑的是，外国女人生孩子，在家歇个三五天就上班，就好像过了个周末一样。而我们中国人生了孩子，必须得坐月子。为啥人家能短期内搞定的事，咱们就一定要大张旗鼓呢？

原因很简单，祖宗传下来的。这么一说，有人就更不解了。祖宗传下来的就是好的吗？当然不是，但是祖宗传下来的，就是经过考验的，是有道理的。来说说这个道理吧，之所以坐月子，就是为了给身体足够的时间来恢复、调理。由于分娩时出血多，加上出汗、腰酸、腹痛，非常耗损体力，气血、筋骨都很虚弱，这时候很容易受到风寒的侵袭，需要一段时间的调补，因此产后必须坐月子才能恢复健康。坐月子的目的是在这段时间内做适度的运动与休养、恰当的食补与食疗，能使子宫恢复生产前的大小，气血经过调理也都能恢复，甚至比以前更好，也就将不好的体质在这段时间慢慢改变过来。身体在月子里恢复后，各个方面都会好很多，甚至比生孩子之前还要好。而那些没有恢复好的新妈妈，就会因为营养素不足而出现产后综合征。比如头发脱落、长斑、头痛、失眠、情绪低落、脚后跟痛，甚至是产后抑郁等。身体相应的会有皮肤松弛、肌肉变软、没有弹性、体形无法恢复等，好像一次生产，就把整个人的精华抽光了，一夜间老了一般。所以，很多女性都害怕生孩子，把身体的变化归咎于生孩子。其实，这都是没有调理恢复好才出现的情况，不是孩子惹的祸。

再来说说使用了营养素生下的孩子和没有用营养素孩子的区别。反差可以说是非常大的。补充了营养素的孩子，出生后大部分时间都是在熟睡中，一般每天可以睡二十个小时以上。您可别小看睡觉，这对婴儿的神经系统和其他器官系统的生长发育很有好处。睡醒了之后，孩子也不哭不闹，他跟自己玩，饿了就吃，困了就睡，从来不会跟爸妈过不去。这样的孩子长得快，新妈妈也省心。那些没有使用营养素的孩子则不同了，因为营养素缺乏，他身体就不舒服，不容易熟睡，也经常哭闹。非常敏感，睡觉的时候稍有动静，当即就醒，而且马上就哭，怎么哄也都难入睡。新妈妈哄这样的孩子，都是又摇又晃的，还不能在一个地方停下来，必须四处走动。这么一折腾，新妈妈就累得筋疲力尽，别说是坐月子了，正常人都受不了。尤其是到了夜间，孩子来回折腾，总共不过睡两个小时，其他时间都要陪着他。这样下来，谁能熬得住啊？许多新妈妈就因为带孩子，把自己累的情绪低落、失眠、头痛，产后抑郁也就顺理成章了。

用了营养素的孩子，生长发育得也特别好。出生时就头发浓密，眼睛明亮。之后学什么都特别快，开口说话、走路也非常顺利，人也很聪明。而没有营养素的孩子，因为营养不良，就会有头发黄、眉毛稀少的表现，脾气还异常古怪，总是怕生人。所以说，营养素对于我们的下一代非常重要。为了让我们的孩子不输在起跑线上，营养素一定要补充。

▶ 孕妈妈的营养方案

孕妈妈的营养需求，在孕期是不断变化的。

怀孕前 3 个月。首先，胎儿神经管发育的关键时期在怀孕初期第 7～30 天。此时，如果叶酸摄入不足，可能引起胎儿神经系统发育异常。如果您从计划怀孕开始补充叶酸，就可有效地预防胎儿神经管畸形。孕妇应尽早补充铁，以预防缺铁性贫血及它所带来的不良后果。因为怀孕后，孕妇的血容量扩充，铁的需要量就会增加一倍。如果不注意铁质的摄入，就很容易患上缺铁性贫血，并可能影响胎儿也患上缺铁性贫血。另外，充足的锌对胎儿器官的早期发育很重要，有助于防止流产及早产。在怀孕早期，胎儿的器官发育特别需要维生素和矿物质，特别是叶酸、铁、锌，有助胎儿的健康发育。但是，孕妇通常很难确定自己什么时候怀孕，所以必须从准备怀孕开始，就要注意补充额外的维生素及矿物质。

怀孕的第 4～10 个月，是胎儿迅速发育及增重的时期，对营养需求相应更多，特别是能量、蛋白质、钙和铁。到怀孕期第 4 个月时，胎儿所有器官都已形成，以后将会继续增加体重，因此对能量和蛋白质的需求大大增加。充足的蛋白质及能量摄入才能促进胎儿的生长发育并可以减少生下低出生体重儿的机会。这段时期要保证胎儿的骨骼正常发育，钙的需求会增加 40%，每天约需要 1200 毫克钙才能确保母体与胎儿的需求。钙摄入不足，会给胎儿带来严重的后果，可能引致先天性佝偻病。因此，孕妇必须摄取充足的钙，并补充维生素 D 帮助钙的吸收，才能确保出生的胎儿拥有一个健壮的体格。而在怀孕中、晚期，铁和叶酸以及各种维生素、矿物质的补充依然很重要。为了满足这一阶段胎儿发育成长的各种营养需要，除了日常饮食外，应选择适合自己的营养补充品或复合维生素。像爱乐维富含 12 种维生素和 7 种矿物质和微量元素，每日一片并配合丰富的膳食，就能够满足准妈妈和宝宝对于营养元素的摄入要求，帮助孕妇获得完整均衡的营养。

除了要在不同时期注意不同的营养需求外，整个孕期，孕妈妈绝对不能暴饮暴食。

孕期的母亲只知道营养的补充是必然的，但是没有科学的营养观念，尤其是有些孕妇讲求的是好东西多多益善，结果更多的营养被自己的身体吸收了，宝宝反倒没有获取充足的营养成分，结果是宝宝身体轻，而妈妈身体在孕期却是明显的长胖，甚至多出了几十千克重，其实这是不科学的。身体如此肥胖也是不正常的。

所以孕妇在孕期一定要科学合理地饮食，杜绝暴饮暴食的情况发生，少吃多餐，营养搭配要合理，各种营养成分搭配进行，不能单一化营养涉足，这里食品种类要多样化，蔬菜、水果、干果、豆制食品、奶类食品、鸡、鱼、肉等要适量补充更多的维生素、矿物质成分、微量元素和氨基酸等营养成分，使其宝宝在腹中能够在身体骨骼、智力等方面得到全面的发展。

孕期的饮食一定要杜绝暴饮暴食，要少吃多餐，营养丰富但是合理搭配，促进宝宝健康发育。

怀孕是女人一生中的特殊阶段，生一个健康聪明的小宝宝，又是每个孕妇的最大心愿。科学选择食物不仅有利于母体健康，更有益于胎儿的发育。

1. 最佳防吐食物

晨吐是孕妇最难受也是最常见的反应之一，给孕妇带来相当大的痛苦。选择适合孕妇口味的食物有良好的防吐作用，营养学家认为，柠檬和土豆含有多种维生素，对孕妇尤为合适。

2. 最佳保胎蔬菜

菠菜含有丰富的叶酸，每 100 克菠菜的叶酸含量高达 350 微克，名列蔬菜之首。

叶酸的最大功能在于保护胎儿免受脊髓分裂、脑积水、无脑等神经系统畸形之害。因此专家主张怀孕早期的两个月内应多吃菠菜或服用叶酸片。同时，菠菜中的大量 B 族维生素还可防止孕妇盆腔感染、精神抑郁、失眠等常见的孕期并发症。

3. 最佳饮料

绿茶乃微量元素的"富矿"，对胎儿发育作用突出的锌元素就是其中一种。根据测定，在食谱相同的情况下，常饮绿茶的孕妇比不饮者每天多摄取锌 14 毫克。此外，绿茶含铁元素也较丰富，故常饮绿茶可防贫血。

4. 最佳防早产食品

专家研究发现，常吃鱼有防止早产的作用。

5. 最佳零食

孕妇在正餐之外，吃一点儿零食可拓宽养分的供给渠道，专家建议吃一点儿瓜子，诸如葵花子、西瓜子、南瓜子等。

6. 最佳酸味食品

孕妇往往对酸味食品感兴趣，而孕妇吃酸也确有好处。

不过孕妇食用酸味食品要注意选择。山楂的营养较丰富，但可加速子宫收缩，有导致流产之嫌，故孕妇最好敬而远之。而西红柿、杨梅、樱桃、葡萄、柑橘、苹果等是补酸佳品，孕妇宜食之。

▶ 胎宝宝喜欢妈妈这样吃

孕期的饮食原则：

（1）合理全面的营养。提供胚胎各器官发育需要的各种营养素，同时还应考虑"早孕反应"的特点，适合孕妇的口味。

（2）保证优质蛋白质的供应，孕早期胚胎的生长发育，母体组织的增大均需要蛋白质，是胚胎发育的关键时期，此时蛋白质、氨基酸缺乏或供给不足能引起胎儿生长缓慢，甚至造成畸形。同时早期胚胎不能自身合成氨基酸，必须由母体供给，因此应从膳食提供充足的优质蛋白质，每天不少于 40 克，才能满足母体需要。如果不愿吃动物性食物者可以补充奶类、蛋类、豆类、坚果类食物。

（3）适当增加热能的摄入。胎盘需要将一部分能量以糖原形式贮存，随后以葡萄糖的形式释放到血液循环，供胎儿使用。胎儿能够利用的能量也主要以葡萄糖为主，母亲应适当增加碳水化合物的摄入量，保证胎儿的能量需要。每天至少摄入150克以上的碳水化合物，以免因饥饿而使体内血液中的酮体蓄积，被胎儿吸收后，对大脑的发育将产生不良影响。脂肪用量也不能过低，以防止脂溶性维生素不能被吸收。

（4）确保无机盐、维生素的供给。为了补充足够的钙质，应多进食牛奶及奶制品，不喜欢喝牛奶的人可以喝酸奶、吃奶酪或喝不含乳糖的奶粉等。呕吐严重者应多食蔬菜、水果等碱性食物，以防止发生酸中毒。

（5）应注意少量多餐，食物烹调清淡，避免食用过分油腻和刺激性强的食物。

（6）孕期不要节食，怀孕期间节食对你和你发育中的宝宝都会有潜在的危害。许多减肥方法都可能会导致你缺铁、叶酸以及其他重要的维生素和矿物质。请记住，体重的合理增加是健康怀孕的最好标志之一。

（7）不吃生鱼寿司、生牡蛎等食品，生海鲜（例如牡蛎、没煮过的寿司），未经高温消毒的牛奶或软奶酪、肉酱，以及生的或半熟的肉类和家禽都不应出现在孕期饮食中（并且要注意厨房卫生）。这些食物都可能是细菌的来源，这些细菌会对你未出生的宝宝造成伤害。

孕期必须注意忌口，因为一些食物会给胎宝宝造成伤害。

（1）不吃山楂。研究表明，山楂对孕妇子宫有兴奋作用，可促进子宫收缩，倘若孕妇大量食用山楂和山楂制品，就有可能刺激子宫收缩，进而导致流产。尤其是以往有过自然流产史或怀孕后有先兆流产症状的孕妇，更要忌食山楂食品。

（2）孕妇全吃素食，而不吃荤食，就会造成牛磺酸缺乏。因为荤食大多含有一定量的牛磺酸，再加上人体自身亦能合成少量的牛磺酸，因此正常饮食的人不会出现牛磺酸的缺乏。而对于孕妇来说，由于需要牛磺酸的量比平时增大，人体本身合成牛磺酸的能力又有限，加之全吃素食，则素食中很少含有牛磺酸，久之，必然造成牛磺酸缺乏。因此，从外界摄取一定数量的牛磺酸就十分必要了。这种摄取，当然要靠吃些荤菜来补充。我们提倡孕妇要多吃素食，注意荤素搭配。

（3）在怀孕期间，不要大量饮用咖啡、浓茶和可乐类饮料。

这类饮料中大都含有较多的咖啡因，咖啡因是一种中枢神经兴奋药物，虽然毒性不大，排泄较快，但对孕妇和胎儿仍有不良作用。口服咖啡因1克以上时，可出现中枢神经系统兴奋症状，如躁动不安、呼吸加快、心动过速等；即使服用1克以下，也有副作用，如刺激胃黏膜、恶心、呕吐、心悸、晕眩、心前区疼等。

（4）少吃盐。因为在怀孕后期神经和内分泌的改变或小动脉痉挛，会引起组织内水盐潴留，从而造成水肿。如果食物中盐分和碱类含量过多，可以增加肾脏的负担，引起血压增高、水肿等妊娠高血压综合征。尤其在怀孕中期、后期，食物要尽量清淡一些；在必要的情况下，还要采用无盐膳食。

（5）不吃刺激性食物。刺激性食物主要是指葱、姜、蒜、辣椒、芥末、咖喱粉等调味料和蔬菜。这是因为这些辛辣物质会随着母体的血液循环进入胎儿体内，给胎儿不良刺激。从孕妇身体说，怀孕后大多呈现血热阳盛的状态，使体内阴津更感不足，会使孕妇口干舌燥、生口疮、心情烦躁等症状加剧。这样，自然不利于胎儿的正常发育。

（5）少吃动物肝脏。这是因为，动物肝脏尤其是鸡、牛、猪肝，每100克含维生素A的平均值为正常每日规定饮食量所含维生素A值的4～12倍。研究表明，维生素A过量会引起发育异常，很可能由于它干扰神经上皮细胞内的DNA合成，使细胞分裂周期延长，导致细胞增殖速度减少，从而表现出各种组织生长、分化异常。有人认为过量维生素A阻碍了腭的生长发育，使两侧腭叶未能及时吻合形成腭裂。

（7）忌吃味精。味精的成分是谷氨酸钠，进食过多影响锌的吸收，不利于胎儿神经系统的发育。腌制食品虽然美味，但内含亚硝酸盐、苯丙芘等，对身体不利。

▶ 产后的营养调理方案

许多人在产后都很注意营养，在产后吃大量的滋补品，这种做法并不科学。其实在产后1～2天最好吃些清淡易消化的食物，以后再逐渐增加含有丰富蛋白质、碳水化合物及适量脂肪的食物，如奶、蛋、鸡、鱼、瘦肉、排骨汤及豆制品等。此外还要注意补充维生素及矿物质，可多吃些新鲜水果和蔬菜等，为了防止便秘，也要吃些粗粮。

产妇每天需要的热量约为3000千卡，其中应包括蛋白质100～200克，相当于每千克体重2克，钙质2克，铁15毫克。如果产孕妇每日能吃主食500

克，肉类或鱼类 150 ～ 200 克，鸡蛋 3 ～ 6 个，豆制品 100 克，豆浆或牛奶 250 ～ 500 克，新鲜蔬菜 500 克，每顿饭后吃水果 1 个（苹果、橘子、香蕉都可以），基本上就可满足哺乳期的营养需要。

1. 饮食要富含蛋白质

月子里要比平时多吃一些蛋白质，尤其是优质动物蛋白质，如鸡、鱼、瘦肉、动物肝等；适量饮用牛奶、豆类也是新妈妈必不可少的补养佳品。但也不可过量摄取，不然会加重肝肾负担，还易造成肥胖，反而对身体不利，一般每天摄入 90 ～ 95 克蛋白质就可以了。鸡蛋营养丰富，蛋白质含量高，而且还含有卵磷脂、卵黄素及多种维生素和矿物质，容易消化，适合产妇食用。但也不是吃得越多就越好。有些地区习惯上主张多吃鸡蛋，甚至一天要吃到 20 ～ 30 个，这就没有必要了，因为吃得过多也无法被身体吸收，会白白地被排泄出去，还会影响正常的消化功能。所以，产妇每天不必超过 4 ～ 6 个鸡蛋。

2. 主副食种类要多样化

不要偏食，粗粮和细粮都要吃，不能只吃精米精面，还要搭配杂粮，如小米、燕麦、玉米粉、糙米、标准粉、赤小豆、绿豆等。这样既可保证各种营养的摄取，还可使蛋白质起到互补的作用，提高食物的营养价值，对新妈妈恢复身体很有益处。

3. 多吃含钙丰富的食物

哺乳妈妈对钙的需求量很大，需要特别注意补充，应该每天增加 25 克左右的蛋白质，避免影响乳汁分泌量。因为从饮食中摄取蛋白质不足时，对乳汁中的蛋白质含量影响不明显，但会影响乳汁的分泌量。

4. 多吃含铁丰富的食物

产后出血及哺喂宝宝，补充铁也是非常必要的，不然容易发生贫血。如果在饮食中多注意吃一些含血红素铁的食物，如动物血或肝、瘦肉、鱼类、油菜、菠菜等及豆类等，就可防止产后贫血。

5. 合理摄取必需脂肪

要注意摄取必需脂肪，其中的脂肪酸对宝宝的大脑发育很有益，特别是不饱和脂肪酸，对中枢神经的发育特别重要。哺乳妈妈饮食中的脂肪含量及脂肪酸组成，会影响乳汁中的这些营养的含量。但也不能摄取过度，脂肪所提供的热能应该低于总热能的 1/3。

6. 多吃蔬菜、水果和海藻类

产后禁吃或少吃蔬菜水果的习惯应该纠正。新鲜蔬菜和水果中富含丰富的维生素、矿物质、果胶及足量的膳食纤维，海藻类还可提供适量的碘。这些食物既可增加食欲、防止便秘、促进乳汁分泌，还可为新妈妈提供必需的营养素。海带中含碘和铁较多，碘是制造甲状腺素的主要原料，铁是制造血细胞的主要原料，产妇多吃这种蔬菜，能增加乳汁中的含量。新生儿吃了这种乳汁，有利于身体的生长发育，防止因此引起的呆小症。

7. 多进食各种汤饮

一定要注意多喝汤。汤类味道鲜美，易消化吸收，还可促进乳汁分泌，如红糖水、鲫鱼汤、猪蹄汤、排骨汤等，需注意的是一定要汤和肉一同进食。鸡汤、鱼汤、排骨汤含有易于人体吸收的蛋白质、维生素、矿物质，而且味道鲜美，可刺激胃液分泌，提高食欲，还可促进泌乳。产妇出汗多再加上乳汁分泌，需水量要高于一般人，因此产妇要多喝汤汁。但是专家提醒，在多喝汤的同时，别忘了要多吃些肉，肉比汤的营养要丰富得多，那种"汤比肉更有营养"的说法是不科学的。

8. 不吃酸辣食物及少吃甜食

酸辣食物会刺激新妈妈虚弱的胃肠，引起很多不适。甜食最好只喝红糖水，过多吃其他甜食不仅影响食欲，还易使热能过剩并转化为脂肪，引起产后肥胖。由于红糖所含的葡萄糖比白糖多得多，所以饮服红糖后会使产妇全身温暖。红糖中铁的含量高，可以给产妇补血，红糖中含多种微量元素和矿物质，能够利尿、防治产后尿失禁，促进恶露排出，红糖还有生乳、止痛的效果。但是也不要食用过多，一般饮用不能超过 10 天，时间过长增加血性恶露，并且在夏天会使产妇出汗更多而体内少盐。

9. 不吃盐渍食物，不饮咖啡

盐渍食物会影响新妈妈体内的水盐代谢，咖啡及含某些香辛料的食品可通过乳汁进入宝宝体内，影响他们的健康发育，特别要加以注意。

10. 忌食生冷

这是坐月子时老人们常说的一句话。在中医看来，这有一定道理。因为生孩子后，产妇身体比较虚弱，尤其是脾胃。此时进食"生冷"食物，会影响脾胃的恢复。

不过，可将水果榨汁，温热饮用。若产后出现大便困难，可以将香蕉加热食用，以润肠通便。但脾胃虚寒明显的产妇，即使在夏季也不宜吃西瓜，以免损伤脾胃。

▶剖宫产妇的营养调理方案

剖宫产因有伤口，同时产后腹内压突然减轻，腹肌松弛、肠子蠕动缓慢，易有便秘倾向，饮食的安排与自然产应有差别，一般来说，伤口愈合过程中最需要的营养元素包括：蛋白质、氨基酸、维生素、碳水化合物等。

剖宫产后饮食注意事项：

（1）术后6小时内禁食、禁水。

（2）术后6小时未排气可进食白开水及半流食，半流食包括粥、鱼汤、猪蹄汤等汤类。

（3）排气后可进食任何食物，为了促进乳汁分泌及减少产后便秘，希望您进食的同时多喝汤、汁，多吃蔬菜及水果，有助产后保养，产后恢复等。

未排气期间请勿食用普食，如煮鸡蛋、炒菜、肉块、米饭等，请勿食用甜食，包括巧克力、红糖水、甜果汁及牛奶，以免引起腹胀。

剖宫产后饮食禁忌：

（1）禁食寒凉、辛辣。产后多虚多瘀，应禁食生冷、寒凉之品。生冷多伤胃，寒凉则血凝，恶露不下，会引起产后腹痛、身痛等诸多疾病。产后失血伤津，多阴虚内热，故葱、姜、大蒜、辣椒等辛辣大热的食物应忌食。如果进食辛辣的食物，不仅容易引起便秘、痔疮等，还可能通过乳汁影响婴儿的肠胃功能。

（2）产后饮食不宜大补。和动物的生育一样，人类在妊娠期间已经为日后生产做好了准备。滋补过量的产妇易患肥胖症，从而引发多种疾病。产妇肥胖还可以造成乳汁中脂肪含量增多，最终导致婴儿的肥胖或腹泻。

（3）蔬菜、水果不可少。对于蔬菜和水果，传统的观念认为，二者"水气大"，吃了会伤身体，殊不知新鲜的蔬菜和水果，不仅可以补充肉、蛋类所缺乏的维生素C和纤维素，还可以促进食欲，帮助消化及排便，防止产后便秘的发生。

（4）中药食疗也要对症，不可自行乱补。身体正常的产妇不需要药物进补，可针对症状用些中药，配合食疗调理。如缺奶可用王不留、通草、猪蹄、桔梗等以通经下乳；产后腹痛、便秘可酌加当归、桃仁、核桃仁、黄酒以活血化瘀，润肠通便。

剖宫产后，新妈妈的饮食可以参考这种做法：

第一天

一杯萝卜水，一杯白开水。大米粥。

剖宫产后 6 个小时，肠道排气后，产妇才能进食。

第二天

早：自做小米粥，也可以用开水冲鸡蛋，既有营养，味道也不错。

午：小米粥或者是烂面条，面条汤可以用鲫鱼汤之类的。

晚：白米粥（加了几片生菜叶）、萝卜汤、酒酿冲鸡蛋（放点儿红糖——排恶露的，酒酿冲鸡蛋——下奶的）以及中药路路通（通奶的）。

第三天

早：白米粥（里面掺和点儿小米），一个肉包子里面塞点儿酒酿（肉馅不吃，有开奶的功效）。

午：白米粥（里面掺和点儿小米）。

晚：白米粥（里面掺和点儿红枣），清炒鸡毛菜，路路通。

第四天

早：黑米粥（加枸杞），一个豆沙包。

午：鲫鱼汤（下奶的），加一个冲鸡蛋。

晚：黑鱼汤（恢复伤口的），鸡毛菜炒蘑菇，红豆银耳汤。

第五天

早：白米粥，一个豆沙包。

午：鲫鱼汤，内加青菜和面条。

晚：黑鱼汤，小白菜炒木耳，白米粥加几粒红枣。

第六天

早：白米粥，一个豆沙包，半个馒头。

午：白米粥，鲫鱼汤。

晚：2 大碗鲫鱼汤，炒青菜、炒小白菜，白米粥。

第七天

早：一个豆沙包，酒酿煮鸡蛋（2 个），路路通。

午：黑鱼汤，鲫鱼汤蒸蛋。

晚：3 碗鲫鱼汤，清炒白菜，白米粥。

第四篇

健康长寿，饮食中来

第10章　给脏腑最佳营养
——养好脏腑，百病不侵

▶《黄帝内经》中神秘的"五"（五谷、五色、五味、五性、五行、五季）

饮食有讲究，食物分性情。我们经常见到中医上说食物的五味、五色、五行、五谷五季等，可总是稀里糊涂，似懂非懂。这一章，就对这些神秘的"五"来个全面的认识。

首先是五行。

五行是中国古代的一种物质观。多用于哲学、中医学和占卜方面。五行指：金、木、水、火、土。认为大自然由五种要素所构成，随着这五个要素的盛衰，而使得大自然产生变化，不但影响到人的命运，同时也使宇宙万物循环不已。五行学说认为宇宙万物，都由木火土金水五种基本物质的运行（运动）和变化所构成，是由于中国古代人对世界认识不足造成的。它强调整体概念，描绘了事物的结构关系和运动形式。如果说阴阳是一种古代的对立统一学说，则五行可以说是一种原始的普通系统论。

说明五脏的生理活动特点，如肝喜条达，有疏泄的功能，有"木"生发的特性，故以肝属"木"；心阳有温煦的作用，有"火"阳热的特性，故以心属"火"；脾为生化之源，有"土"生化万物的特性，故以脾属"土"；肺气主肃降，有"金"清肃、收敛的特性，故以肺属"金"；肾有主水、藏精的功能，有"水"润下的特性，故以肾属"水"。

木的特性：日出东方，与木相似。古人称"木曰曲直"。"曲直"，实际是指树木的生长形态，为枝干曲直，向上向外周舒展。因而引申为具有生长、升发、条达舒畅等作用或性质的事物，均归属于木。

火的特性：南方炎热，与火相似。古人称"火曰炎上"。"炎上"，是指火具有温热、上升的特性。因而引申为具有温热、升腾作用的事物，均归属于火。

土的特性：中原肥沃，与土相似。古人称"土爰稼穑"，是指土有种植和收获农作物的作用。因而引申为具有生化、承载、受纳作用的事物，均归属于土。故有"土载四行"和"土为万物之母"之说。

金的特性：日落于西，与金相似。古人称"金曰从革"。"从革"是指"变革"的意思。引申为具有清洁、肃降、收敛等作用的事物，均归属于金。

水的特性：北方寒冷，与水相似。古人称"水曰润下"。是指水具有滋润和向下的特性。引申为具有寒凉、滋润、向下运行的事物，均归属于水。

五行是指气体的五种运动方式。

春天属木，代表气体向四周扩散的运动方式。春天，花草树木生长茂盛，树木的枝条向四周伸展，养料往枝头输送，所以春属木。

夏天属火，代表气体向上的运动方式。火的特点就是向上，夏天各种植物向上生长，长势迅猛，所以夏属火。

秋天属金，代表气体向内收缩的运动方式。金的特点是稳固，秋天收获，人们储蓄粮食为过冬做准备，树叶凋落，所以秋属金。

冬天属水，代表气体向下的运动方式。水往低处流，冬天万物休眠，为春天蓄积养料，所以冬属水。

因有四季而有四行，但夏天和秋天之间要有过渡段，也就是长夏。因此便有了土，土代表气的平稳运动。

五行与五脏、五方和五季、五色的对应关系如下。

五音	徵	角	宫	商	羽
五脏	心	肝	脾	肺	肾
五味	苦	酸	甜	辛	咸
五方	南	东	中	西	北
五色	赤	青	黄	白	黑
五行	火	木	土	金	水

然后是五脏。《黄帝内经》的第一篇就是《上古天真论》。所谓天真，也就是指本性，就是本性最为天真。在我们的身体中五脏六腑的本性是天真的，它们处于一种非常和谐自足的状态当中。在前文中我们已经知道了，所谓"五脏"，即心、肝、脾、肺、肾，其共同特点是能贮藏人体生命活动所必需的各种精微物质，

如精、气、血、津液等；所谓"六腑"，即胆、胃、小肠、大肠、膀胱、三焦，其共同特点是主管食物的受纳、传导、变化和排泄糟粕。

《黄帝内经》中对五脏六腑进行了明确的分工。其中，心为"君主之官"，肝为"将军之官"，肺为"相傅之官"，脾胃为"仓廪之官"，肾为"作强之官"，胆为"中正之官"，大肠为"传道之官"，小肠为"受盛之官"，膀胱为"州都之官"，三焦为"决渎之官"。这里的五脏六腑已经超越了具体的组织器官，上升为一个国家的若干种官职，通过这几种官职把同类功能的组织器官整合在一起，没有提到名字的器官都归这些有名称的官员统帅，再通过经络把各个器官联系起来，就形成了身体这个"国家"了。只要五脏六腑各司其职，就能把身体这个"国家"治理得井井有条。

曲黎敏教授在她的《黄帝内经养生智慧》一书中曾引用《老子》中的一句话来形容五脏六腑的关系："故美其食，任其服，乐其俗，高下不相慕，其民故曰朴。"意思是，每个脏腑都只得自己该得到的东西，小肠该得到的是液，那它就只要那个液；每个脏腑也都有自己的本分，脾主运化、肝主生发等，谁也不羡慕谁的"工作"，可见它们的本性是非常朴实的。由此可见，我们保养五脏六腑，就是要顺应它们的本性，使它们的本性能够得到合乎自然的发挥，简而言之，也就是使五脏六腑能够各得其所、各司其职。

接着是五味和五色。中医认为：食物的五味可以补益五脏，五味分别进入各自所亲和的脏，酸味的食物入肝，苦味入心，甘味入脾，辛味入肺，咸味入肾的理论。从这段话可以得到两个结论：首先，五脏是食疗与食补的直接受益者，也就是说，各种味道的食物首先要通过五脏来对身体起作用；其次，中医将多种多样的食物划分为五种，即酸、苦、甘、辛、咸五味，五味分别入五脏，对应肝、心、脾、肺、肾来起作用。那怎样对应呢？

（1）酸生肝：酸味食物有增强消化功能和保护肝脏的作用。常吃不仅可以帮助消化，杀灭胃肠道内的病菌，还有防感冒、降血压、软化血管之功效。以酸味为主的酸梅、石榴、番茄、山楂、橙子，均含有维生素 C，可防癌、抗衰老、防治动脉硬化。

（2）苦生心：古有良药苦口之说，中医认为苦味食物能泄、能燥、能坚阴，具有除湿和利尿的作用。像橘皮、苦杏仁、苦瓜、百合等，常吃能防止毒素的积累，防治各种疮症。

（3）甘入脾：性甘的食物可以补养气血、补充热量、解除疲劳、调胃解毒，还具有缓解痉挛等作用。如红糖、桂圆肉、蜂蜜、米面食品等，都是补甘食物的不错选择。

（4）辛入肺：中医认为辛味食物有发汗、理气之功效。人们常吃的葱、姜、蒜、辣椒、胡椒，均是以辛味为主的食物，这些食物既能保护血管，有可调理气血、疏通经络的作用，经常食用，可预防风寒感冒，但患有痔疮便秘、肾经衰弱者不可食用。

（5）咸入肾：咸为五味之冠，百吃不厌。中医认为咸味食物有调节人体细胞和血液渗透、保持正常代谢的功效。咸味有泄下、软坚、散结和补益阴血等作用。如盐、海带、紫菜、海蜇等属于优质的咸味食品。

除了五味，中医还用五色来对食物进行分类。中医学上所说的五色，是指青、红、黄、白、黑五种颜色，黄色适应甘味、青色适应酸味、黑色适应咸味、红色适应苦味、白色适应辛味。可见，酸、苦、甘、辛、咸五味分别对应青、赤、黄、白、黑五色，五种色味分别入五脏，并在人的生命活动中发挥着重要的作用。只要这五种色味分别相和，彼此相宜，便有利于人体的和谐。五色也与五脏有着特定的对应关系，我们可以通过对不同颜色食物的摄取来补养五脏。

（1）肝色青：宜食糙米、牛肉、枣、葵；青色应肝，所以想要面色红润，不宜以素食为主。

（2）心色赤：宜食小豆、犬肉、李、韭；赤色应心，故而想要面若桃花，可补以维生素 C 丰富的食物，如番茄、橘子、红苹果。

（3）肺色白：宜食麦、羊肉、杏、韭；白色应肺，想肌肤美白，可常食富含蛋白质的食物，如豆浆、奶类。

（4）脾色黄：宜食大豆、栗；黄色应脾，所以面色暗沉的人，可辅以黄色、味甘的食物，如胡萝卜、蛋黄等。

（5）肾色黑：宜食肌肉、桃、葱；黑色应肾，所以肤色较深的人少吃色素添加过多的食物。

所以，五色养五脏，本味补本虚。青色、味酸的食物入肝，食之可养肝；红色、味苦的食物入心，食之可养心；黄色、味甘的食物入脾，食之可健脾胃；白色、味辛的食物入肺，食之可益肺金；黑色、味咸的食物入肾，食之可补肾精。需要注意的是，中医上所说的味甘，并不等同于甜食；味咸，也并非专指盐；青色，可泛指绿色；黑色，其实不一定要多么黑，颜色深的也可算在内。

那我们怎样选择食物呢？

根据味道来选择食物。也就是口感的喜好，因为嘴巴的喜欢通常都是身体的需要。一个体质虚寒的人，自然会喜欢喝热汤、吃生姜，为什么呢？中医认为，生姜性微温，味辛，归肺脾胃经，食之可祛湿与发散风寒，起到润肺补脾的作用。夏天天气炎热时，人们通常都懂得选择苦瓜、野菜等食物来败火，而不愿吃甜腻的食物。因为苦味入心，可降心火，而甘味温补，与夏季炎热的气候刚好相悖。也可以根据五色来选择食物。

　　然后是五季。中医认为，五味跟季节一一对应，酸对应的季节是春季，苦味对应的季节是夏季，甘味对应的季节是长夏，辛味对应的季节是秋季，咸味对应的季节是冬季。可是这究竟意味着什么呢？

　　它的意思就是这个季节的这个味道很重，在饮食上就要尽量少吃这种味道的食物，而应该选择能够中和或者克制这种味道的食物，而不至于使得某种味道太盛而伤及脏腑。同样按照五行的相克关系，那么春天就要减酸增甘以养脾，夏天就要减苦增辛以养肺，长夏就要减甘增咸以养肾，秋天就要减辛增酸以养肝，冬天就要减咸增苦以养心。正确掌握五行、五味、五脏、四季之间的对应关系和相生相克的道理，用以指导我们的日常饮食，有助于保护我们身体一年四季的健康，而对于一年四季所遇到的疾患也可以起到意想不到的辅助作用。下面就具体说一下五味和五季的关系。

》 春天

　　从中医养生理论上讲，春季阳气生发，人为适应自然界，也应随时补充体内阳气，以顺应其生发之势。饮食调养宜选辛、甘、温之品，忌酸涩、生冷之物，应常吃胡萝卜、菜花、柿子椒等蔬菜。但也要注意，生发太过则易化火。故在阳气生发的春季，为防生发太过，在膳食方面还需注意以清淡为宜，不宜大量食用油腻煎炸之品。否则积热在里，肺胃火盛，上熏于口，则易致口腔溃疡等疾病。

　　早春时期，人们在饮食上应当多吃一些鸡肉、动物肝脏、鱼类、瘦肉、蛋黄、牛奶、豆浆等营养品，以及葱、姜、蒜等温性食品，以驱阴散寒。春季中期，可适量食用大枣、蜂蜜、山药之类滋补脾胃的食物。春季晚期，应以清淡饮食为主，除适当进食优质蛋白类食物及蔬果之外，可饮用绿豆汤、赤豆汤、酸梅汤以及绿茶，防止体内积热。

» 夏天

中医认为，夏属火，气通心。饮食要多辛温、少苦寒、戒肥腻、不暴食、节冷饮、预防肠道传染病的发生。夏季有慢性病的人，特别是心脑血管病患者，应多加注意，即使患感冒，亦可能由呼吸系统而转至影响心脏，乃至于危及生命。故于盛夏之季，更宜服用益气强心、化瘀通脉、扶正祛邪的药物。民谚有"冬吃萝卜夏吃姜，不劳医生开药方"之说，夏天吃姜，不仅可以暖胃，符合中医"春夏养阳"之说，而且可以振奋心阳，有助于对心脏的保护。

» 长夏

长夏是夏末秋初的一段时节，因为大气温度持续升高，大量水蒸气笼罩在空之中，气温不降，故气候闷热，空气潮湿，人体大量出汗。随着气候变暖，炎热高温持续时间延长，长夏的特点越来越明显。按五行理论，饮食应"免甘加咸"，夏日湿气重，不应再食用甘味食物，甘食是滋腻厚味，易生湿。

» 秋天

秋季总是以燥气当令，燥邪最易伤人肺气，这个季节，对于患慢性支气管炎的病人来讲，更应注意保养肺脏，如多吃些"秋梨膏"，亦可用玉竹煲汤，百合煮粥，芝麻、核桃仁和蜂蜜调服等，以滋阴润肺。《内经》讲秋冬养阴，即是此意。

» 冬天

冬季是阳气潜藏、阴气盛极的自然规律。避寒就温、敛阳护阴，保持人体内外相对平衡，方可养精蓄锐、促进身体健康。冬日进补是我国几千年来传统的养生方法，可选择羊肉、狗肉、蛇肉，以补虚益气，暖胃滋阴。对人参、阿胶、鹿茸及各种药酒切勿滥补，否则会对身体造成不良后果。此外，冬天气候寒凉，理应多吃温热的食物保暖，可室内又因为大量使用暖气、空调，使空气燥热，于是人们仍是贪喝冷饮，吃西瓜、香蕉等，这些都是对身体健康不利的。

那什么是五谷呢？相传三皇之一的神农氏最开始教人们播种五谷。"五谷"之说出现于春秋、战国时期。《论语·微子》曰"四体不勤，五谷不分"。《黄帝内经》中认为五谷即：稷（小米）、麦（面）、稻（大米）、黍（黏黄米）和菽（豆类）。现在通常说的五谷杂粮，是指稻谷、麦子、高粱、大豆、玉米，而习惯地将大米和面粉以外的粮食称作杂粮，所以五谷杂粮也泛指粮食作物。

五谷，是我们餐桌上最常见的主食。五谷从种植到收割，根系吸收大地的营养，叶子进行光合作用汲取天地之精华，所有的生命活动都是为了养育最后这些种子，所有的营养最后都集中到了种子身上。因此，五谷是最有营养的，五谷的营养也是最全面的，因为，一粒种子可孕育一个生命。

《黄帝内经》有云："五谷为养，五果为助，五畜为益，五蔬为充，气味合而服，以补养精气。"，如此饮食，既可满足人体需要，又能达到以此之长，补彼之短的作用。虽然五谷有其"全面营养"的共通性，但也各有偏性，中医认为五谷健五脏。

知道了五谷杂粮，那什么是"甘"呢？如果你认为甘味食物就是味道有些甜那就错了。中医认为，只要没有咸酸苦辣等其他味道的食物都属于甘味。比如五谷杂粮，大部分都属于甘味。

五谷之中，又以小米的功效最好。大家应该都知道"社稷"这个词，我们用它来指国家。这个词是怎么来的呢？其实"社"代表的是土神，而"稷"代表的是谷神。在靠天吃饭的古代社会，五谷丰登无疑是一个国家稳定的基础，所以古代的君王每年都会祭拜土神"社"和谷神"稷"，社稷后来也便成为国家的代指。《说文解字》对"稷"的解释是："稷，齋也。五谷之长。"

古人认为"稷"就是粟，也就是我们今天所说的小米。他们认为五谷中以小米的营养为最高，因此便用它来供奉上天。妇女在生下小孩之后气血会很虚，这时有经验的长辈就会给她端上一碗热气腾腾的小米粥，她的身体很快就能调养过来，就是因为小米对脾胃有很好的补益作用。脾胃又可生化气血，气血足了，身体自然就好。而现代人往往大鱼大肉，各种营养品统统派上阵，但效果却未必好。我就曾经见过一位产妇刚生产完不久，家人就给她喝浓汤进补，结果却导致肠胃胀气，还影响到母乳的分泌。这时一碗小米粥反而是最安全的。清朝名医王士雄说："贫人患虚证，以浓米汤代参汤，每收奇迹。"意思是说穷人家的患者生病后身体虚弱，但又买不起人参，于是就用米汤代参汤来服用，每次都会收到很好的效果，所以米汤有"代参汤"的美誉。

小米粥虽好，但也不能顿顿喝。那怎么办，还有一个方法，那就"吃芽"，吃什么芽呢？就是五谷的芽。有句话说：春日食春芽。

在我们生活中最常吃的应该就是绿豆芽和黄豆芽了，其实红豆、芝麻、向日葵、大麦、荞麦等均可做成芽菜食用。且芽菜的生长期短，普通只需一到两周，而且不需要施肥，只需给点儿水就可生长，绝对是纯自然无污染的绿色食品。不过大多数人可能还不晓得芽菜怎样做，其实很简单：先将要发芽的种子洗好，然后放入水中浸4～8小时（体积越小的种子浸水的时间越短）后将水分滤去，再在上面加盖一层透气性较好的湿布，放在阴凉通风处（种子在黑暗中发芽又快又嫩滑）。每日早晚两次换水，一周的时间就可以啦，芽菜便生好了。这时拿来食用，脆生生的特别好吃。

▶ 心：指挥中心——养心食谱

《黄帝内经》把人体的五脏六腑命名为十二官，其中，心为君主之官。它这样描述心："心者，君主之官。神明出焉。故主明则下安，主不明，则十二官危。"君主，是古代国家元首的称谓，有统帅、高于一切的意思，是一个国家的最高统治者，是全体国民的主宰者。把心称为君主，就是肯定了心在五脏六腑中的重要性，心是脏腑中最重要的器官。

"神明"指精神、思维、意识活动及这些活动所反映的聪明智慧，它们都是由心所主持的。心主神明的功能正常，则精神健旺，神志清楚；反之，则神志异常，出现惊悸、健忘、失眠、癫狂等症候，也可引起其他脏腑的功能紊乱。另外，心主神明还说明，心是人的生命活动的主宰，统帅各个脏器，使之相互协调，共同完成各种复杂的生理活动，以维持人的生命活动，如果心发生病变，则其他脏腑的生理活动也会出现紊乱而产生各种疾病。因此，以君主之官比喻心的重要作用与地位是一点儿也不为过的。

在生活中，人们常用"心腹之患"形容问题的严重性，却不明白为什么古人要将心与腹部联系起来。所谓"心"，即指心脏，对应手少阴心经，属里；"腹"就是指小肠，为腑，对应手太阳小肠经，属表。"心腹之患"就是说，互为表里的小肠经与心经，它们都是一个整体，谁出现了问题都是很严重的。

正是因为心脏对人体健康有决定性的作用，我们平常要加强对心脏的养护，还要多注意自身的变化，以便尽早发现心脏疾病，中医认为"心开窍于舌""舌为心之苗"，也就是说心与舌的关系密切，心脏的情况可以从舌的色泽及形体表现出来。心的功能正常，舌红润柔软，运动灵活，味觉灵敏，语言流利；心脏气血不足，则舌质淡白，舌体胖嫩；心有瘀血，则舌质暗紫色，重者有瘀斑；心火上炎，则舌尖红或生疮。所以，心的养生保健方法要以保证心脏主血脉和主神志的功能正常为主要原则。

保养心脏的食物，不仅能从其粗糙程度上来辨别其对心脏的好处有多大，而且还能看出来，例如那些看起来透明的食物，都是补养心脏的佳品。

透明的食物非常常见，比如夏天吃的凉粉，小吃摊上一般都有，现吃现拌，味道不错。凉粉的品种很多，比如绿豆凉粉，蚕豆凉粉，地瓜凉粉等，既可凉拌，又可清炒，是夏日养心不可缺少的美味佳肴。

藕粉和何首乌粉也是不错的补心食物，可取适量的藕粉放在碗里，加少许水调和，然后用开水冲开即可。藕粉可以作为日常的调养制品，既便宜又方便，特别是家有老人、孩子或者病人的情况下，藕粉更应常备常食。

另外，还可以用藕粉做成各种食物，比如甜点，也算得上餐桌上的一道风景。

透明的食品还有西米，可经常煮食，常见的消夏美食就有椰汁西米。

除了透明的食物养护心之外，一些粗制的粮食也是我们心脏的益友。

为什么精细食物在市场上的价格往往不如粗制食物的价格高呢？这是因为，人们已经意识到粗制食物对人体健康的重要性。

经过精加工的食物，不仅丢失了皮中的营养，而且丧失了胚芽中的营养。胚芽是生命的起点，它的功效可以直接进入人体的心系统，对人的心脏有非常好的保健作用。

因此，如果要保护好心脏，那么平时一定要多吃粗制的食物。特别是心脏不好的人，在选购粮食时，一定要记得多给自己的心脏选点粗制的粮食，尽量买胚芽没有被加工掉的粮食。比如：全麦、燕麦、糙米等。这些食物都是心脏的"守护神"。

另外，如果不是很喜欢吃粗粮，那么可以选择粗细搭配的食物，比如表面撒了一层麦麸的面包。

唐宗海的《医易通说》里记载："凡种菠菜，以其子布地中，必更月朔而后生，不知何故？吾为之解曰：此菜色深绿，应三震卦；其根红，应震下一阳也。过月朔而月侯成震，是以此菜方生。草木之能应卦气，神妙如此。"其实、菠菜一般在深秋下种，然后发芽长大，历经整个寒冷的冬天，到春天后继续生长并开花结籽。通常我们食用的就是出生在深秋的菠菜。

自然界生命的正常规律是春种、夏长、秋收、冬藏。深秋时节，大地日趋萧条，百草枯黄，而菠菜却敢于在这个时候违背自然界的正常规律，出苗、生长。它身上究竟蕴藏着什么能量？

除了人为操控（温室种菜等），凡是反季节生长的蔬菜，如与菠菜类似的秋冬生长的青蒜、荠菜等都有一个共同特点，就是得天地之震气，可以极大程度地补益人体心系统。

菠菜还可以治疗便秘。一些久病的朋友，很容易就会大便不通，还有一些长痔疮的朋友，也容易排便困难，那么，这些朋友如果坚持吃菠菜，很快情况就会得到改善。

还有，平常做菜时我们扔掉的菠菜根，其实是很好的药材，它可以治疗古人所称的以多饮、多食、多尿、身体消瘦或尿有甜味为特征的"消渴"。菠菜根怎么吃才能治疗这种糖尿病的症状呢？我们只需将等量的菠菜根打碎后和打成粉状的鸡内金调和，用米汤送进肚就可以了。一天3次，一次5克左右，疗效显著。

与朋友聚会，开开心心、吃吃喝喝是难免的，但如果狂喜加上暴饮暴食，那么你可要注意了，你的心脏未必能承受。外贸公司的鲁先生就有这样的经历。一次公司的庆功宴上，老板点名表扬了鲁先生的部门，鲁先生与同僚都相当高兴，结果乐极生悲，居然引发了心脏病，幸好抢救及时，要不然后果不堪设想。

欢喜过度会让人心气涣散，再加上吃了很多东西，结果就会出现中医里讲的"子盗母气"的状况。"子盗母气"，是用五行相生的母子关系来说明五脏之间的病理关系。"子"在这里是指脾胃，"母"指心，是说脾胃气不足而借调心之气来消化食物，就会伤害到心。因为心也有很多的工作需要做，同样要很多的心气，被脾胃盗走的心气过多，心一定会有所伤。

像鲁先生这样，本来就有心脏病，欢喜过度时心气已经涣散了，这个时候又暴饮暴食，脾胃的负担超负荷了，只好"借用"心气来消化这些食物，心气必然亏虚。因此，心脏病患者，特别是老年人，在这个时候往往会突然引发心脏病，这就是乐极生悲了。

还有些人，晚上老是心慌失眠，那也是心气虚的表现。这个时候比较适宜喝莲子粥补心。《本草纲目》记载，莲子甘、涩，平。归脾、肾、心经。具有补脾止泻，益肾涩精，养心安神的作用。晚上喝点儿莲子粳米粥可以养心助睡眠。

我们在平时饮食中也要注意以清淡为主，因为盐分过多会加重心脏的负担；不要暴饮暴食，戒烟限酒；多吃一些养心的食物，除了莲子以外，还有杏仁、黄豆、黑芝麻、木耳、红枣等，都对补养心脾很有好处。

常吃南瓜，可使大便通畅、肌肤丰美，尤其对女性，有美容的作用。清代名臣张之洞曾建议慈禧太后多食南瓜，慈禧太后也尝试了，的确能起到很好的作用，使慈禧太后到老依然容颜红润，富有光泽。美女林青霞也一直坚持将南瓜切成片蒸着吃。

南瓜能美容，还能补中益气、益心敛肺。《本草纲目》说它能"补中益气"。《医林纪要》记载它能"益心敛肺"。中医学认为南瓜性温，味甘，入脾、胃经。具有补中益气、消炎止痛、化痰止咳、解毒杀虫的功效。

现代营养学研究也认为，南瓜的营养成分较全，营养价值也较高。不仅含有丰富的糖类和淀粉，更含有丰富的营养素，如胡萝卜素、维生素 B_1、维生素 B_2、维生素 C、矿物质、人体必需的 8 种氨基酸和组氨酸、可溶性纤维、叶黄素和铁、锌等微量元素。这些物质不仅对维护机体的生理功能有重要作用，其中含量较高的铁、钴，更有较强的补血作用。可用于气虚乏力、肋间神经痛、疟疾、痢疾、支气管哮喘、糖尿病等症，还可驱蛔虫、治烫伤、解鸦片毒。

另外，嫩南瓜维生素含量丰富，老南瓜则糖类及微量元素含量较高；南瓜嫩茎叶和花含丰富的维生素和纤维素，用来做菜别有风味；其种子——南瓜子还能食用或榨油；南瓜还含有大量的亚麻仁油酸、软脂酸、硬脂酸等甘油酸，均为优质油脂，可以预防血管硬化。因此，南瓜的各个部分不仅能食用，而且都有一定的药用价值。

国内外专家在研究中也发现南瓜不仅营养丰富，长期食用还有保健和防病、治病的功效。据资料显示，南瓜自身含有的特殊营养成分可增强机体免疫力、防止血管动脉硬化，具有防癌、美容和减肥作用，在国际上已被视为特效保健蔬菜，可有效防治高血压、糖尿病及肝脏病变。不过，其驱虫作用主要在南瓜子，治疗糖尿病作用主要在嫩南瓜、嫩茎叶与花。防治高血压、冠心病、中风可炒南瓜子吃，每日用量以 20 ~ 30 克为宜。但是要注意，南瓜不宜与含维生素 C 的蔬菜、水果同食，也不可与羊肉同食，否则会引起黄疸和脚气病。

▶肝：交通指挥灯——护肝食谱

肝脏相当于一个国家的将军，将军主管军队，是力量的象征。清代医学家周学海在《读医随笔》中说：医者善于调肝，乃善治百病。由此，我们可以看出肝对人体健康具有总领全局的重要意义。

肝脏的生理特征和功能归纳起来主要有以下三方面：

1.肝主疏泄

疏泄，即传输、疏通、发泄。肝脏属木，主生发。它把人体内部的气机生发、疏泄出来，使气息畅通无阻。气机如果得不到疏泄，就是"气闭"，气闭就会引起很多的病理变化，譬如出现水肿、瘀血、女子闭经等。肝就是起到疏泄气机的功能。如果肝气郁结，就要疏肝理气。此外，肝还有疏泄情志的功能。人都有七情六欲、七情五志，也就是喜、怒、哀、乐这些情绪。这些情志的抒发也靠肝脏。肝还疏泄"水谷精微"，就是人们吃进去的食物变成营养物质，肝把它们传输到全身。

2.肝藏血

肝脏有贮藏、调节全身血量的作用。当人体活动的时候，机体的血流量增加，肝脏就排出贮藏的血液，以供机体活动的需要；当人体在休息和睡眠时，机体需要血液量减少，多余的血液则贮藏于肝脏。故《黄帝内经》有"人卧血归肝"之说。肝藏血还表现在调整月经方面，血液除了供应机体营养的需要外，其余部分，在女子则下注血海成为月经，因此女子月经正常与否，与肝藏血、司血海的功能密切相关，肝有血海之称，妇科有女子以肝为先天之说。若肝血不足，血液不溶筋则肢体麻木；血虚生风则头摇震颤；若藏血障碍，还可出现衄血、呕血、月经量过多等症。

3.肝主筋膜

筋膜，就是人体上的韧带、肌腱、筋膜和关节。筋性坚韧刚劲，对骨节肌肉等运动器官有约束和保护作用。筋膜正常的屈伸运动，需要肝血的濡养。肝血充足则筋力劲强，使肢体的筋和筋膜得到充分的濡养，肢体关节才能运动灵活，强健有力；肝血虚衰亏损，不能供给筋和筋膜以充足的营养，那么筋的活动能力就会减退，筋力疲惫，屈伸困难。肝体阴而用阳，所以筋的功能与肝阴肝血的关系尤为密切。年老体衰的人，动作迟钝、运动失灵，就是因为肝血衰少，筋膜失其所养。许多筋的病变都与肝的功能有关。如肝血不足，血不养筋，或者热邪炽盛烧伤了肝的阴血，就会引起肝风内动，发生肢体麻木、屈伸不利、筋脉拘急，严重者会出现四肢抽搐、牙关紧闭、手足震颤、角弓反张等症状。

春季人体新陈代谢与肝脏关系极大，春季养生宜顺应阳气生发的特点，以养肝为第一要务，中医认为，春季肝气旺盛而生发，但是如果肝气生发太过或是肝气郁结，都容易损伤肝脏，到夏季就会发生寒性病变。

» 心情好：慎激动，少争执，莫惊乱

中医认为，肝属木，与春季生发之阳气相应；如果不学会自我调控和驾驭情绪，肝气抑郁，则会生出许多疾病来、肝主惊，惊则气乱。春季养肝要减少与他人不愉快的纷争，尽量避免七情过于激动而影响情绪。要培养乐观开朗的性格，多培养兴趣爱好，对春季养肝颇有裨益。

» 睡眠好：睡眠要充足，时间要规律，环境要安静

《黄帝内经》云："人卧血归于肝。"现代医学研究证实睡眠时进入肝脏的血流量大量增加，有利于增强肝细胞的功能，提高解毒能力，并加快营养物质的代谢，抵御春季多种传染病的侵袭。因此，保证充足的睡眠和提高睡眠质量有助于春季养肝。

青少年和中年人每天需保证 8 小时的睡眠，60 岁以上老年人应在 7 小时左右，80 岁以上的老年人则要睡 8 ~ 9 小时。体弱多病者可适当增加睡眠时间。

晚饭不要吃得过饱，睡前切勿饮浓茶及咖啡。睡前应用热水洗脚，以帮助提高睡眠质量。

睡姿讲究"卧如弓"，以右侧卧位为宜。保证安静的睡眠环境，卧室内空气保持新鲜，不在卧室摆放不利于睡眠和夜间耗氧量大的花草，温度、湿度适宜，床铺、被褥干净舒适，这些都有利于获得优质的睡眠。

» 饮食好：平补为主，少酸增甘，少油腻，忌生冷

平补养肝，春季滋补以清平为主，适当多吃些温补阳气的食物，少酸增甘，忌吃油腻、生冷、黏硬食物，以免伤及肝脾。注意摄取足够的维生素和矿物质，

从而提高人体免疫功能，增强抗病能力。

春季是吐故纳新，采纳自然阳气养肝的好时机，而适当运动则是最好的方法之一。中医认为，肝主筋，坚持锻炼能舒筋活络，有益肝脏；可根据自身体质状况，选择适宜的运动方式，如散步、慢跑、做体操、打太极拳、舞剑、打球、郊游和爬山等。

▶脾：双手——健脾食谱

脾胃在人体中的地位非常重要，《黄帝内经·素问·灵兰秘典论》里面说："脾胃者，仓廪之官，五味出焉。"将脾胃的受纳运化功能比作仓廪，也就是人体内的"粮食局长"，身体所需的一切物质都归其调拨，可以摄入食物，并输出精微营养物质以供全身之用。如果脾胃气机受阻，脾胃运化失常，那么五脏六腑无以充养，精气神就会日渐衰弱。

有人说脾胃是人体的能量之源头，和家电没电什么都干不了如出一辙。此话不假，脾胃管着能量的吸收和分配，脾胃不好，人体电能就缺乏，电压低，很多费电的器官都要省电、节省，导致代谢减慢，工作效率降低或干脆临时停工。五脏六腑都不能好好工作，短期还可以用蓄电池的能源，透支肝火，长期下去就不够用了，疾病就来了。由此看来，养好后天的脾胃"发电厂"有多么重要！

下面，我们就分别介绍一下脾胃。

脾位于中焦，腹腔上部，在膈之下。脾的主要生理功能包括：

1. 脾主运化

一是运化水谷的精微。饮食入胃，经过胃的腐熟后，由脾来消化吸收，将其精微部分，通过经络，上输于肺。再由心肺输送到全身，以供各个组织器官的需要。一是运化水液。水液入胃，也是通过脾的运化功能而输布全身的。若脾运化水谷精微的功能失常，则气血的化源不足，易出现肌肉消瘦、四肢倦怠、腹胀便溏，甚至引起气血衰弱等症。若脾运化水液的功能失常，可导致水液潴留，聚湿成饮，湿聚生痰或水肿等症。

2. 脾主升清

脾主升清是指脾主运化，将水谷精微向上输送至心肺、头目，营养机体上部组织器官，并通过心肺的作用化生气血，以营养全身。

3. 脾主统血

所谓脾主统血，是指脾有统摄（或控制）血液在脉中运行而不致溢出脉外的功能。《类证治裁》曰"诸血皆统于脾"；《难经·四十二难》中提出"脾裹血"亦即是指这一功能。脾主统血其实质就是脾气对血液的固摄作用，其实质是渊源于脾的运化功能，机制在于脾主运化、脾为气血生化之源，脾气健运，则机体气血充足，气对血液的固摄作用也正常。

除此以外，脾还具有不可忽视的附属功能。中医认为，正常的思考问题，对机体的生理活动并无不良影响，但思虑过度，所思不遂则伤脾。《素问》说："思则气结。"脾气结滞，则会不思饮食，脘腹胀闷，影响运化升清和化生气血的功能，而导致头目眩晕、烦闷、健忘、手足无力等。

胃上承食道，下接十二指肠，是一个中空的由肌肉组成的容器。胃的主要生理功能包括：

胃是人体的加油站，人体所需要的能量都来源于胃的摄取。金朝医学家说："胃者，脾之腑也……人之根本。胃气壮则五脏六腑皆壮也。"胃为水谷之海，其主要生理功能是受纳腐熟水谷、主通降，以降为和。由于胃在饮食物消化过程中起着极其重要的作用，与脾一起被称为"后天之本"，故有"五脏六腑皆禀气于胃"，胃气强则五脏功能旺盛。因此，历代医家都把固护胃气当作重要的养生和治疗原则。

胃以降为顺，就是胃在人体中具有肃降的功能。胃气是应该往下行、往下降的，如果胃气不往下降，就会影响睡眠，导致失眠，这就叫作"胃不和则卧不安"。

胃有一个重要的功能——生血。"血变于胃"，胃将人体吸纳的精华变成血，母亲的乳汁其实就是血的变现，血是由食物的精华变成的，在抚养孩子的时候，母亲的血又变成了乳汁。

总之，脾胃是人体五脏六腑气机升降的枢纽，是人体气血生化之源和赖以生存的水谷之海，中医学认为，脾胃若伤百病由生。金元四大著名医学家之一，"补土派"的代表人物李东垣也说："脾胃是滋养元气的源泉，是精气升降的枢纽，内伤脾胃则百病由生。"因此，我们一定要养好自己的脾胃。

在饮食中，脾主黄色。黄色的食品能补脾。特别在长夏和每个季节的最后18天，应适当多吃山药、土豆、黄小米、玉米等黄色食品。补益安中，理气通窍。这些食物可维护上皮组织健康、保护视力、抗氧化等。

黄豆是黄色食物，每天喝一些黄豆浆对保护脾有很好的疗效。

在五味中，脾主甜。"甘入脾"，指的是甘甜的食物具有补气养血、补充热量、解除疲劳、调养解毒的功效。

　　食甜可补气养血、补充热量、解除疲惫、调养解毒，但糖尿病、肥胖病和心血管病患者宜少食。甜味的食物是走肉的，走脾胃。孩子如果特别喜欢吃糖，说明他脾虚。如果病在脾胃，就要少吃甜味的食物和油腻的食物，因为这样的食物会让脾增加代谢负担，使脾更加疲劳。但是甜味食物具有滋养、强壮身体、缓和疼痛的作用。

▶ 肺：码头——润肺食谱

　　肺在五脏六腑的地位很高，《黄帝内经》中说："肺者，相傅之官，治节出焉。"也就是说肺相当于一个王朝的宰相，一人之下，万人之上。宰相的职责是什么？他了解百官、协调百官，事无巨细都要管。肺是人体内的宰相，它必须了解五脏六腑的情况，所以《黄帝内经》中有"肺朝百脉"，就是说全身各部的血脉都直接或间接地会聚于肺，然后敷布全身。所以，各脏腑的盛衰情况，必然在肺经上有所反应，中医通过观察肺经上的"寸口"就能了解全身的状况。寸口在两手桡骨内侧，手太阴肺经的经渠、太渊二穴就处在这个位置，是桡动脉的搏动处，中医号脉其实就是在观察肺经。

　　肺主要有以下三大功能，即肺主气，主肃降，主皮毛。

» 肺的第一大功能是主气，主全身之气

　　肺不仅是呼吸器官，还可以把呼吸之气转化为全身的一种正气、清气而输送到全身。《黄帝内经》提到"肺朝百脉，主治节"。百脉都朝向于肺，因为肺是皇帝之下，万人之上，它是通过气来调节治理全身的。

　　举一个例子，"驼背"。人为什么驼背呢？大家可以试试，咱们靠墙站着，要求昂首挺胸，我们叫"拔军姿"。站一会儿是不是觉得气就上不来了？呼吸声是不是就越来越大了？这就证明，肺出现问题了！如果肺出现问题了，再挺胸昂头，这个气就不够用了！怎么办？把身体蜷一点儿，这时候气就觉得够用了。如果久而久之老这样，这个人就慢慢形成了驼背，也就是咱们老说的"罗锅儿"。

» 肺的第二大功能是主肃降

肺居在西边，就像秋天。秋风扫落叶，落叶簌簌而下。因此肺在人身当中，起到肃降的作用，即可以肃降人的气机。肺是肺循环的重要场所，它可以把人的气机肃降到全身，也可以把人体内的体液肃降和宣发到全身各处，肺气的肃降是跟它的宣发功能结合在一起的，所以它又能通调水道，起到肺循环的作用。我们来做个简单的想象，就是把肺看作是通水道，调水的，咱们喝的水，吃的水该去哪儿都是肺调出来的，就像是个"水管"。

» 肺的第三大功能是主皮毛

人全身表皮都有毛孔，毛孔又叫气门，是气出入的地方，都由肺直接来主管。呼吸主要是通过鼻子，所以肺又开窍于鼻。肺不好的人，皮肤也不会好的。咱们形容小姑娘皮肤好怎么说？都会说水灵灵的，水在身体里头是哪儿吸收上来的？大肠。大家知道，大肠是吸水的，肺跟大肠又相互表里，如果肺热大肠就热，大肠热，是不是水分就少？那么大肠水分要少，肺这个水官的工作是不是不好干？反应在皮肤上，就会出现干燥、瘙痒等症状。

肺，除了上面对人体健康有影响的作用外，它还有一个能影响我们性格的功能。很多中医书中都提到肺是主魄的，那肺是怎样主魄的呢？

我们大家都知道，一个人要想成点儿事，有很多因素，比如机遇、能力、知识等，更重要的是能在关键时刻有破釜沉舟的魄力！那这魄力从何而来，是性格还是什么？从中医的角度看，这魄力主要是来自我们的肺！这魄力怎么跟肺联系在一起呢？在中医里，魄是肺的神，神是一个人精气足了以后外在的表现。这就是我们常说，一个人"看上去很精神"，而有的人看起来跟睡不醒的一样。在中医看来，一个人的魄力是学不来的，如果说一个人的魄力不够，只能说明您的肺气先天不足。

咱们再分析分析这个问题，为什么有的人有魄力，有的人没魄力？从位置上来讲，肺和心是不是在一块儿啊？那么心主什么？心在情智里是"神"。如果心火大，这个人的神情就不定，心烦意乱。

一个心烦意乱的人，凡事都烦恼的人，他能有魄力工作好吗？要想心神安定，每天晚上我们一定要记住不吃那些肥甘的东西，包括辣椒。肥甘是什么？就是肉和过甜的东西，晚上一定要吃各式各样的清淡的食物。最好的食物就是生拌菜，晚上一定要多吃这个，把内热降下来，把心肝热降下来。

如果心肝热降下来，肺气就上来了；肺气上来了，人的精神就足了；人的精神足了，再遇到困难，他就有能力去对抗了，完全有可能做出成功的事情。所以只要把肺养好，人就容易成功。换个角度，人在烦乱的时候和清醒的时候，分析问题的能力是不一样的。如果他身体好了，他分析问题就比较客观，就能找到成功的路径。一个事情成功了，在总结经验的同时，又促进他去对比分析和改变错误观念和行为方式，这样就形成了良性循环，离他真正的成功就越来越近了。

因此，肺的功能决定了它在身体中的地位是宰相。

食物有五色五味之分，食物的味道与颜色不同，其作用也各有区别。

中医认为五脏各有所喜。《灵枢》有云："酸走筋，辛走气，苦走血，咸走骨，甘走肉。"又有："酸先走肝，苦先走心，甘先走脾，辛先走肺，咸先走骨。"中医认为，"酸、甜、苦、辣、咸"五味各不相同，均衡进食各种味道的食物对健康十分有利。

辣入肺：辣有发汗、理气之功效，人们常吃的葱、姜、蒜、辣椒、胡椒等食物所含的"辣素"既能保护血管，又可调理气血、疏通经络，经常食用可预防风寒感冒，例如葱姜善散风寒、治感冒，胡椒能祛寒止痛，茴香能理气。但患有便秘、痔疮和神经衰弱者不宜常食。辛类的食物是走气的。肺主气，如果肺出现了问题，就不能吃辛味食物。

下面为大家介绍两种食物中养肺的高手：

» 秋梨枇杷膏，生津润肺好榜样

枇杷，又称腊兄、金丸、卢橘等，因外形似琵琶而得名。李时珍在《本草纲目》中说：枇杷"止渴下气，利肺气，止吐逆，主上焦热，润五脏"。这是因为枇杷中含有苦杏仁苷，能够润肺止咳、祛痰，治疗各种咳嗽。此外，枇杷中所含的有机酸，能刺激消化腺分泌，对增进食欲、帮助消化吸收、止渴解暑有一定的作用；枇杷果实及叶有抑制流感病毒作用，常吃可以预防四时感冒；枇杷叶可晾干制成茶叶，有泄热下气、和胃降逆之功效，为止呕之良品，可治疗各种呕吐呃逆。

需要注意的是：脾虚泄泻者忌食；枇杷含糖量高，因此糖尿病患者也要忌食。另外，枇杷仁有毒，不可食用。

肺色是白色，属秋天。白色的食品有补肺的作用。白木耳、百合、莲子有温肺止咳、益气滋阴的功效。白色的牛奶、豆浆富含蛋白质和钙，是营养型食品，宜每天进食。大米和小麦是人类的主食，含淀粉和蛋白质，亦需每天食用。但冬瓜相比于南瓜，白木耳相比于黑木耳，白萝卜相比于胡萝卜，白薯相比于红薯，蛋清相比于蛋黄，则多少显示出白色食物在营养上略显单薄。因此，白色食物最好作为配料与其他有色食物搭配食用，以求取长补短。

» 杏仁补肺、润肠又养颜

中国人称名中医，就叫他"杏林高手"，此语出于三国。当时名医董奉常为人免费治病，病人家里为酬谢他，就在其宅旁种杏树一株，数年后，蔚成杏林，号称"董仙杏林"。从此，杏林即成为中医界的誉称。

而杏的种子杏仁，又名苦杏仁。《本草纲目》记载，杏仁味苦、性温、有小毒，入肺、大肠经，有止咳定喘、生津止渴、润肠通便之功效。李时珍说："杏仁能散能降，故解肌、散风、降气、润燥、消积，治伤损药中用之。治疮杀虫，用其毒也。治风寒肺病药中，亦有连皮尖用者，取其发散也。"

古代医圣孙思邈在《千金方》中，建议老年人逢到寒来暑往的季节，应多吃杏仁。这个方子，对头晕者也有奇效。

杏仁分苦杏仁和甜杏仁两种，临床应用多以苦杏仁为主。苦杏仁能止咳平喘，润肠通便，可治疗肺病、咳嗽等疾病；甜杏仁和日常吃的干果大杏仁偏于滋润，有一定的补肺作用；杏仁还有美容功效，能促进皮肤微循环，起到润泽面容，减少面部皱纹形成和延缓皮肤衰老的作用，另外用其制成粉霜乳膏涂于面部，可在皮肤表面形成一层皮脂膜，既能滋润皮肤，保持皮肤弹性，又能治疗色素痣等各种皮肤病。

我们平时如果偶感风寒，咳嗽不止，也可以试试喝杯杏仁茶和百合杏仁粥。

▶ 肾：水井——强肾食谱

肾，俗称"腰子"，作为人体一个重要的器官，是人体赖以调节有关神经、内分泌免役等系统的物质基础。肾是人体调节中心，人体的生命之源，主管着生长发育，衰老死亡的全过程。

《黄帝内经》说："肾者，作强之官，技巧出焉。"这就是在肯定肾的创造力。"作强之官"，"强"，从弓，就是弓箭，要拉弓箭首先要有力气。"强"就是特别有力，也就是肾气足的表现，其实我们的力量都是从肾来，肾气足是人体力量的来源。"技巧出焉"是什么意思呢？技巧，就是父精母血运化胎儿，这个技巧是你无法想象的，是由父精母血来决定的，是天地造化而来的。

肾的功能主要有四个方面：主藏精，主水液代谢，主纳气，主骨生髓。

1. 肾藏精，主生长发育和生殖

肾的第一大功能是藏精。精分为先天之精和后天之精。肾主要是藏先天的精气。精是什么？精是维持生命的最基本的物质。这种物质基本上呈液态，所以精为水，肾精又叫肾水。肾还主管一个人的生殖之精，是主生殖能力和生育能力的，肾气的强盛可以决定生殖能力的强弱。

《内经·上古天真论》云："女子……七七，任脉虚，太冲脉衰少，天癸竭，地道不通，故形坏而无子也。丈夫八岁，肾气实，发长齿更……五八，肾气衰，发堕齿槁……而天地之精气皆竭矣。"在整个生命过程中的生、长、壮、老的各个阶段，其生理状态的不同，决定于肾中精气的盛衰。故《素问》说："肾者主蛰，封藏之本，精之处也。"平时应注意维护肾中精气的充盛，维护机体的健康状态。

中医学认为，当生殖器官发育渐趋成熟时，肾中精气充盛，此时产生一种叫天癸的物质，它可以促进人体生殖器官发育成熟和维持人体生殖功能。

2. 肾主管水液代谢

《素问·逆调论》："肾者水脏，主津液。"这里的津液主要指水液。《医宗必读·水肿胀满论》说："肾水主五液，凡五气所化之液，悉属于肾。"中医学认为人体水液代谢主要与肺、脾、肾有关，其中肾最为关键。肾虚，气化作用失常，可发生遗尿、小便失禁、夜尿增多、尿少、水肿等。尤其是慢性肾脏病的发生发展与肾密切相关。

3. 肾主纳气

肾的第二大功能是纳气，也就是接收气。《医碥》中记载："气根于肾，亦归于肾，故曰肾纳气，其息深深。"《类证治裁·喘证》中说："肺为气之主，肾为气之根。肺主出气，肾主纳气，阴阳相交，呼吸乃和。若出纳升降失常，斯喘作矣。"气是从口鼻吸入到肺，所以肺主气。肺主的是呼气，肾主的是纳气，肺所接收的气最后都要下达到肾。临床上出现呼吸浅表，或呼多吸少，动则气短等病理表现时，称为"肾不纳气"。

4. 肾主骨生髓

《素问·痿论》说："肾主身之骨髓。"《病机沙篆》指出："血之源在于肾。"《侣山堂类辨》认为："肾为水脏，主藏精而化血。"这里髓包括骨髓、脊髓、脑髓。老年人常发生骨质疏松，就与肾虚，骨骼失养有关。中医认为血液的生成，其物质基础是"精"和"气"，精包括水谷精微和肾精，气是指自然之清气。慢性肾衰患者常出现肾性贫血，就肾虚密切相关。

中医学认为，肾是先天之本，也就是一个人生命的本钱，人体肾中精气是构成人体的基本物质，与人体生命过程有着密切的关系。人体每时每刻都在进行新陈代谢。肾脏将这些有害物质通过尿排出体外，以调节机体水、电解质和酸碱平衡，保持生命活动的正常进行。所以要保持健康、延缓衰老，应保护好肾脏功能。

冬季的主气为寒，寒为阴邪，易伤人体阳气，阴邪伤阳后，人体阳气虚弱，生理功能受到抑制，就会产生一派寒象，常见情况有恶寒、脘腹冷痛等。另外，冬季是自然界万物闭藏的季节，人体的阳气也要潜藏于内，由于阳气的闭藏，人体新陈代谢水平相应降低，因而需要生命的原动力"肾"来发挥作用，以保证生命活动适应自然界的变化，人体能量和热量的总来源是肾，也就是人们常说的"火力"，"火力"旺说明肾脏功能强，生命力也强，反之生命力就弱。冬天，肾脏功能正常则可调节机体适应严冬的变化，否则将会导致心脏代谢失调而发病。因此，冬季养生的重点就是"防寒固肾"。

《灵枢·天年》中，黄帝问岐伯，有人不能寿终而死的原因。岐伯回答："薄脉少血，其肉不实，数中风寒……故中寿而尽也。"其中"数中风寒"便是早亡的一个重要原因。所以我们要健康、要长寿，就要防寒。现在很多人，尤其是时尚女性，冬天的时候，上身穿得厚厚的，下面却只穿条裙子。这样的装束，虽然美丽，但对身体的伤害是无穷的。俗话说"风从颈后入，寒从脚下起"。虽然血总是热的，但很多人气血虚弱，或阳气不足，新鲜血液很难循环到脚上去，没有热血的抵挡，寒气便会乘虚从脚下侵入，所以为了您的健康，请穿上棉鞋、厚袜子和暖裤吧。

冬三月，这个季节寒水结冰，地表干裂，一派生机闭塞之象。人在此时千万不要扰动阳气的收藏，起居应该早睡晚起，早睡以养阳气，保持温热的身体。一定要等太阳出来了才起来活动，这时人体阳气迅速上升，血中肾上腺皮质激素的含量也逐渐升高，此时起床，则头脑清醒、机智灵敏，而且早晨空气中负离子浓度高，对人体也非常有益。

冬季属阴属水，要藏得住才能保证春季的生发。因此，冬季一定要养好肾阴，要收敛，澡都要少洗，每周一到两次，但可以每天用热水泡脚。这样才能养住体内已经收敛的阳气，所谓"无扰乎阳"。

衣服要穿暖，多晒太阳，冬天不宜洗冷水澡，也不提倡冬泳，以免阳气耗损太大；多吃温补性食物，这些食物能温暖人身，驱除寒邪。温热性食物主要指温热及养阳性食物，如羊肉、牛肉、鸡肉、狗肉、鹿茸等，冬天以炖食最好。其中，羊肉和鸡肉是冬天温补的主要肉食品，羊肉的膻味可用花椒、料酒及大蒜去除。鸡是中国传统的补品，俗话说："逢九一只鸡，来年好身体。"就是说要多吃鸡，冬天喝鸡汤最好。多吃益肾食品，如腰果、芡实、山药熬粥、栗子炖肉、白果炖鸡、大骨头汤、核桃等；多吃黑色食品，因黑色入肾，如黑木耳、黑芝麻、黑豆、黑米、乌骨鸡等"黑色食品"都可补肾；多吃冬令节气菜，如萝卜，萝卜可顺气，还有抗癌作用；多吃养阴食物，如龟、鳖、鱼、海参、甲鱼等。

另外，中医认为肾藏精，是人的生命之本。房事不节，会损伤肾精，久而久之，便会使肾气亏损，产生精神萎靡、耳目失聪、面容憔悴、皮肤干枯等未老先衰的症状。冬季与肾脏相应，因此这个季节应节制性生活，以保肾固精。

中医认为，肾有藏精、主生长、发育、生殖、主水液代谢等功能，被称为"先天之本"。肾亏精损是引起脏腑功能失调、产生疾病的重要因素之一。故许多养生家把养肾作为抗衰防老的重要措施。

可以说，人体衰老与寿命的长和短在很大程度上取决于肾气的强弱。《黄帝内经》指出："精者，生之本也"。《寿世保元》云："精乃肾之主，冬季养生，应适当节制性生活，不能恣其情欲，伤其肾精。"

▶ 皮肤健康——吃出你的美丽

豆浆含有丰富的植物蛋白，磷脂，维生素 B_1、维生素 B_2、烟酸和铁、钙等矿物质，特别是铁的含量，比其他任何乳类都丰富。豆浆是防治高血脂、高血压、动脉硬化等疾病的理想食品。多喝鲜豆浆可预防老年痴呆症，防治气喘病。豆浆对于贫血病人的调养，比牛奶作用要强，以喝热豆浆的方式补充植物蛋白，可以使人的抗病能力增强,调节中老年妇女内分泌系统,减轻并改善更年期症状,延缓衰老,减少青少年女性面部青春痘、暗疮的发生,使皮肤白皙润泽。

医学认为豆浆性质平和,有补虚润燥、清肺化痰之功;女人喝豆浆好处多多,春秋饮豆浆,滋阴润燥,调和阴阳;夏饮豆浆,消热防暑,生津解渴;冬饮豆浆,祛寒暖胃,滋养进补。

女人多贫血,女人喝豆浆的好处还在于豆浆对贫血病人的调养作用比牛奶要强。进入中老年的女人喝豆浆,还可调节内分泌、延缓衰老;青年女性喝豆浆,则美白养颜淡化暗疮。此外,豆浆中含有一种特殊的植物雌激素"黄豆苷原",这种物质可调节女性内分泌,每天坚持喝鲜豆浆的女性,可明显改善心态和身体素质,延缓衰老,美容养颜。

研究认为,女性衰老和雌激素减少有关,而鲜豆浆中大名鼎鼎的大豆异黄酮、大豆蛋白等,是公认的天然雌激素补充剂,可预防危害女性健康的癌症如子宫癌、乳腺癌等。

如果你因为长期吃避孕药、内分泌失调而导致体内雌激素过多,豆浆又可以帮你去平衡。所以,要想保持年轻,保持皮肤的水润光滑,不妨每天饮用两杯鲜豆浆。

樱桃含铁极其丰富,每百克鲜果肉中铁含量是同量山楂的13倍,苹果的20倍,含量为各种水果之首。

铁是血红蛋白的原料,而妇女又以阴血为本,因此樱桃除能美肤红颜外,还有助治疗孕妇、乳母贫血及月经过多、崩漏等多种妇科病症。

除了含铁量高之外,更有平衡皮质分泌、减慢老化的维生素 A;活化细胞、美化肌肤,令双眼有神及治疗月经不调的维生素 B_2、铁、钙、磷及补充肌肤养分的维生素 C;除具美容功效,更有食疗保健作用,如脾虚腹泻、补中益气、肾虚腰腿疼痛等。

樱桃不仅味美,它还具有一定的药用价值。樱桃作为药用,最早见于梁陶弘景《名医别录》,谓其能"调中,益脾气"。中医认为樱桃性味甘、温、无毒,具有益气、祛风湿的功效,可以用于治疗虚证,能大补元气,滋润皮肤。樱桃生食或煎汤饮用,能补脾益气,可以治疗病后体弱,食欲不振、失眠等症。浸酒饮服,能祛风除湿,治疗四肢麻木和关节疼痛。樱桃汁外擦可治疗冻疮、烧伤和汗斑等皮肤病。

菠菜,又叫波斯菜、赤根菜。《本草纲目》中认为,食用菠菜可以"通血脉,开胸膈,下气调中,止渴润燥"。古代阿拉伯人也称它为"蔬菜之王"。

《本草求真》记："菠菜，何书皆言能利肠胃。盖因滑则通窍，菠菜质滑而利，凡人久病大便不通，及痔漏关塞之人，咸宜用之。又言能解热毒、酒毒，盖因寒则疗热，菠菜气味既冷，凡因痈肿毒发，并因酒湿成毒者，须宜用此以服。且毒与热，未有不先由胃而始及肠，故药多从甘入，菠菜既滑且冷，而味又甘，故能入胃清解，而使其热与毒尽从肠胃而出矣。"可见菠菜有一定的排毒作用，菠菜长于清理人体肠胃的热毒。

现代医学研究表明：菠菜含有丰富的维生素 C、胡萝卜素、蛋白质，以及铁、钙、磷等矿物质。除以鲜菜食用外，还可脱水制干和速冻。

（1）通肠导便、防治痔疮：菠菜含有大量的植物粗纤维，具有促进肠道蠕动的作用，利于排便，且能促进胰腺分泌，帮助消化。对于痔疮、慢性胰腺炎、便秘、肛裂等病症有治疗作用。

（2）促进生长发育、增强抗病能力：菠菜中所含的胡萝卜素，在人体内转变成维生素 A，能维护正常视力和上皮细胞的健康，增加预防传染病的能力，促进儿童生长发育。

（3）保障营养、增进健康：菠菜中含有丰富的胡萝卜素、维生素 C、钙、磷及一定量的铁、维生素 E 等有益成分，能供给人体多种营养物质；其所含铁质，对缺铁性贫血有较好的辅助治疗作用。

（4）促进人体新陈代谢：菠菜中所含微量元素物质，能促进人体新陈代谢，增进身体健康。大量食用菠菜，可降低中风的危险。

（5）清洁皮肤、抗衰老：菠菜提取物具有促进培养细胞增殖的作用，既抗衰老又能增强青春活力。我国民间以菠菜捣烂取汁，每周洗脸数次，连续使用一段时间，可清洁皮肤毛孔，减少皱纹及色素斑，保持皮肤光洁。

如果你的脸色不佳就请常吃菠菜，它对缺铁性贫血有改善作用，能令人面色红润，光彩照人，因此被推崇为养颜佳品。菠菜叶中含有一种类胰岛素样物质，其作用与胰岛素非常相似，能使血糖保持稳妥。菠菜丰富的维生素含量能够防止口角炎、夜盲等维生素缺乏症的发生。菠菜含有大量的抗氧化剂，具有抗衰老、促进细胞增殖作用，既能激活大脑功能，又可增强青春活力，有助于防止大脑的老化，防治老年痴呆症。每周食用 2～4 次菠菜的中老年人，可降低视网膜退化的危险，从而保护视力。电脑工作者、爱美的人应常食菠菜。

菠菜含有较多的草酸，吃之前最好用开水焯一下。菠菜含铁高但吸收率并不高，不宜作为专用补血食物。

丝瓜，又称天罗、蛮瓜、吊瓜、布瓜，为葫芦科一年生攀缘性草本植物。

原产于南洋，明代引种到我国，是人们喜爱的日常蔬菜。丝瓜所含各类营养在蔬菜类食物中较高。

丝瓜含蛋白质、脂肪、碳水化合物、钙、磷、铁及维生素 B_1、维生素 C，还有皂苷、植物黏液、木糖胶、丝瓜苦味质、瓜氨酸等。中医认为，丝瓜性凉、味甘，具有清热、解毒、凉血止血、通经络、行血脉、美容抗癌等功效，并可治疗诸如痰喘咳嗽、乳汁不通、热病烦渴、筋骨酸痛、便血等病症。

丝瓜中含防止皮肤老化的 B 族维生素，增白皮肤的维生素 C 等成分，能保护皮肤、消除斑块，使皮肤洁白、细嫩，是不可多得的美容佳品，故丝瓜汁有"美人水"之称。女士多吃丝瓜还对调理月经不调有帮助。

丝瓜富含多种营养成分，仅蛋白质的含量就比黄瓜、冬瓜高出 1 ~ 2 倍，钙的含量也比其他瓜类高出 1 ~ 2 倍。丝瓜中含防止皮肤老化的维生素 B_1，增白皮肤的维生素 C 等成分，能保护皮肤、消除斑块，使皮肤洁白、细嫩，是不可多得的美容佳品。丝瓜独有的干扰素诱生剂，可起到刺激机体产生干扰素，起到抗病毒、防癌抗癌的作用。丝瓜还含有皂苷类物质，具有一定的强心作用。经研究证明，丝瓜汁还有清洁护肤、美容的功效，对于治疗皮肤色素沉着可起到一定作用。所含皂苷类物质、丝瓜苦味质、黏液质、木胶、瓜氨酸、木聚糖等物质对人体具有一定的保健作用。

▶ 远离伤"心"损"脑"食品

伤心损脑的食物，主要分为六种。每一种都是我们常见和常吃的食物，所以，读者朋友应该注意节制了。

1. 油炸食品

油炸食品是我国传统的食品之一，无论是逢年过节的炸麻花、炸春卷、炸丸子，还是每天早餐所食用的油条、油饼、面窝；儿童喜欢食用的洋快餐中的炸薯条、炸面包以及零食里的炸薯片、油炸饼干等，无一不是油炸食品。油炸食品因其酥脆可口、香气扑鼻，能增进食欲，所以深受许多成人和儿童的喜爱，但经常食用油炸食品对身体健康却极为不利。

由于油脂的固有香味，油炸类食品常使孩子们于不知不觉中"上瘾"。因此，人们更应该明确这类食品的危害：首先，油炸食品含有较高的能量，50 克油炸馒头的能量是 50 克蒸馒头的两倍。经常进食油炸食物往往造成体内能量的"正平衡",从而导致肥胖和与肥胖相关的一系列疾病(如高脂血症、冠心病、糖尿病、脂肪肝等);其次,油炸食品含有较高的氧化物质,是导致高脂血症和冠心病的最危险的食品;还有,在食品油炸过程中,会产生大量的致癌物质。

因此,尽量不吃油炸食物,在进食油炸食物后,可多吃青菜水果,以求营养素平衡。

2. 罐头类食品

罐头类食品的最大缺陷是营养素含量重度缺失。不论是水果类罐头,还是肉类罐头,其中的营养素都遭到大量的破坏,特别是各类维生素几乎被破坏殆尽。此外,很多水果类罐头处于保质和口感的需要,含有较高的糖分,并以液体为载体被摄入人体,使糖分的吸收率因之成倍地增高。可在进食后短时间内导致血糖大幅攀升,胰腺负荷大为加重,有导致肥胖之嫌。

3. 加工的肉类食品(火腿肠等)

可以说,除腌制食物外,加工的肉类是含亚硝酸盐最多的一类食物,故与腌制食物一样,均存在导致癌症的潜在风险。此外,由于添加防腐剂、增色剂和保色剂等,造成人体肝脏负担加重。还有,火腿等制品大多为高钠食品,大量进食可导致盐分摄入过高,造成血压波动及肾功能损害。

4. 肥肉和动物内脏类食物

虽然含有一定量的优质蛋白、维生素和矿物质,但肥肉和动物内脏类食物所含有大量的饱和脂肪和胆固醇,已经被确定为导致心脏病的最重要的两类膳食因素。现已明确,长期大量进食动物内脏类食物可肯定性地、大幅度地增高患心血管疾病和恶性肿瘤的发生风险。

然而,对于需要补充铁质的贫血儿童,每周进食 1 ~ 2 次(每次 50 ~ 100 克)猪肝是允许的。

5. 奶油制品

能量密度很高,但营养素含量并不丰富,主要为脂肪和糖。常吃奶油类制品可导致体重增加,甚至出现血糖和血脂升高,导致心脑血管疾病发病风险增加。饭前食用奶油蛋糕等,还会降低食欲。高脂肪和高糖成分常常影响胃肠排空,甚至导致胃食管反流。很多人在空腹进食奶油制品后出现反酸、胃灼热等症状。

6. 方便面

方便面属于典型的"高盐、高脂、低维生素、低矿物质"的食物。一方面,因盐分含量高增加了肾负荷，升高血压；另一方面，含有一定量的人造脂肪（反式脂肪酸），对心血管有相当大的负面影响。加之含有防腐剂和香精，可能对肝脏等都有潜在的不利影响。

第11章 "长寿"之术: 给身体充足的原料

▶想长寿很简单，给身体充足的原料

上文中说过了，衰老的原因是自由基。而为了对抗身体里产生的氧自由基，降低它对我们身体的损害，减缓衰老，就需要补充足够的营养素。

目前，市面上也有不少抗衰老的产品，宣称可以对抗氧自由基。对此，我们一定要先搞清楚它符合不符合人体生理生化反应，以免对身体造成不必要的额外伤害。但如前所述，营养素长期慢性消耗，最受损的是肝，维生素 C、维生素 E 和类胡萝卜素是抗氧化的三剑客，当体内维生素 C、维生素 E 和类胡萝卜素充足时，产生的氧自由基即刻被中和清除，避免损伤蔓延。所以维生素 C、维生素 E 备受女士的青睐，可以祛斑，淡化面部的斑点。

如前文中所说的一样，对抗衰老同样不能光靠使用抗氧化的营养素。因为身体都有自我修复和更新的能力，所以，更需要重视的是给足营养素，补充修复所用的原料。

正是这种自我修复和更新的能力，才自始至终帮我们留住青春，延缓衰老。您想，若是没有了这种新陈代谢的能力，我们的身体是不是早就垮掉了呢？一个细胞、一个组织、一个器官用坏了，要是不能修复，是不是就完了呢？现在的医学还没发达到能让人随意更换器官的水平。没有了自我修复的能力，我们就是一直在消耗身体，直到油尽灯枯。这就好比是买了一辆新车，开车的过程中，要不断地磨损，再加上出车祸等意外消耗，车子肯定会折旧。如果是没有保养，不能修理，这车没几年就报废了。为了代步出行，您就必须得买辆新的。可是车能换，身体不能换啊！这么一对比，您就知道为什么修复能力是如此重要了。因此，当我们给足了营养后，身体自然可以带我们撑到生命的极限。

　　人和动物一样，是完全有可能活到自己的生命极限，无疾而终的。其实，无疾而终说起来很美好，但事实上很少有人能够实现。您看看，这医院里有多少人是死在病床上的。能够在自己床上安然睡去的人，是极少数的。那么，如何才能做到无疾而终呢？当然就是要最大限度地发挥我们的修复和更新能力了。而想要最大限度地发挥修复和更新能力，唯一的办法就是给足营养素，给足了原料。一方面，有了营养素的帮助，抗氧化的能力就得到加强；另一方面，修复和更新同时进行，身体就得到更新。所以，很多人在使用了营养素后，不光是气色好了，身体原本就有的一些异样，比如斑点、肤质都会变好。从表面上来看，这可能是类似于化妆品的作用，而本质上，这是皮肤得到了修复和更新。

　　目前来说，很多人都认识到维生素 C 和维生素 E 的祛斑和淡斑作用。但说实话，营养素都具备这种能力，而且只要使用得当，相互协调好，那么就能使效果加倍，美容的成果更明显。比如，蛋白质的作用，就是让皮肤的更新速度加快。因为皮肤的更新过程是最低层细胞生长、充足之后，逐层向上推进，替换掉原来衰老长斑的细胞，使其脱落。而没有充足的蛋白质，这种更新的过程就不能加快，原本老化的皮肤就一直赖在身上，这样就让您看起来历经沧桑。而所谓沧桑，自然就是岁月刻下的痕迹了。

　　来看看皮肤的构造，您就明白这个过程了。更新从基底层开始，逐渐向上层推进。只要营养充足，底层的更新速度维持住，那么最外层的更新就可以保持。这样一来，人就不会显得衰老。这个过程有点儿像树木的成长。根部吸收了水分和营养后，才能供给枝叶的需要，这样树干才会长粗。而如果遇到了旱灾，根部没有了水分，那树木肯定就会旱死。衰老与此类似，就是角质层细胞饥渴干瘪的表现。

　　与皮肤的更新和修复相同，身体的其他器官也是这样。所以，要想让我们身体的每一个细胞和器官都能获得充足且均衡的营养，充分发挥其修复和更新能力，就必须做到如下几点：保证充足的营养摄入，维持充足的营养吸收，保证肝功能一切正常，还有血液循环系统的稳定。这里强调肝脏的作用，是因为肝的作用太重要了。几乎一切慢性病都和它的病变有不可分割的联系。肝脏功能正常了，才会有好的食欲，才能补充足够的营养素；肝脏好了，才会对营养素有充分的消化和吸收，才能让循环系统高效运输营养到全身。当然，好的肝脏也依赖充足的营养素支持。所以，用营养素护肝，保护血管，营养素就会在第一时间运送到全身的各角落。做到了这一点，我们就可以远离疾病，

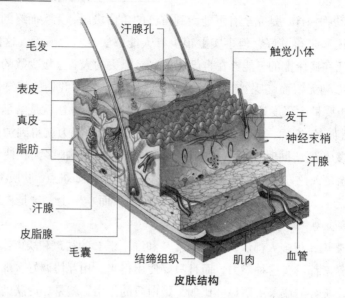

毛发

汗腺孔

触觉小体

表皮

真皮

脂肪

发干

神经末梢

汗腺

汗腺

皮脂腺

毛囊

结缔组织

肌肉

血管

皮肤结构

永葆青春。

上面说到了皮肤美容的问题。在此需要澄清，强调营养素并不是否定美容护肤的意义。皮肤作为我们身体的最外面一层卫士，所承担的压力超出想象。尤其是在污染加重的今天，不光每天要承受紫外线的伤害、有毒化学物质的伤害、灰尘、细菌、病毒的入侵，还有各种工作环境里的严格要求。所以，皮肤几乎无时无刻不在经受考验。而劣质的护肤品也同样会伤害皮肤，而且如今成为一个很普遍的问题。

因此，想要美容，使用高品质的护肤品是必需的选择。这些护肤品里本身也含有一些营养素，比如氨基酸、维生素 C、维生素 E、维生素 A 和其他的一些植物或者矿物质精华。这些护肤品的作用主要是如下：给皮肤覆盖一层保护膜，抵抗紫外线和其他有害物质的伤害；给皮肤补充营养，锁住水分；及时帮助修复损伤的部位；改善血液循环。总而言之，这些护肤品的作用就是帮助皮肤恢复原有的正常作用。

其实，在所有的化妆品和护肤品中，不论其宣称的美容效果有多神奇，唯一需要重视的，都是补水和保持水分的作用。因为皮肤的品质好坏和皮下的血液循环作用有很大关系。而皮下血液循环是微循环，由毛细血管起作用。因此，只有皮下的血液循环通畅了，营养素才可以被输送到皮肤的基底层。

想要维持住皮下血液循环的正常运行，就必须做好两点。第一是保护肝脏，以改善血液循环的状况。第二是锁住皮肤的水分，防止其蒸发，使皮肤缺水。

因为皮肤在干燥时，会从毛细血管中吸收水分，这就导致毛细血管中的血液流通不畅，营养素很难渗透到皮肤的各层。营养物质只有在水充足的环境下，才会被有效地利用。所以，补水和锁水是个重要的环节。

留住青春，延年益寿，可以通过使用营养素和高品质护肤品来实现。所以，长寿不是梦，绝对可以实现。

▶ 长寿不可能一蹴而就

说了那么多长寿的方法，读者朋友肯定觉得，只要按照上面的要求去做了，就一定能颐养天年，无疾而终。这当然是对的，但越是接近真相的时候，人就越容易犯错。为什么这么说呢？因为读者朋友会忽略一点，长寿是个长期的工程，不是能一蹴而就的。企图通过一朝一夕的努力来改变身体，活到天年，无异于痴人说梦。

我们先来看看许多长寿之乡的寿命变化吧。

位于中国西北部的新疆维吾尔自治区，人口虽只占全中国的 1/80，却拥有 1/5 的百岁老人，堪称是屈指可数的长寿地区。

特别是位于丝绸之路沿线绿洲的乌鲁木齐、吐鲁番与和田三个城镇，到处可见年纪非常大却仍然身康体健的老人。

反之，在周边的其他地区，却很少人能活到百岁。同样属于丝绸之路地带，为何寿命的差距如此大呢？

» 平均寿命偏低的阿勒泰人

在阿勒泰地区进行的健康检查结果让我们非常惊讶，没想到当地民众的饮食习惯如此不健康！

阿勒泰地区居民主要是中国五十六个民族之一的哈萨克族，他们至今仍然过着游牧生活。春季到秋季在山地牧羊，入冬后把羊赶到低地。

阿勒泰人过着典型的草原生活，全家人住在一个蒙古包中，整个蒙古包就只有一个房间，厨房寝室全包括在内，地面铺着色彩鲜艳的地毯，感觉相当舒适。

草原生活的另一个特征是游牧。当羊群把附近的草吃光后，他们就得收拾行囊,带着所有家具与财产,准备搬迁。由于经常迁移,当然不可能种植蔬菜水果。此外,当地民众似乎自古就有"蔬菜是草,是动物的食物,不是人吃的东西"的观念。

所以,他们的主食是羊肉,以及羊奶做成的奶油与奶酪。不仅如此,大麦粉做成的面包他们也不是直接食用,而是用羊油煎过再吃。

每天骑马赶羊的游牧生活,对体力的消耗很大,食用羊肉与羊油,确实可以补充大量能量,但每天都吃这样的食物,也不利于健康。原因在于,肉类食物容易提高血液中的胆固醇值,造成动脉硬化与心肌梗死,即使充分运动仍无济于事。

在整个阿勒泰地区,超过六十岁的老人比较少见。多多了解之后就能发现,许多人三十几岁就猝死。五十几岁就罹患脑梗死、瘫痪在蒙古包的牧民也比较常见。

» 长寿的吐鲁番人

吐鲁番附近的风景与阿勒泰大不相同,号称的绿洲是名不虚传。到处流水潺潺,绿意盎然。绿洲水源丰沛,为了运用这丰富的水资源,人们想出各种办法。其中之一是建造名为"坎儿井"的人工水利设施,有效地将天山山脉积雪溶解的水引入城镇。

具体做法是,每隔20～30米挖一口井,在地下形成联结的水路,水路出口就在城镇边缘。如此一来,即使周遭是沙漠,雪水从山上流到城镇也不会中途蒸发而浪费。

其实,这种坎儿井对于人体健康也颇有帮助。因为雪水流入地下,会变成饱含钙质的矿泉水。身体吸收适量的钙质能预防高血压,我想这也是当地民众长寿的原因之一。在山区的游牧民族哈萨克人很多短命,而居住在绿洲的维吾尔族人却很长寿,原因何在?

首先,最关键的一点在于两个民族对蔬菜水果的看法完全不同。

哈萨克族人生活条件严苛,他们的生活方式与所处的自然环境,使得他们难以获得蔬菜与水果;反之,住在沙漠地带但受惠于绿洲,维吾尔族人能食用大量蔬果。

两个民族对动物性脂肪的摄取方式也同样是天差地别。哈萨克族人每天必须大量劳动,所以得摄取非常多能量。不管做什么菜,他们都喜好使用羊油,

坎儿井结构示意图

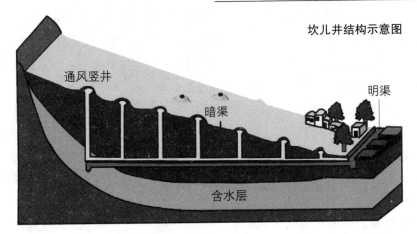

通风竖井

暗渠

明渠

含水层

因此血液中累积了过多的胆固醇，导致动脉硬化。再加上，他们喜欢喝加盐的酥油茶，盐与脂肪的组合成为生活习惯病的元凶。

另一方面，维吾尔族人显然较能用优哉的心情面对每一天，享受生活，发挥生活智慧。

确实，绿洲自然环境远优于哈萨克族居住的山区，但更重要的是，维吾尔族人将大自然的优良条件做最大的发挥与享受。

比如，他们会把夏季生产的蔬菜与水果晒干，这样就能在无法耕作的冬季里食用。而且他们采取低温储藏方式，能一年四季吃到各种蔬菜水果，维持饮食均衡。

再者，透过坎儿井灌溉系统，他们不仅可以种植大量蔬菜水果，还能喝到富含钙元素与镁元素的矿泉水，补充人体所需矿物质，维持健康。

生活在绿洲的居民运用创意栽种并大量食用有益健康的食品，因此得以延年益寿。其中，以手抓饭这种食物作为代表所发挥的米粮健康效果，更是值得特别注意。

白米饭进入人体后，消化吸收率高达98%，几乎完全被体内消化器官消化与吸收，是非常优异的热量来源。以稻米为主食的人很少肥胖，且胆固醇值偏低，罹患心脏病的人也不多。

想要补充优质热量，或许可模仿手抓饭这种吃法，摄取大量蔬菜与干燥水果。当然，煮饭时添加菇类、海藻或海带等海洋植物乃至于各种野菜，也是不错的做法。

再来看看北欧国家——瑞典。

瑞典也是长寿之国。世界卫生组织2006年版的《世界健康报告》中指出，该国 2004 年平均寿命是 81 岁（其中男性约 78 岁，女性约 83 岁），与最长寿的国家日本仅有 1 岁之差。不过，单就女性而言，瑞典就比日本差 3 岁了。

瑞典和其他国家一样，女性比男性长寿，但男女平均寿命差距不像日本那么大。1987 年瑞典男女平均寿命差距只有 3 岁。

一般而言，气温寒冷，血压会跟着上升。但在靠近北极的城市实施健康调查，却显示出令人惊讶的结果——当地女性高血压患者远远多于男性。

这是一个非常罕见的现象，在许多国家和地区中，都是男性比女性容易罹患高血压。原因是，女性在更年期以前，身体会持续分泌雌激素，这种雌激素可促进血管扩张，进而降低血压。

在日本，很多女性是不上班的，而瑞典不存在这个问题，该国两性的就业率差异不大，即使结婚、生了小孩，大部分妇女仍不会离开工作岗位，它们的女性就业曲线不像日本那样呈"M 形"，而是中间没有凹陷的"山形"。

女性在职场打拼，会承受来自工作的压力。为了解压，不少人养成抽烟喝酒的习惯。在实际的调查中，人们也发现对于当地有吸烟饮酒习惯的人，男女几乎一样多。

吸烟饮酒容易造成血压升高，增加罹患心肌梗死的风险。即便有雌激素保护，女性生理上的优势也会被这种不良生活习惯所抵消。

况且，瑞典位处北欧，受气候与土壤影响，蔬菜与水果产量有限。当地民众所摄取的食物中，钾、食物纤维与抗氧化营养素多半儿不足，体内的 N_2O 容易遭到破坏，罹患心肌梗死等心脑血管疾病的风险就会随之提高。

虽然瑞典提供给民众优厚的社会福利，但不可能连国民的饮食生活都介入，原本有机会成为长寿状元的瑞典，因此将世界最长寿国家宝座让给日本。

只是，过于忙碌、饮食不正常，加上蔬菜与鱼类摄取不足、压力难以消解等，她们的健康受到严重的威胁。尤其在家事方面，日本人不像瑞典人那样彻底地男女平等分工，有家庭的日本上班族女性负担日益加重。目前日本男女平均寿命差距是 7 岁，恐怕将来会逐渐地缩短。

看了以上的这些对比，您应该知道为什么说长寿是一个长期工程了吧。站在身体的角度来说，因为损伤是无时无刻地，所以修复和更新也必须要无时无刻地进行。我们不能指望某一次或者某个阶段的调养，让身体恢复到了最佳状态，就可以一直延续到无疾而终。这和生病是类似的。您也不能说一辈子就生了一次病，治好了就不会再生病了。谁也没见过感冒了一次，以后就再也不感冒了的。所以，长寿是个很漫长而艰巨的过程，需要的是长期性的坚持，而不是一朝一夕的努力。

▶ 日啖白果七八颗，何愁今生不长寿

银杏树的果实又叫白果，它是种子植物中最古老的物种之一，因此又被人誉为"活化石"。李时珍的《本草纲目》中就记载，白果能止咳平喘、补肺益肾、敛肺气、止带浊、缩小便。如皋人的身体力行又告诉我们，常吃白果还可以活到天年。

科学家用仪器分析后发现，白果中含有蛋白质、脂肪、糖类、钙、铁、磷、胡萝卜素及多种氨基酸等人体所需的营养成分，能改善血液循环，修复人受损的血管，让大脑、心脏获得充足的营养，防止血栓的发生，更能增强老年人的记忆力和机体免疫力，减缓细胞老化，预防老年痴呆症。因此，如皋人吃白果能够长寿绝不是一个神话。

如皋人吃白果可谓是花样百出，炒、蒸、煨、炖、焖、烩、烧、熘等各种方法齐上阵，做出形形色色的美味佳肴。爱吃甜食的，就用白果肉煮水，加少许糖，也可以与栗子、莲心等一起煮成甜羹。爱吃咸味的，就将白果红烧或与蹄筋等共煮，非常美味。爱吃素的人，把白果和蘑菇、竹荪等一起炒，或者一起煮汤，味道也相当不错。

白果的银杏叶，您千万不要扔掉，如皋人会拿它们来做枕头芯。因为，用3年以上银杏叶做成的枕头芯，会在您养神睡觉时散发出一股股淡淡的幽香，枕着它，您不仅心里平和无忧、一觉睡到自然醒，长期使用还可以防止高血压、脑中风、糖尿病等疾患的发生。

▶ 晨吃三片姜，赛过人参汤

我国北宋著名文学家、美食家苏东坡在《东坡杂记》中曾记载了一则常年食生姜而延年益寿的故事。

苏东坡在任杭州太守时，有一天他到净慈寺去游玩，拜见了寺内住持。这位住持年逾80，仍鹤发童颜，精神矍铄。苏东坡感到惊奇，便问他有何妙方可以求得延年益寿。住持微笑着对苏东坡说："老衲每天用连皮嫩姜切片，温开水送服，已食四十余年矣。"

生姜可以延年益寿，颐养天年，并不是这位住持的首创，儒家大师孔子早在春秋战国时期就已认识到食用生姜具有抗衰老的功能。他一年四季食不离姜，但不多食，每次饭后食姜数片而已。在那个饱尝战祸，颠沛流离的年代，孔子活到了 73 岁，恐怕和他重视食用生姜有着密切的联系。

在日常生活中，人们都把生姜当作调味品。因为生姜具有独特的辛辣芳香气味，可以去鱼肉腥味。此外，生姜还含有挥发油、姜辣素（老姜成分较高）、树脂、纤维、淀粉等成分。生姜在我国已有两三千年的历史，长沙马王堆一号汉墓的陪葬物中就有生姜。

生姜可以祛病养生。生姜不仅是调味佳品，还是宝贵的中药材。《本草纲目》认为，生姜"可蔬、可和、可果、可药，其利博矣"。据《神农本草经》记载，生姜性味辛温，入肺、脾、胃经，有解表散寒、温中止呕、化痰止咳功能。常用来治风寒感冒、胃寒呕吐、寒痰咳嗽等。据现代药理研究，生姜含有姜醇、姜烯、姜辣素等多种成分，具有解热、镇痛、抗炎、镇静、催眠、抗惊厥、兴奋心脏等作用。

生姜含有的辛辣姜油和姜烯酮，对伤寒、沙门氏菌等病菌有强大的杀灭作用。"冬吃萝卜夏吃姜，不劳医生开药方"，民间广泛流传的这一俗语，对生姜虽有溢美之嫌，但它的确道出了生姜祛病养生的中药保健功效。

生姜可以防止动脉血管硬化。生姜可以降低胆固醇，抑制前列腺素的合成，减少血小板的聚集。美国学者认为，在生姜提取物中含有与阿司匹林作用相似的抗凝血成分，其抗凝作用甚至超过阿司匹林。服用生姜可以防止血小板集聚、防止血栓形成，还不产生任何副作用，对维护血管的弹性，防止动脉硬化，预防心肌梗死有特殊的功效。

生姜可以治疗胃溃疡、类风湿性关节炎等病症。在对老鼠的动物实验中，让老鼠口服盐酸和乙醇，使之发生胃溃疡，然后再喂以生姜提取物，结果老鼠的胃溃疡受到了明显的抑制。每天口服鲜姜 5 克或生姜粉 0.5 ~ 15 克，可以治疗类风湿性关节炎，不仅可减轻疼痛、肿胀，而且还能改善关节的活动。

生姜还有美容作用。生姜中含有一种"姜辣素"，对心脏和血管有一定的刺激作用，可使心跳加快、血管扩张、血液循环加快、流动到皮肤的血液增加。这可能与中医所说的生姜能"宣诸络脉"有关。络脉布于体表，受经脉的营养，以滋养肌肤，皮肤暗黑在很大程度上是络脉不通畅引起的。生姜能使络脉通畅，供给正常，容光自然会焕发。生姜泡澡可以通过发汗、排汗达到消耗热量、燃烧脂肪、瘦身健美的目的。

生姜具有抗衰老的功能。现代医学研究证明，生姜含有比维生素 E 作用大得多的抗氧化成分。这种成分能减轻人体自由基活跃所产生的被科学家比喻成"体锈"的有害产物，老年斑就是这种"体锈"的外部表现。常吃生姜有助于使老年斑推迟发生或逐渐消失。

生姜可以预防胆结石。生姜中所含的姜酚，能抑制前列腺素的合成，并有较强的利胆作用。因此胆囊炎患者常食生姜，可防止胆结石的形成，预防胆结石症的发生和发展。

▶ 小小花生是名副其实的"长生果"

花生又名长生果、落花生，被誉为"田园之肉""素中之荤"。花生的营养价值非常高，其中含有的优质蛋白质易为人体所吸收。花生仁中还含有十几种氨基酸，其赖氨酸含量比粳米、面粉高出 4 ~ 7 倍。赖氨酸可提高智力，促进生长和抗衰老。花生仁中的某些物质还能润肤，延缓机体细胞衰老和预防动脉硬化。

关于花生的主要功效，《本草纲目》中记载："花生悦脾和胃润肺化痰、滋养补气、清咽止痒"。而中医认为，脾胃是人的后天之本，脾胃功能非常重要。花生可以调理脾胃，增强脾胃功能，对人体健康非常有利，能延缓衰老，益寿延年。所以，民间把花生称为长生果。具体说来，花生的功效主要有以下几种：

1. 淡化色斑

花生富含维生素 B_6，维生素 B_6 具有褪除黑色素斑痕的作用。

2. 健齿

食用花生不产生腐蚀酸，有利牙齿健康。

3. 减肥

花生是高脂高热量食物，但是并不会增加体重。因为花生高蛋白、高纤维、质地易碎，容易增加饱腹感并持续较长时间，花生饱腹感长于高碳水化合物食物五倍时间，可抑制饥饿，从而减少对其他食物的需要量，降低总能量摄入，避免吃过量。花生吸收效率不高，也是避免增加体重的一个原因。

另据《中国医药报》报道，花生中的 β－谷固醇可抑制口腔细菌的生长，并具有一定的抗癌作用。中医临床有时也会用花生治疗慢性胃炎、支气管炎等消化和呼吸道疾病。因此，口气不好的人可以每天少量、反复咀嚼花生一次，能有效抑制口臭。

很多人都喜欢吃油炸花生米或爆炒花生米，其实这种方式对花生米中的维生素 E 和其他营养成分破坏非常大。而且花生本身就含有大量的植物油，高温烹制后，花生的甘平之性就会变成燥热之性，经常食用容易上火。所以，吃花生的最好方式是煮着吃，这样既能保住营养又好吸收。

此外，还有四种人不适合吃花生。

（1）高脂血症患者

花生含有大量脂肪，高脂血症患者食用花生后，会使血液中的脂质水平升高，而血脂升高往往又是动脉硬化、高血压、冠心病等病疾的重要致病原因之一。

（2）胆囊切除者

花生里的脂肪需要胆汁去消化。胆囊切除后，贮存胆汁的功能丧失。这类病人如果食用花生，没有大量的胆汁来帮助消化，常可引起消化不良。

（3）消化不良者

花生含有大量脂肪，肠炎、痢疾、脾胃功能不良者食用后，会加重病情。

（4）跌打瘀肿者

花生含有一种促凝血因子。跌打损伤、血脉瘀滞者食用花生后，可能会使血瘀不散，加重肿痛症状。

此外，花生含油脂特别多，患有肠胃疾病或皮肤油脂分泌旺盛、易长青春痘的人，不宜大量食用。

（1）花生养胃益智粥

材料：花生米、山药、粳米、冰糖。

做法：山药切丁，花生米开水烫泡 1 ~ 2 分钟，去皮晾干，捣碎粳米与花生、山药加水熬煮，快熟时放入冰糖即可。

功效：益气养胃，健脑益智。

（2）花生小豆鲫鱼汤

材料：花生米 200 克，赤小豆 120 克，鲫鱼一条。

做法：将花生米、赤小豆分别洗净，离去水分；鲫鱼剖腹去鳞和肚肠；将花生米、赤小豆及洗净的鲫鱼同放一个大碗中加入料酒、精盐少许，用大火炖，等沸腾后，改用小火炖到花生烂熟即可。

功效：健脾和胃、利水消肿。

▶ 延年益寿话保健，茯苓全方位保护您

茯苓的功效十分多：健脾、安神、镇静、利尿，可以说能全方位地增强人体的免疫能力，被誉为中药"四君八珍"之一。

茯苓生长在哪里呢？一般的大树枯死或被砍伐后，往往会从枯死的躯干或残留的根上生出新的小枝叶来，中医认为这是大树未绝的精气要向外生发。如果大树枯死后，上面不长小的枝叶，就意味着附近的土壤下有茯苓，是茯苓吸取了大树的精气，使它没有能力再生发小的枝叶。

茯苓生长在土壤中，而且是在大树根部附近，它的生长位置告诉我们，它能收敛巽木之气，让其趋向收藏。

"人过四十，阴气减半"。如果人的肝木之气得不到足够的阴精制约，就会渐渐偏离常道在体内妄行，导致头晕、手足摇动等肝风太过的症状出现。而茯苓色白，应坎水之精，恰好能够收敛巽木的外发之气，使它潜藏于坎水之中。所以，茯苓对于中老年人绝对是延年益寿的良药。在古代，人们对茯苓推崇备至，因为他们认为那是大树之精化生的奇物，有十分好的养生功效。相传慈禧太后一日患病，不思饮食。厨师们绞尽脑汁，以松仁、桃仁、桂花、蜜糖等为原料，加以茯苓霜，再用淀粉摊烙外皮，精心制成夹心薄饼。慈禧吃后十分满意，让这种饼身价倍增。后来此法传入民间，茯苓饼就成了北京名小吃，名扬四方了。

《本草纲目》说茯苓能补脾利湿，栗子补脾止泻，大枣益脾胃。这三者同煮，就可以用于脾胃虚弱，饮食减少，便溏腹泻。

白茯苓有多种食用方法，最简单的是把茯苓切成块之后煮着吃，还可以在煮粥的时候放进去。另外，可以把茯苓打成粉，在粥快好的时候放进去，这样人体更容易吸收。

（1）茯苓栗子粥

材料：茯苓 15 克，栗子 25 克，大枣 10 个，粳米 100 克。

做法：加水先煮栗子、大枣、粳米；茯苓研末，待米半熟时徐徐加入，搅匀，煮至栗子熟透。可加糖调味食用。

另外，茯苓可以宁心安神，麦冬养阴清心，粟米除烦热。这三者同煮就可

以用于心阴不足，心胸烦热，惊悸失眠，口干舌燥。

（2）茯苓麦冬粥

材料：茯苓、麦冬各 15 克，粟米 100 克。

做法：粟米加水煮粥；二药水煎取浓汁，待米半熟时加入，一同煮熟食。

对于中老年人，茯苓具有补益功效，但对于正处在生长发育期的儿童与青少年就不太适合。孩子处在发育阶段，生机盎然，正需要肝木之气的生发之性，而茯苓趋向收敛，会阻碍孩子的生长。给未成年人吃茯苓，就等于在扼杀他们的生发之机，给健康带来不利的影响。未成年人只有在生病等特殊的情况下，经过医生的准确辨证后才能服用茯苓，家长千万不要自作主张煎煮茯苓给孩子吃。

▶ 经常吃草莓，健体寿累积

古今中外的营养专家都认为，常吃草莓对人体健康大有益处。

熟透的草莓红似玛瑙，不仅果肉细嫩多汁，酸甜爽口，而且营养价值很高。其外观呈心形，鲜美红嫩，果肉多汁，酸甜可口，香味浓郁，具有一般水果所没有的宜人芳香，是水果中难得的色、香、味俱佳者，因此常被人们誉为"果中皇后"。

草莓易于被人体吸收利用，食用时无任何禁忌，吃多了既不会受"凉"也不会上"火"，是婴儿、老人、体弱者理想的营养健美果品。草莓除鲜食外，还可加工制成果汁、果酱、果酒、罐头和速冻食品。

草莓是一种营养价值高，且为人们喜爱的低糖、低热量水果。其主要营养成分有糖、维生素、矿物质、有机酸和果胶等。早在李时珍的《本草纲目》中对草莓就有明确的记载，味甘酸、性凉，有清暑、解热、生津止渴、消炎、止痛、润肺、健脾、补血、通经、利尿、助消化、促进伤口愈合等功效。

现代医学研究证明，草莓有降血压、抗衰老作用，对防治动脉粥样硬化、高胆固醇、冠心病、脑溢血、贫血症、痔疮等都有一定的疗效，对胃肠病也有良好疗效。草莓还具有抗癌作用。美国华盛顿农业研究中心水果实验室的专家说，草莓中有一种物质能抗癌。意大利的医学家指出，新鲜草莓里含有一种化学物质可以阻止癌细胞的形成。

据测定，草莓果肉中含有糖、蛋白质、脂肪、维生素、钙、磷、铁等，其中维生素 C 的含量比梨、苹果、葡萄等高出 7 ~ 10 倍，磷和铁等人体所必需的矿物质元素也比上述水果高 3 ~ 5 倍。草莓中含有少量的胡萝卜素，是合成维生素 A 的重要物质，具有明目等作用。草莓还含有一定的膳食纤维，有帮助消化、通畅大便之功效。

草莓不仅能有效地预防感冒，而且对防治皮肤黑色素沉着、痣和雀斑有特效；牙龈出血者常吃草莓可健全牙龈，预防牙周病的发生；草莓汁与牛奶混合后涂于皮肤表面，能清除油腻，使皮肤洁白。

草莓又是良好的园林和庭院花草，近年来普遍引种。它的生长期长，季节变化明显。早春二三月，新叶破土而出，形成翠绿的"地毯"；三、四月白花朵朵镶嵌在绿叶层里，如同白玉嵌入翡翠，繁星点点，一派春天气息；五六月红果累累，使绿色草层生机盎然；深秋红叶铺满大地，观赏价值很高。此外，草莓还可以盆栽观赏，赏绿叶、白花、红果，最后还可尝果，既饱眼福，又饱口福。

选购草莓应以色泽鲜亮、颗粒大、清香浓郁、蒂头叶片鲜绿、表面无损伤者为优。颜色过白或过青都表示尚未成熟。

市场上有些草莓看上去个头很大、颜色漂亮，可买回来一吃却索然无味。原来这些个头异常的草莓，是由于在种植过程中喷施了膨大剂造成的。膨大剂是一种植物生长调节剂，通过促进果实中的细胞分裂和体积增大达到增产的目的。它一般在草莓生长的特定时期使用，除了能促进草莓果实增大，还能较好地保证草莓的质量。可是，有些果农为使草莓提前上市，获得更高的经济效益，违反技术操作规程，在种植过程中滥用膨大剂，不仅使草莓口感和质量下降，还可能对人体造成潜在的危害。要辨认出哪些草莓经过膨大剂、催红剂等处理，并非很难。只要看它的大小是否均匀、果实形状是否正常、色泽是否自然就可以了。另外很重要的一点是，最好吃应季草莓，不要为尝鲜过早购买提前上市的草莓。

还应注意的是，草莓属于低矮的草茎植物，且表面凹凸不平，在栽培施肥时易受到污染，表面可能带有一些细菌、病毒和农药残留。加之草莓在采摘、运输过程中，往往会沾上污物、尘埃。所以，人们在食用草莓时，必须进行彻底清洗。否则草莓表面的病菌便会乘虚而入，侵袭人体，危害健康。

清洗时，应将草莓放在流水下边冲边洗，随后放入清洁的容器内，将高锰酸钾按 1 ：5000 的比例稀释，将草莓放入消毒液中浸泡 5 ~ 10 分钟（若无高锰酸钾，用食盐溶液也可），最后再用凉开水浸泡 1～2 分钟后即可食用。

专家指出，因为草莓含糖量低，糖尿病患者也可以吃，但是每次最多宜吃 5～6 颗。

当草莓上市的季节，广大中老年人不要忘记"经常吃草莓，健体寿积累"这条长寿俗语。

▶常吃荞麦饼，健康到老不是梦

如皋长寿村的老人用荞麦面、熟芝麻面和熟花生米屑为原料，配以切碎的雪里蕻咸菜做馅，制作成口口生香的荞麦饼，是其他地方难得一见的特色长寿食品。荞麦是我国的传统作物，但产量不高，全国种植的地方并不多。但在长寿之乡如皋，它一直作为特色长寿作物被普遍种植。

如皋人之所以把荞麦作为长寿食品，是因为荞麦中含有丰富的荞麦碱、芦丁、烟酸、亚油酸以及多种维生素和微量元素等，这些都是大米、白面等"细粮"所不具备的。其中铬是防治糖尿病的重要元素，芦丁有降血压、降血脂的功能，B 族维生素、维生素 E 及硒有良好的抗衰老和抗癌作用。《本草纲目》中就说荞麦"实肠胃，益气力，续精神，能炼五脏滓秽。作饭食，压丹食毒，甚良"，还称荞麦"甘，平寒，无毒"。

东陈镇是如皋种植荞麦最多的地方，那里的农民几乎家家户户都要种荞麦，每户少则一二分地，多的甚至要种一二亩。每年收获的荞麦自家磨面食用，所以这个地方的长寿老人明显多于其他不种或很少种荞麦的地区。由于喜食荞麦，这里的老人很少有患高血压、糖尿病以及呼吸系统疾病的。

如皋人除了把荞麦制作成荞麦饼外，还喜欢把荞麦面调成糊状，加上盐、葱花和鸡蛋，调匀，在锅上摊成薄薄的煎饼。清明时节，他们还会在摊荞麦煎饼的时候洒上新摘的杨柳嫩叶，使得煎饼有一种特别的清香味道。

"城南城北如铺雪，原野家家种荞麦。霜晴收敛少在家，饼饵今冬不忧窄。"这是宋代大诗人陆游咏荞麦的诗句。荞麦收获的季节，陆游看到田野里满是收割荞麦的人，觉得冬天不愁吃到荞麦饼，不禁喜上心头，便做此诗。

▶ 简单糁儿粥，多喝就能延年益寿

糁儿粥是深受如皋人喜爱的粥食，这样的叫法似乎只有如皋才有。它是用玉米面、大麦糁和元麦糁等做主料熬成的。如皋民谣说："糁儿粥，米打底，喝了能活九十几。大麦青，元麦黄，多吃杂粮人长寿。"这又一次体现了如皋人饮食倾向"粗""杂"的特点。

玉米性平味甘，归胃经和大肠经，有止血、利尿、利胆、降压的作用，对小便不通、膀胱结石、肝炎、黄疸、胃炎、鼻炎、胆囊炎、高血压等病具有一定的治疗功效。

调查发现，如皋90岁以上的老人全都喜欢吃玉米，这充分说明长期食用玉米，有良好的滋补身体和延年益寿的功效。事实上，秘鲁山区、格鲁吉亚以及我国长寿之乡广西巴马等地区的人们都把玉米作为日常的主要食品。2004年，"首届中国长寿之乡联合论坛"在如皋召开，世界各地的长寿研究专家汇聚一堂，大家一致认为，玉米是最好的长寿主食。

如皋"三麦"指的是大麦、小麦和元麦，它们都是如皋糁儿粥的原料。

《唐本草》称，大麦具有"平胃止渴、消食疗胀"的作用。《本草纲目》也说它能消积进食、平胃止渴、消暑除热、益气调中、宽胸大气、补虚劣、壮血脉、益颜色、实五脏、化谷食。

小麦是现代人最重要的主食之一，它的营养价值也很高。中医认为，它味甘性凉，能养心安神、消除烦躁。《本草再新》把它的功能归纳为养心、益肾、和血、健脾四种。

如皋人所称的"元麦"其实是大麦的变种，北方人称"裸大麦""米麦"或"糖麦"，西藏、青海等地称"青稞"。元麦的食用价值和药用价值都很高，它的营养价值等同或高于大麦。在如皋的农村，当元麦成熟的时候，田间劳作饥饿了的农民常常会摘下元麦的穗头，用手轻揉，弄出饱满水灵的元麦粒，吹去尘土，拣去麦芒，直接入口，幽幽麦香，留在齿间。

把元麦磨碎，即元麦糁。玉米糁和元麦糁是如皋糁儿粥的最常用原料。如皋人常吃的麦片其实就是玉米或元麦加工而成的。

如皋人熬糁儿粥喜欢用米打底，即用1/3的粳米加2/3的糁，和水熬制而成。方法是把淘洗干净的米倒入锅中，加水煮开，约15分钟后，加入用水调和好的糁，或直接把糁均匀洒扬在锅中，边扬糁，边搅拌粥锅，待粥沸腾后，用小火熬稠即可。

糁儿粥里面还可以加其他的辅食，像加山芋做成的山芋粥，在城市和农村都深受欢迎。

"糁儿粥，米打底"体现的是一种纯朴的民间营养概念。大米、玉米、大麦、小麦、元麦几种作物都具有健胃功效。大米性平、玉米性平、大麦性凉、小麦性凉，它们相互补充，相互配合，构成了独特的长寿营养食品。北魏的贾思勰在《齐民要术》中说："炊糁佐以粳米为餐，补精益气。"唐代医学家孙思邈在《千金要方》上也谈到糁儿粥在食疗和养生方面的积极作用。因此，喝这种粥食的如皋老人能长寿，就不是什么奇怪的事了。

▶ 多吃名副其实的长寿菜——蕨菜

蕨菜又称长寿菜，也有称为龙爪、龙头草等，是我国古老的蔬菜之一。它是野生植物，素有"山菜之王"的美称，产自深山，全国均有分布，东北、西北、内蒙古较多。《本草纲目》中有："蕨菜性寒，味甘、微苦；消热化痰、降气滑肠、健胃"，现代研究认为，蕨菜富含蛋白质、脂肪、糖类、矿物质和多种维生素，并对细菌有一定的抑制作用，能起到清热解毒、杀菌消炎的作用。

蕨菜食用的方法很多，可以将蕨菜洗净用开水焯一下，后炒食或冲汤；还可干制，将其稍加蒸煮，晒干，食时用水浸泡。蕨菜性味寒凉，脾胃虚寒者不宜多食。

据历史记载，当年康熙皇帝每年夏天都要到热河行宫木兰围场去打猎，路经6旗36营。每次皇帝来，这些旗营的头人都要拿着金银财宝去进贡，以表忠心。有一次，金凤营的头人海通，没什么可进贡的，便提着一小袋蕨菜前去进贡，说："这菜不仅味道鲜美，而且去痰生津、清气上升、浊气下降，常吃眼清目明，肤色润滑，长命百岁。"海通还用几片山鸡肉和碧玉色的蕨菜做出一道菜，并拼成一个"寿"字，康熙一品尝，果然香气沁透脾胃，口感脆、嫩、滑，一时食欲大开，神清气爽。

▶ 荤素搭配，长命百岁不是梦

有人爱吃荤菜，但又怕胖，有没有两全其美的方法？当然有，那就是荤菜素菜一起烧，荤菜吃得少，素菜营养也更好。从营养学上讲，荤素搭配有互补性，而从中医保健角度来看，合理的荤素搭配还能加强食疗功效。

比如很多老年人都缺锌。调查表明，这些缺锌的老人平日饮食都是以谷物和蔬菜为主，动物蛋白摄入量不足，也就是吃荤菜比较少。可见，老年人不能多吃荤，但也不能吃得太少。

那么荤素究竟怎样搭配才好呢？在食物的摄取中，蛋白质应占总热能的15%，动物蛋白质与植物蛋白质之比为 1 ：2。动物蛋白质食品以奶、蛋、鱼、瘦肉为好，植物蛋白质食品以豆类食品为好。脂肪占总热能的 25%，其中动物脂肪应占1/3。碳水化合物即日常主食应占热能的 60%～65%。还要注意增加钙、磷、铁等矿物质和维生素的摄入，多吃新鲜蔬菜水果。

土豆烧牛肉、板栗烧鸡、鱼肉豆腐、鸭肉山药等都是很好的荤素搭配菜肴。除此之外，再为大家推荐几款荤素搭配非常好的美味佳肴。

（1）胡萝卜炖羊肉

羊肉营养丰富，《本草纲目》说它有补阳生暖的功效，但有膻味。胡萝卜富含胡萝卜素，但属脂溶性食物。将两者合炖，胡萝卜能除羊肉的膻味，胡萝卜素则溶解在羊肉的油脂中，在小肠中转化为维生素 A 而被吸收。这道菜色美味佳，对人体有补益功效，是维吾尔族、哈萨克族、蒙古族等民族的家常菜肴。

（2）猪血炖豆腐

猪血富含铁质，且易被人体吸收利用。豆腐的营养价值很高，素有"植物肉"之称。将两者合炖，红白相间，色美质嫩，味道独特，营养价值更高。

（3）韭菜炒虾仁

韭菜含多种维生素和挥发油，营养佳，味道美，有补肾助阳的功效。虾仁富含蛋白质和多种微量元素，也有补肾壮阳的功能。将两者合炒，不仅味道更加鲜美，而且补肾助阳的功效更好。

其实，不但食物要荤素搭配，就是炒菜做饭用的食用油也要把握好荤素搭配的比例。因为植物油中主要成分是不饱和脂肪酸，它在人体内容易形成过氧化脂质，有促进癌细胞生长的作用。营养学家认为，食物中的不饱和脂肪酸与饱和脂肪酸应该保持一定比例。根据植物油与猪油中含不饱和脂肪酸与脂肪酸量计算，每人每月以食植物油 250 克和猪油 500 克较为适宜。

▶ 老年人饮食当"薄味静调"

"早晨开门七件事，柴米油盐酱醋茶"，这句话形象地说明了盐是我们生活中很重要的一部分。吃饭时菜里如果不放盐，即使山珍海味也味同嚼蜡。盐不仅是重要的调味品，也是维持人体正常发育不可缺少的物质。人吃盐过少会造成体内的含钠量过低，引发食欲不振、四肢无力、晕眩等现象；严重时还会出现厌食、恶心、呕吐、心率加速、脉搏细弱、肌肉痉挛、视力模糊、反射减弱等症状。

现代人菜里放的盐越来越多，还是觉得没味，所以很多麻辣、酸辣食品特别受欢迎。其实，吃太多的盐对人体来说并不是什么好事，民间自古就有"烧菜少放盐，岁岁寿命延"的说法。尤其是老年人，更应当食得淡一点儿。李时珍在《本草纲目》中就嘱咐人们要饮食清淡。

老人应以淡食为主，远离酒肉以及各种味道厚重的食物。清代著名医学家叶天士曾经说过，"老年饮食当薄味静调"。他认为老人的脾胃不如年轻人，不能经常被厚味所刺激，尤其是要戒酒，因为大量饮酒会伤及脾胃。痰湿堆积体内，人就容易发胖，胖人多痰，身体肥胖的人最容易患痰火、中风之类的病症。

现代医学也认为，老年人应该尽量少摄入食盐，如果食物太咸，盐中的钠离子过剩，就会增加循环血液量和钠的潴留，时间长了就会导致血管收缩、血压升高，造成脑血管障碍。高血压、高血脂、冠心病等都是老年人易患的疾病，这些疾病也跟食物过咸有关，因此老年人一定要注意食盐的摄入量，每天不能超过 6 克，最好多喝汤粥这些易消化的食物。有些老年人习惯吃咸的食物，一下子吃淡很不适应，这时候可以慢慢减少食盐的摄入量，坚持每天少吃一点儿，天长日久就习惯了。含盐量较多的食物，如腊肉、腊鱼、香肠、咸菜、咸蛋等，老年人应尽量远离。

世界卫生组织建议，健康人通过饮食摄取盐，每人每日最佳食盐量不应超过 6 克。长期食盐量低于 6 克，可使 25 ~ 55 岁人群的收缩压降低 9 毫米汞柱，到 55 岁时冠心病死亡率可减少 16%。因此，有专家提出："远离高血压，从限盐开始。"这与我们民间谚语的说法是一致的。下面我们就推荐一些限盐的方法。

（1）烹饪时，尽量少用盐，多利用蔬菜本身的强烈风味，例如青椒、西红柿、洋葱、香菇、香菜和清淡的食物一起烹煮。西红柿炒蛋就是好例子。

（2）少吃泡面，少吃快餐食品。

（3）炒菜时不要加酱油，做好后依个人爱好酌量添加。

（4）吃足够的蔬果，多吃橘子、豆芽，它们能促使盐中的钠排到体外。

另外，肾脏病人也要注意少吃盐，因为肾功能不好的人排尿少，多余的盐分排不出去，便会吸收水分来稀释这些盐分，结果使人体组织中积水，导致水肿。患肝硬化腹水的人也不能多吃盐，不然腹水便很难消退。心力衰竭的病人同样不能多吃盐，不然水肿也难消退。盐会把水分保留在血液中，升高血压，因此高血压病人也要注意不能吃得太咸。

▶ "七守八戒"要牢记，活到天年乐陶陶

人的生命是既坚强又脆弱的，在很多灾难面前我们所能承受的远远超出了自己的想象，有时候只是一个小小的感冒，就可能让人撒手人寰，这是生命的无奈。那么我们所能做的，就是在自己能够掌控的范围内，从最简单的做起，过健康的生活，悠然自得地活到天年。

膳食是健康生活的重要方面，要想吃得健康，首先应该牢记"七守八戒"的原则，这是最基本的。我们先说"七守"，其实就是七个需要注意的方面。

（1）多喝水、喝汤，不喝或少喝含糖饮料、碳酸饮料和酒。李时珍在《本草纲目》中就发出"药补不如食补，食补不如水补"的感叹。

（2）吃东西要有节制，不要暴饮暴食，每餐最好只吃七八分饱。《本草纲目》指出："饮食不节，杀人顷刻。"告诫人们尤其是中老年人，不可食之过饱，更不可暴饮暴食。

（3）尽量采用健康的烹调方式。能生吃的不熟吃（番茄例外），能蒸煮的不煎炒，能煎炒的不炸烤，少放盐和味精。

（4）多吃鱼类、海鲜、肉类、蛋类、坚果、种子、天然植物油、绿叶蔬

菜和低糖水果等热量比较低的食品。

（5）少吃会让自己过敏的、含有害物质的食品，如油炸食品、氢化油食品或腌制食品等。

（6）严格控制糖和淀粉的摄入，不吃或少吃细粮，少吃血糖生成指数高的食物，多吃粗粮（未进行精加工的食物）。吃饭时最好先吃含膳食纤维多、血糖生成指数低的食物，如绿叶蔬菜、坚果和肉类。

（7）增补多种营养素。增补抗氧化剂，包括维生素 A、维生素 C、维生素 E 以及含原花青素高的食物，如可可和绿茶。增补矿物质，包括钙、镁、铁、锌、硒、铬等。

除此之外，还要牢记健康膳食"八戒"。

（1）戒贪肉。膳食中如果肉类脂肪过多，会引起营养平衡失调和新陈代谢紊乱，易患高胆固醇血症和高脂血症，不利于心脑血管疾病的防治。

（2）戒贪精。如果长期食用精米、精面，体内摄入的纤维素少了，就会减弱肠蠕动，易患便秘等病症。

（3）戒贪杯。长期贪杯饮酒，会使心肌变性，失去正常的弹力，加重心脏的负担。如果老人饮酒多，还易导致肝硬化。

（4）戒贪咸。摄入的钠盐量太多，会增加肾脏负担，容易引起高血压、中风、心脏病及肾脏衰弱。

（5）戒贪甜。过多吃甜食，会造成机体功能紊乱，引起肥胖症、糖尿病等，不利于身心保健。

（6）戒贪硬。胃肠消化吸收功能不好的人，如果贪吃坚硬或煮得不烂的食物，久而久之容易导致消化不良或胃病。

（7）戒贪快。饮食若贪快，食物没有得到充分的咀嚼，会增加胃的消化负担。同时，还易发生鱼刺或骨头卡喉的意外事故。

（8）戒贪饱。饮食宜七八分饱，如果长期贪多求饱，既增加胃肠的消化吸收负担，也会诱发或加重心脑血管疾病，发生猝死等意外。

据研究，人的自然寿限是 120 ~ 150 岁，现在的绝大多数人都活不到这个年纪。其实只要严格遵照上述原则，你就能自然活到天年，走完生命的完美旅程。

▶ 老人饮食遵照"3 + 3"原则

零食可不是小朋友或年轻人的专利，老年人适当地吃些零食，对热量的补充和营养平衡是很有好处的。专家建议，老年人每天除了三顿正餐外，还要有三顿加餐，一些小零食作为加餐最合适不过了。

老年人吃零食要吃得科学，65 岁以上老人早餐后 2 ~ 3 小时，约上午 10 时吃一次零食。除此之外，还可以选择维生素含量高的苹果、香蕉、橘子、猕猴桃、西瓜等新鲜水果。

午饭后休息一会儿，等到下午 3 点左右吃点儿种子类的零食是个不错的选择，如葵花子、西瓜子、花生、核桃仁、松子等。《本草纲目》说西瓜子："炒食，补中宜人，清肺润肠，和中止渴。"不过，种子类的零食虽然能够提供丰富的蛋白质、脂肪及多种微量元素，但唯一的缺点是热量太高，因此不宜吃得过多。瓜子、花生、松子限制在 10 粒左右，核桃仁 2 个就足够了。

年轻人为保持身材，不主张睡前进食，但老年人在睡前吃少量零食对身体有益。125 毫升的酸奶加 2 片饼干，不仅能帮助老人更快入眠，还可以达到补钙、预防胆结石的功效。

人过中年以后的进食方式就应该像羊吃草那样，饿了就吃点儿，每次不多吃，胃肠总保持不饥不饱的状态。每天饮食遵照"3+3"原则，做到三顿正餐和三顿加餐，营养均衡。

专家特别提醒，对于肥胖或有糖尿病的老年人来说，含糖量较高的各种糖类和巧克力最好还是敬而远之。

▶ 多亲近远亲食物，你会百病不生

所谓远亲食物，就是在空间和生物学关系上以及物种进化过程中距离人类相对较远的食物。比如，在与人类的关系上，野生食物远于人工种植的食物，海洋中的食物远于陆地上的食物。这些远亲食物中保留了近亲食物所不具备的对人体有益的珍贵物质，而这些物质大多在物种进化的过程中丢失了。

如皋人常说："吃四条腿的不如两只脚的，吃地下跑的不如天上飞的，吃天上飞的不如水里游的，吃水里游的不如地上种的。"其实这就是对于亲近远亲食物的生动表述。

如皋人常吃的远亲食物有这样几种：香菇、海带、黑木耳、螺旋藻等。明代著名医药家李时珍著的《本草纲目》中载："香菇乃食物中佳品，味甘性平，能益胃及理小便不禁"，并具"大益胃气"之功效。

如皋人餐桌上以香菇为原料的菜肴很多，有香菇冬笋、香菇炒菜心、香菇炒肉片、香菇炒三丝、香菇豆腐汤、香菇煨鸡等。他们用香菇加大枣共煮，治疗脾胃虚弱、营养不良、气血亏损等症引起的面容枯槁、肌皮失调、气血不正；用香菇、木耳、豆腐和瘦肉一起煮的汤，对肝阳上亢的高血压、动脉硬化、高血脂特别见效，这道汤也被称为味道鲜美的"长寿汤"。

如皋濒临黄海，海带是寻常人家的常备食物。《本草纲目》记载："海带可治瘿病（即甲状腺肿）与其他水肿症，有化痰、散结功能。"如皋老人用绿豆、海带和大米炖熬的绿豆海带粥，是降血压的绝好食方。另外，用干荔枝 10 枚与海带、海藻同煮，加黄酒、葱、姜、大料、桂皮、盐等佐料，可治疗单纯性甲状腺肿大。而以海带、鳖甲、大枣、猪肉炖成的长寿汤更是如皋老人每周必食的。

如皋人多选择山林产的黑木耳作为家中常备菜。在炒肉片和肉禽炖品中加入黑木耳，不但使菜肴更鲜美，还能强身健体。在如皋人的家传秘方中，将红枣、木耳合成一种补血的木耳红枣汤，月经前一个礼拜到月经结束这段时间每天或隔天食用，能改善女性的脸色。用黑木耳和红枣、粳米、冰糖熬成稀粥，可以滋阴润肺，治疗咳嗽、咯血、气喘等症。但在如皋，患有慢性腹泻的病人吃木耳十分谨慎，因为黑木耳滋润，易滑肠，会加重腹泻症状。

螺旋藻属蓝藻类，墨绿色，因呈螺旋形而得名，是地球上最早出现的原始生物之一，更是距离人类十分遥远的远亲食物。它的营养成分非常丰富，长期食用，可以保护心血管、肝、肾，对贫血、风湿等慢性疾病有很好的治疗效果，还能美容、调节免疫力、抗辐射、抗疲劳，而且没有任何副作用。新鲜的螺旋藻只要用水冲洗干净后即可食用，如皋老人一般是加水饮用，也有人与果汁、稀饭等食物同时饮用或涂抹在面包、馒头上食用，常吃螺旋藻的如皋老人气色很好、精神焕发。

中国人有句古话叫"远亲不如近邻"，说的是生活上遇到困难时，再好的亲戚也比不上附近的邻居。但在养生这个问题上，就得说"近邻不如远亲"，远亲食物才是我们身体最需要的，多多亲近它们，你的身体就能百病不生。

▶如皋老人个个都是营养搭配专家

在如皋，人们常年延续以米饭、糁儿粥、各种面食作为主食的习惯，杂粮和薯类对于他们来说也是生活中必不可少的食物。

可不要小看这简单的米饭、糁儿粥，研究表明，单一食用大米时，蛋白质的利用率一般，如果以 2/3 大米加 1/3 的玉米，蛋白质的利用率就能大幅度提高。如果以玉米、面粉、大豆粉各 1/3 制成混合食品，那么营养价值可提高 8 倍。玉米很补身体，李时珍在《本草纲目》中说"玉米甘平无毒，主治调中开胃"。如皋人在熬玉米糁儿粥时，总是喜欢加入大米或山芋、红豆、芋头等，这简简单单的家常食物既体现了"粗细搭配"的长寿美食观，又与科学饮食原则不谋而合，如皋老人不愧个个都是营养专家。

如皋人在对食物的选择上也非常用心，通过天长日久的积累，他们掌握了食物搭配的利与弊、宜和忌。用他们的话说，只有吃得合适才能有营养，搭配错了就会伤身。

比如，他们不把白糖和鸡蛋同煮，也不把鸡蛋与豆浆同食。他们说鸡蛋和白糖同煮，吃了会胀肚。豆浆性味甘平，单独饮用有很强的滋补作用，但和鸡蛋一起吃，就会犯冲，吃了对身体不好。

逢年过节，如皋人的饭桌上常有兔肉和螃蟹。不过，如果吃了兔肉，这桌菜里肯定没有鸡蛋。因为兔肉性味甘寒酸冷，鸡蛋甘平微寒，两种寒性食物凑在一起，吃了肯定会拉肚子。而在吃螃蟹时，如皋人一定会搭配生姜，因为螃蟹性凉，是体质偏寒偏虚之人的发物，生姜性热，两种东西一起吃，可以使寒热平衡，身体不受伤害。

另外，他们还懂得不管是寒性体质还是热性体质，螃蟹都不能与柿子、梨、羊肉同吃。柿子和蟹肉在胃中会形成一种难以消化的东西，让人腹痛，甚至腹泻不止。梨为凉性食物，与寒性的螃蟹同食，会损伤脾胃。羊肉性味甘热，而螃蟹性寒，二者同食不仅减弱了羊肉的温补作用，而且有碍脾胃，伤人元气。吃完螃蟹后也不能立即喝凉水或凉茶，否则就会腹泻。

如皋人并不懂得食物相生相克的大道理，但是他们凭着自己多年的生活习惯，知道应该吃什么、怎么吃，搭配得当，什么样的食物都可以为身体所用，成为益寿延年的好东西。

▶ 多接触有生命力的东西，你的生命力也会变强

　　有人可能会问，为什么现在我们的生活水平提高了，可以选择的食物多了，品味越来越高了，可是我们的病也越来越多了，而且很多疾病都是以前没有过的呢？其实我们现在的生活太好了，很多食物都不是应季的食物，外面飘着大雪，在屋子里面就能吃到西瓜。而这些食物都不是有生命力的东西，是在农药的保护下，在化肥的刺激下，突飞猛进生长的。这样速成的东西怎么会有营养呢？就像我们现在吃的洋快餐一样，不用等马上就能吃到。这些速成的食物没经过长时间烹饪，怎么会有营养？那些煮炖很长时间的汤才是最有营养的，这些东西是最有生命力的。

　　我们吃东西，不仅仅是吸收它们的营养和能量，而且会吸收其中所蕴含的生命信息，也就是生命力。例如，为什么松子比葵花子的营养价值高，这是因为松子结在生长了多年的松树上，而葵花子只是结在一年生草本植物上。李时珍著《本草纲目》记载："松子性甘温，主治头眩、润皮肤、肥五脏、润肺止咳等症"，是最佳的天然保健营养食品。还有，你愿意吃两三年的小桑树上的桑葚，还是愿意吃百年老桑树上的桑葚呢？你愿意喝两三年的茶树上摘下来的茶叶，还是愿意喝千年茶树上的茶叶呢？你肯定都会下意识地选择后者，因为后者是更强生命力的象征，它们所蕴含的信息不一样。

　　平时生活中，我们都愿意跟有热情、激情和生命力较强的人聊天和来往，因为你能从他的身上吸收到生命的力量，让自己焕发一种激情和积极向上的力量。谁也不愿意接触沮丧、沉闷、抑郁的人，因为你只能从他身上吸取到不快乐的因素，让自己也颓丧。

　　虽然我们没有条件每天吃那些合乎节律生长的蔬菜和肉类，但是我们会尽量去维护这个规则，时刻提醒自己"冬吃萝卜夏吃姜，不用医生开药方"。我们尽量在生活中找到那些古老的有生命力的东西，通过接触和体会，我们也能获得生命力的信息，使自己的生命力强大起来。

▶老年人平补最能延缓衰老、祛病延年

　　老年人身体器官功能逐渐减退，血流速度减慢，血流量也有所减少，多有不同程度的贫血。随着年龄增长会出现肌肉萎缩、落齿、咀嚼能力差、头发白而稀少、耳聋、眼花、健忘、夜尿多、失眠、骨质疏松等症状。中医认为，这些都是肝肾不足的结果。此外，老年人肠胃功能减弱，常发生营养不良，易出现头昏眼花、精力不足、容易感冒、皮脂腺萎缩等症状。针对这些情况，可适当地用滋补肝肾的中药和补品来补益身体，既增加抗病能力，又能延缓衰老、祛病延年。

　　老年人在食物的选择上不宜多食油炸、黏性大及不易消化的食物，也不宜多食含胆固醇高的食物，如猪油、牛油、羊油、肥肉、动物内脏等。平常可选用人参、何首乌、枸杞、杜仲、冬虫夏草、蜂蜜、核桃仁、鸽肉、海参等补药和补品，以及苋菜、西红柿、柑橘、黄豆、牛奶、鸡蛋、青菜、胡萝卜、菠菜、油菜、扁豆及含钙、磷、铁、维生素多的其他食品，以保护老年人肠胃的消化功能。

　　老年人患病以虚证为多，所以药多用"补"。然而无论多么好的药，只有"对路"才能发挥它的作用，否则有可能"事倍功半"，甚至"南辕北辙"。老年人是否需进补，要根据每个人的具体情况而定。一部分老年人虽年事已高仍身强体壮、精神矍铄，这类老人原则上不提倡进补。但绝大部分老年人随着年龄的增长，精血不断衰耗，脏腑生理功能减退，体内气血阴阳平衡能力及对外界反应能力降低。因此，有人认为"虚"是引起衰老的原因，也是导致老年人疾病的根本。所以适当进补可以起到预防疾病、延年益寿的作用，尤其是对于病后、术后及平素体质较差、容易患病的老年人，适当进补更具有重要意义。

　　对于平素身体虚弱，但无大病之人宜用平补或食补。即选择药性平和的药物或将亦药亦食之品做成药膳，在进食的同时进补，从而起到强身防病的作用，但要注意用量适当。对于病重之人，在用药攻邪的同时，亦应注重补虚。特别是对于亡阴、亡阳者宜峻补，应选用高效、速效补剂以挽其危重。对于真元大亏、五劳七伤者宜选用味厚药物以填其精髓。老年人患外感热病之后，常出现阴液耗伤，此时宜补而兼清，即在扶正的同时兼清透余邪。如单纯用滋补之品易导致余邪不去，有闭门留寇之嫌。对于病后、术后之人，因疾病或手术的"打击"常导致老年人极度虚弱，此时急宜进补，但要注意根据老年人的体质及气血盛衰、虚损程度选择不同的补药。对阴虚者，养阴药不可过于滋腻；对阳虚者，补阳药不可过于刚燥；对于气血俱虚者，用药当通补结合，以免滞塞不通。

老年人由于新陈代谢的功能逐渐减弱，排泄功能日益降低，废物停留体内的时间延长，势必造成气血流行阻滞，影响身体健康。这时，适当进补能促使机体气血流畅，消除代谢废物，使脏腑、气血恢复和维持正常的功能，从而保持动态平衡。专家发现，人体衰弱的主要原因不是"虚"，而是气血失畅失衡、瘀血作祟，所以主张以动养生。如果将补药与活血药合在一方之内，动静结合，补而不滞，既能消除补药的黏腻之弊，又可发挥补药的功效，可谓一举两得。

第12章 好的饮食习惯
才能吃出健康

▶ 暴饮暴食害处多

暴饮暴食是指在短时间内进食大量食物，超过胃肠功能的负荷。暴饮暴食是一种不良的饮食习惯，会给健康带来很大危害。尤其是节假日，这种现象更加严重，所以暴饮暴食被称为"节日综合征"。

古人根据长期的养生经验早就提出了"过饱伤人，饿治百病"的说法。从近期反应看，过饱会影响胃肠道的生理功能；从远期反应看，过饱会使体内的热量过剩，引起肥胖，并可加速衰老进程。从营养素吸收的角度看，一次性摄入大量优质食物，会使其中的大部分营养素（如蛋白质等）无法被充分吸收，从而造成浪费。

暴饮暴食后会出现头昏脑涨、精神恍惚、肠胃不适、胸闷气急、腹泻或便秘，严重的还会引起各种疾病。

1. 胃肠炎。暴饮暴食可加重胃肠负担，导致胃肠功能紊乱或受到病毒、细菌感染，出现胃肠黏膜充血、水肿、黏液增多而致单纯性急性胃肠炎，表现为上腹不适、疼痛、呕吐、腹泻等症状，严重者可引起发热、脱水、酸中毒等。

2. 胰腺炎。暴饮暴食及酗酒，不仅可引起胰液大量分泌，造成胰管内压力增高，而且还可促使胃和十二指肠乳头水肿，致使胰管扩张而发生急性胰腺炎，表现为突发腹痛、发热、恶心、剧烈呕吐，并有脉搏细速、血压下降等休克症状。由于其发病急，病情凶险，需及时送医院救治。

3. 胆囊炎。暴饮暴食及大量饮酒所致的胰液大量分泌及胆道口括约肌痉挛，可使胰液反流入胆囊，被胆汁激活的胰酶便可引起急性胆囊炎，出现剧烈胆绞痛，并向右肩胛下区放射，同时还可伴发热、呕吐、右下腹压痛明显等症状，病情较重者应及时送医院救治。

4. 美味综合征。由于短时间内食用了大量的鸡、鸭、鱼、肉等美味佳肴，使人出现头昏、心慌等一系列病症。其病因是食入的食品中含有较多的谷氨酸钠，它是味精的主要成分，具有刺激味觉、增进食欲的作用。但如果食入过多，它会分解成谷氨酸，使新陈代谢出现异常，导致疾病的发生。除此之外，研究还发现，暴饮暴食后 2 小时，发生心脏病的概率是正常情况的 4 倍。

因此，俗话说得好，"少吃多滋味，多吃少滋味"，为了你能有个好身体，请千万不要暴饮暴食。

那么，如何根除暴饮暴食这个坏习惯呢？

1. 生活要尽量规律、放松心态，做好预防工作，增强抵抗力，少熬夜，多吃清淡健康食品。

2. 定时进餐，并且最好在肚子饱的时候吃东西，不要等很饿了再进食。

3. 对美味佳肴应该以品尝为主，一次不宜吃得过多、过饱。

4. 在烹调菜肴时，最好不加或少加味精，多吃富含纤维素、维生素的新鲜蔬菜、水果，以促进胃肠蠕动。

5. 不要用食物来使自己平静。有一些小的动作，也能让你感到轻松和舒服，吃东西并不是唯一的方法，比如擦亮自己的指甲、读几行小诗等。只要每天计划性地做一两件事，就可以缓解由压力导致的暴饮暴食了。

▶若要身体壮，饭菜嚼成浆

这一句民间谚语是讲吃饭时要细嚼慢咽，这是很细节的问题。细嚼慢咽只是一种单纯的口腔动作，但并不只是关系到口腔的问题，它对于人的健康与疾病的防治都有很大的影响。如果人们能在吃饭时养成细嚼慢咽的习惯，也是养生之妙道。

我国历代医学家和养生家都非常看重吃饭时的细嚼慢咽。唐代名医孙思邈在《每日自咏歌》云："美食须熟嚼，生食不粗吞。"明朝郑瑄的《昨非庵日纂》云："吃饭须细嚼慢咽，以津液送之，然后精味散于脾，华色充于肌。粗快则只为糟粕填塞肠胃耳。"清代医学家沈子复在其书《养病庸言》中说："不论粥、繁、点心、肴品，皆嚼得极细咽下，饭汤勿作牛饮，亦徐呷徐咽。"

这些说的都是进食时应细嚼慢咽，狼吞虎咽不可取。

现代社会患口腔疾病的人越来越多，这与所吃的食品太精细以及"狼吞虎咽"不无关系。而细嚼慢咽则对人体的健康有着许多好处。

1. 预防口腔疾病。反复咀嚼可让口腔有足够的时间分泌唾液，而唾液中含有多种消化酶及免疫球蛋白，不但有助于食物的消化，还有杀菌作用，可预防牙周病。

2. 增进营养吸收。充分咀嚼让食物变得细小，使之与消化酶完全混合，被分解成分子更小的物质，便于人体吸收。

3. 增强食欲。细嚼慢咽可让人的牙齿和舌头感受到食物的美好滋味，从而对中枢神经产生良好的刺激，产生食欲。

4. 减少胃肠道疾病。通过细嚼慢咽的食物，因在口腔中已对食物作了精细的加工，所以可减少胃肠道加工的负担，有利于胃肠道的健康。

5. 有利于减肥。狼吞虎咽者因血糖值上升较慢，只有在胃中充满食物时才有饱腹感，由于进食太多，必然促使肥胖。

6. 促进血液循环。多咀嚼具有改善脑部血液循环的作用。咀嚼时，下颌肌肉牵拉该部位的血管，加速了太阳穴附近血液的流动，从而改善心脑血液循环。

7. 有利于防癌。唾液中含有过氧化酶，可去除食物中某些致癌物的致癌毒性。经过实验发现，唾液腺的分泌物与食物中的黄曲霉毒素、亚硝胺、苯并芘等多种致癌物接触32秒钟以上就有分解其致癌毒性的作用。细嚼慢咽使口腔分泌更多的唾液，并与食物中的致癌物充分接触，可以减少致癌物对人体的危害。嚼的次数愈多，抗癌作用愈强。

那么，怎样才能达到慢食的要求呢？你可以饭前喝水或淡汤以增加饱感，或者多吃耐咀嚼的食品，如红薯条、鱼干、带骨鱼、带刺鱼、鱼头、鸭头、鸡头、螃蟹、牛肉干、甘蔗、五香豆、玉米等。

另外，吃饭的时候要专心，不要一边吃饭，一边看电视或看书，或者边吃边说，这样就会忽略对食物的咀嚼，也会阻碍食物营养的摄入，甚至会营养不良。

▶ 好的早餐是健康的第一步

人体经过一夜睡眠，体内储存的葡萄糖已消耗殆尽，这时急需补充能量与营养，然而不少人并不重视早餐的食用，经常只是随便吃一点，或干脆不吃。这样的确省事，但对健康的影响却不可忽视。是否食用早餐，如何搭配早餐的品种，对人体健康的影响都至关重要。

经医学研究表明，人体能量的主要来源是血液中的糖即血糖，血糖多少决定人的身体能够产生多少能量，而能量的多少则决定人的精力和自我感觉。早餐对人体血糖水平有直接影响作用。

一般情况下，上午身体消耗的热量很多。而从晚餐取得的热能，满足不了次日上午对热能的需求。特别是青少年，肝脏还不能贮存大量的肝糖原，因此更容易出现热能不足的现象。如果不吃早餐，血糖减少，大脑功能将随之下降，注意力分散，精神不集中，使工作学习都不能正常进行。

另外，不吃早餐，容易患消化道疾病、胆结石，加速衰老，导致肥胖，影响儿童发育等。为了避免疾病的威胁并保持充沛的精力，最好的方法就是吃好早餐。吃好早餐，还要注意以下几个问题：

1. 早餐时间：7：30

人在睡眠时绝大部分器官都得到了充分休息，而消化器官却仍在消化吸收晚餐存留在胃肠道中的食物，到早晨才渐渐进入休息状态。若早餐吃得太早，势必会干扰胃肠的休息，使消化系统长期处于疲劳应战的状态，扰乱肠胃的蠕动节奏。所以，在7点左右起床后20～30分钟吃早餐最合适，因为这时人的食欲最旺盛。

2. 早餐食品：温热、柔软

（1）早餐宜少不宜多。饮食过量会超过胃肠的消化能力，使食物不能被消化吸收，久而久之，会使消化功能下降，引起胃肠疾病。另外，大量的食物残渣贮存大肠中，被大肠中的细菌分解，其中蛋白质的分解物会经肠壁进入血液中，对人体十分有害，导致人体易患血管疾病。

（2）早餐不适宜过硬。由于清晨人体的脾脏困顿呆滞，常使人胃口不开、食欲不佳，故早餐不宜进食油腻、煎炸、干硬以及刺激性大的食物，否则易导致消化不良。因此，早餐适宜吃容易消化的温热、柔软食物，如牛奶、豆浆、面条、馄饨等，最好能喝点粥。如在粥中加些莲子、红枣等，将更有益于健康。

3. 不同人群早餐不同

（1）幼儿的早餐常以一杯牛奶、一个鸡蛋和一个小面包为佳。

（2）青少年比较合理的早餐是一杯牛奶、适量的新鲜水果或蔬菜、100克干点（面包、馒头、大饼或饼干等含碳水化合物较高的食品）。

（3）中年人较理想的早餐是一个鸡蛋、一碗豆浆或一碗粥、少量干点（馒头、大饼、饼干和面包均可），适量的蔬菜。

（4）老年人的早餐除了供应牛奶和豆浆以外，还可多吃粥、面条、肉松和花生酱等既容易消化、又含有丰富营养的食物。

▶午餐吃饱更要吃好

俗话说，"早吃好，午吃饱，晚吃少"，可对上班族来说，午餐怎一个"饱"字了得！午餐不仅要补充大半天消耗的能量，还要保证下午工作的精力和效率。而且午餐和身体健康息息相关，你不重视它，它可能给你找"病"，而且多数是慢性病。

营养专家说，现在的年轻人生活和工作压力比较大，但午餐多是凑合吃。很多人午饭都在外面打游击，只求填饱肚子完事。天长日久会造成下面这些隐患。

1.胃病。很多人都有这种经历，工作几年后，胃就不知不觉出了问题，主要原因就在于午餐的不规律和马虎。

2.精力不济。作为脑力、体力双料重压下的现代职业人，经过一个上午的辛苦工作，中午如果混一顿没有营养的饭食，午后的工作精力肯定打折。

3.厌食。很多职业人不是忙得没了食欲，而是午餐的游击战让他们吃倒了胃口，在小饭馆炒菜族常常会因为它们的卫生情况而牢骚不断；每天到了餐饮店却提不起兴趣吃饭；而水饺或面条族却因为天天对着老三样而丧失好胃口。

4.发胖。与之相对，人们在午间没有得到照顾的胃口通常会保留到晚餐时恶补一番。自家的菜也好，和家人相聚时的气氛也好，吃得津津有味，不知不觉就违背了饮食的规律：晚餐要少。

营养专家指出，不规律的饮食会造成身体代谢紊乱以及胃纳差等消化系统疾病。专家建议，吃午餐时有意识地选择食物的种类，可以起到平衡营养的作用。

根据营养专家分析，一份健康的午餐应具备以下元素。

1.选择不同种类、不同颜色的蔬菜。

2.食物应以新鲜为主，因为新鲜食物的营养价值最高。

3.多进食全麦食品，避免吸收过高热量和脂肪。

4.应尽量少食盐。

如果长时间坚持上述健康的饮食方式，不仅患疾病的概率降低，而且还有可能比预期寿命延长 15 年。

▶ 注意工作餐的"五不主义"

1. 辣椒过量不利身体

适量吃辣椒能开胃，有利于消化吸收，但不能过量。太辣的食品对于患胃溃疡的人就不合适，对口腔和食管也会造成刺激。吃得太多，容易令食道发热，破坏味蕾细胞，导致味觉丧失。

2. 面食不是工作的"动力之源"

中午如果仅仅吃一碗面，其中蛋白质、脂肪、碳水化合物等三大营养素的摄入量是不够的，尤其是一些矿物质、维生素等营养素更是缺乏。再说，由于面食会很快被身体吸收利用，饱得快也饿得快，对于下午工作强度大的人来说，它们所能提供的热量是绝对不够的。

3. 不可用水果代替正餐

有的人为了减肥，中午以水果代替正餐。其实水果与蔬菜各有营养特点，两者不能相互代替。各种蔬菜都含有丰富的膳食纤维，能促进肠蠕动，让肠胃新陈代谢保持正常。

4. 不要喝酒，以免影响工作质量

酒的主要成分是酒精，它对人的大脑有强烈的麻痹作用。如果一次饮用较多的酒，会使人的意识在很长一段时间内处于混乱状态，从而无法控制自己的情绪和行为。所以中午最好不要喝酒。

5. 吃饭过快、过饱不利于下午工作

吃饭求速度不利于机体对食物营养的消化吸收，还会影响胃肠道的"加工"负担。如果吃饭求速度，还将减缓胃肠道对食物营养的消化吸收过程，从而影响下午脑力或体力工作能力的正常发挥。

▶ 精心配备自己的晚餐

早餐要看"表"，午餐要看"活"，只有到了晚上才能真正放松下来稳坐在餐桌前，美美地大吃一顿，这是大部分上班族的饮食习惯。殊不知，这是极不符合养生之道的，医学研究表明，晚餐不当是引起多种疾病的"罪魁祸首"。

越来越多的科研成果表明，危害人类健康的高血脂、心血管疾病、糖尿病、肥胖症以及癌症等，部分与饮食不当有关。特别是晚餐摄入不当，很容易导致多种疾病，最常见的疾病有以下8种：肥胖症、高血脂、高血压、糖尿病、冠心病、急性胰腺炎、肠癌、尿道结石、神经衰弱。

由此可见，晚餐与身体健康有着密切的联系，那么如何吃好晚餐呢？

1. 晚餐早吃少患结石

晚餐早吃是医学专家向人们推广的保健良策。据有关研究表明，晚餐早吃可大大降低尿路结石的发病率。

人的排钙高峰期常在进餐后4～5小时，若晚餐过晚，当排钙高峰期到来时，人已上床入睡，尿液便滞留在输尿管、膀胱、尿道等尿路中，不能及时排出体外，致使尿中钙不断增加，容易沉积下来形成小晶体，久而久之，逐渐扩大形成结石。所以，傍晚6点左右进晚餐较合适。

2. 晚餐素吃可防癌

晚餐一定要偏素，以富含碳水化合物的食物为主，而蛋白质、脂肪类吃得越少越好。

由于大多数家庭晚餐准备时间充裕，吃得丰富，这样对健康不利。据科学研究报告，晚餐时吃大量的肉、蛋、奶等高蛋白食品，会使尿中的钙量增加，一方面降低了体内的钙贮存，诱发儿童佝偻病、青少年近视和中老年骨质疏松症；另一方面尿中钙浓度高，罹患尿路结石病的可能性就会大大提高。

另外，摄入蛋白质过多，人体吸收不了就会滞留于肠道中，会变质，产生氨、硫化氢等毒质，刺激肠壁，诱发癌症。若脂肪吃得太多，可使血脂升高。研究资料表明，晚餐经常吃荤食的人比吃素者的血脂要高2～3倍。

3. 晚餐避甜防肥胖

晚餐和晚餐后都不宜经常吃甜食。国外科学家曾以白糖摄入进行研究发现，虽然摄取白糖的量相同，但若摄取的时间不同，会产生不同的结果。这是因为肝脏、脂肪组织与肌肉等的白糖代谢活性在一天 24 小时的不同阶段中会有不同的改变。摄取白糖后立即运动，就可抑制血液中中性脂肪浓度升高，而摄取白糖后立刻休息，结果则相反，久而久之就会令人发胖。

4. 晚餐适量睡得香

与早餐、中餐相比，晚餐宜少吃。晚间无其他活动，或进食时间较晚，如果晚餐吃得过多，可引起胆固醇升高，刺激肝脏制造更多的低密度与极低密度脂蛋白，诱发动脉硬化；长期晚餐过饱，反复刺激胰岛素大量分泌，往往造成胰岛素 β 细胞提前衰竭，从而埋下糖尿病的祸根。

晚餐过饱还可使胃鼓胀，对周围器官造成压迫，胃、肠、肝、胆、胰等器官在餐后的紧张工作会传送信息给大脑，引起大脑活跃，并扩散到大脑皮层其他部位，诱发失眠。

▶ 为了身体健康，还是少吃零食为妙

现在越来越多的人，尤其是女孩子难以抵抗各种零食的诱惑。可是，在这些花花绿绿的小食品背后，却暗藏着危害健康的隐患！还是少吃零食为妙！

零食也有健康等级。营养学家把零食分成了"红黄绿"三个级别，应该选择绿色级别的零食，少吃黄色级别，不吃红色级别的零食，这样生活才会更健康。

绿色级别的食物含丰富的营养素，糖分和脂肪相对较低，适合作为日常零食。比如低脂乳酪、含粗纤维的饼干或一般的巧克力饼干、不太甜的面包和三明治，等等。如果不是很饥饿，提子、杏脯、无花果等也是很好的选择。此外，还有苹果片或香蕉片。这些食物吃起来又香又脆，不仅营养损失小，含脂肪、热量也较低，多吃不会导致发胖。

黄色级别的零食营养高，糖分也高。这类零食只适宜偶尔食用，长期食用对健康有害无益。这一级别的食物主要包括点心、果仁、有馅的甜面包、奶昔及巧克力奶，等等。很多人以为果仁对健康有益，因此大量进食。其实，果仁的植物脂肪含量非常高，吃多了很容易导致肥胖。奶昔和巧克力奶都是乳类产品，可以为人体补充钙质，但同时糖分含量相当高，属高热量食物。

红色级别的零食是营养少、脂肪高的零食。这一级别的零食主要包括糖果、含糖分较多的巧克力、汽水和甜饮料、炸薯片或薯条、酥皮点心、奶油蛋糕以及街头油炸食物等。这类零食不仅营养含量少，而且糖分和脂肪含量极高，平时应尽量避免食用。尤其是某些人造奶油做成的蛋糕中，含有对心脏有害的反式脂肪酸；油炸的肉类中则可能含有苯并芘等致癌物质，更应小心。

许多人都有吃零食的习惯，但吃零食的危害不小，你应该杜绝下面几种不好的吃零食的习惯。

1.不吃夜食。不少人在晚餐之后边看电视边吃零食，或者边听音乐边吃零食，更有甚者躺在床上吃零食。这样吃零食会过量进食，长此以往会导致体重超标，身体素质下降。

2. 不要过多吃油炸食品。当前我国大部分人的营养特点是：蛋白质和热量供给充足，脂肪和食盐过多，而钙、铁、锌、维生素 A、维生素 B$_2$ 以及膳食纤维供给不足。因此，应适当减少脂肪供给，如炸薯片、锅巴以及油炸方便面等食物应少吃；脂肪含量过多的食品还包括奶油蛋糕、冰激凌、黄油类食品以及各种果仁，如花生、核桃等。

3. 不要过多食用高糖食品。所谓高糖食品，不仅包括加入蔗糖太多的甜食和糖果，也包括以淀粉为主要成分的食品，如膨化食品和饼干等。

4. 不要过多喝含糖饮料。当前市场上销售的饮料绝大多数含糖量较高，如各种果汁饮料、碳酸饮料、茶饮料等。

5. 不要大量进食冷饮。许多人吃冷饮成癖，无论春夏秋冬，一有机会就大吃冷饮。大量吃冷饮会使胃肠道温度骤降，局部血液循环减少，容易引起消化功能紊乱，同时还可能诱发经常性的轻微腹痛，从而影响身体健康。

6. 不要以洋快餐充当零食。一些洋快餐脂肪含量太高，营养不均衡，对健康极为不利。

事实上，从零食本身来说，应该是无害的，但是一些人为因素，如不卫生、污染或乱加添加剂等，都会对人体造成危害。如果说吃零食有害的话，那是因为我们自身贪食或过于偏食，或者零食的脂肪、糖分含量过高，影响了正常的三餐进食，影响了消化和吸收。因此，对零食应该采取科学的态度，既不大力提倡又不能禁止，要适时、适度、适量。即选择两餐之间进零食，品种多样，控制总数。例如吃水果也要选择时间、品种和数量；幼儿的胃容量小，可以常备些糕点、糖果，作为充饥、调节口味、补充营养。

总之，我们的饮食还是主要以三餐为主，零食绝不能替代主食，食用应注意适时、适度、适量。

► 合理膳食的"三二三一"原则

2008 年，世界癌症研究基金会在北京发布了《食物、营养、身体活动与癌症预防》的报告，其中对改变不合理的膳食结构、科学饮食提出了意见和建议，这就是"三二三一"原则。

1. 第一个"三"是三种食物多多益善

这多多益善的三种食物一种是十字花科蔬菜像花椰菜、甘蓝、卷心菜，花椰菜和羽衣甘蓝都是抗癌明星。研究显示，十字花科蔬菜可以减低患直肠癌、肺癌和胃癌的危险，专家认为，卷心菜等蔬菜中含有激活人体内天然的解毒酶的化学物质。而密歇根州大学的一项研究也表明，在患乳腺癌的概率上，一周吃 3 份以上生的或者稍微烹调一下的卷心菜的人，比那些一周只吃 15 份甚至更少的人患癌症的危险低了 72%。

另外一种是高纤维食物。膳食纤维不仅能够促进肠道蠕动，还对女性乳房有益。瑞典研究人员跟踪调查了 6 万多名妇女，发现每天吃 45 份膳食纤维较多的全谷类食物的人患结肠癌的概率降低了 35%。粗粮中不仅膳食纤维含量高，还可以清理掉两种与乳腺癌有关的激素——雌激素和胰岛素的多余部分。

还有一种是富含维生素 D 和钙的食物。维生素 D 和钙的结合有保护乳房和结肠的作用。乳制品富含维生素 D 和钙，美国《国家癌症研究所》杂志显示，经常食用乳制品的人降低了患直肠癌的危险，科学家认为是钙发挥了保护作用。维生素 D 和钙能抑制激素的影响，可以使人们在早期避开乳腺癌。

2. "二"是两种食物要经常吃

一是西红柿。西红柿能够降低罹患胃癌、卵巢癌、胰腺癌和前列腺癌的危险，其所含有的番茄红素有助于预防细胞受到损害。

二是浆果。浆果这种食物也有抗癌作用，草莓、黑莓和蓝莓都富含抗氧化剂，抗氧化剂可以防止细胞受到损害。

3. 第二个"三"是有三种食物要少吃

一是红肉要少吃，包括猪牛羊肉等等。研究显示，结肠癌同饮食有密切关系，每天食用热狗和猪牛羊肉以及肉制品的人，患结肠癌的概率高于一般人。《美国医学协会》杂志调研显示，10 年间每周吃两三次、每次 28 克加工肉制品的女性，患结肠癌的概率增加了 50%；而长时间每天吃 56 克红色肉类的女性患直肠癌的危险增加了 40%。除了结肠癌以外，还可能患上其他癌症，原因是肉类在高温烹调下和用硝酸钾等加工过程中，产生了致癌物质丙烯酰胺和苯并芘。

二是不要过量饮酒。过量饮酒会增加乳腺癌、结肠癌、食道癌、口腔癌和咽喉癌的危险。当然，酒并非一无是处，少量饮酒对心脑血管有益。但是，大量饮酒就适得其反，每饮必醉，不醉不归会直接损伤各部脏器。

三是脂肪含量高的食品要少吃。高脂肪食物不仅使人容易患心脑血管疾病，也容易患上癌症。少吃一些富含脂肪的食品可以减少患乳腺癌的概率。专家建议，由脂肪产生的热量不应该超过体内总热量的 30%。一天食用 60 克脂肪食品，就可以产生 1800 千卡的热量，所以不宜过多摄入。但是，也不能因此就不吃含有脂肪的食物，因为脂肪中的饱和脂肪有益于心脑血管。所以，我们可以通过一些健康食品摄取饱和脂肪，比如富含饱和脂肪的鱼、坚果、橄榄油等等。

4. "一"是要留意观察一种食物

这种食物就是大豆。我们知道，大豆中含有大豆异黄酮，是著名的植物雌激素，对缓解中年女性衰老有很大意义。而且，似乎没有长期服用雌激素易患女性特有的癌症的弊病。但是，研究人员发现，乳腺癌细胞在大豆分离化合物中会分裂增殖，食用之后是否会促进乳腺疾病的发生呢？这还尚待观察。

▶ 食物本无好坏之分，关键就看你怎么吃

有人得病了会说是因为吃了"不好"的东西，其实，食物哪有什么好坏之分，只是看你会吃不会吃而已，一种菜可能你煮来吃就是很健康的，可是你偏偏喜欢腌制的，长期吃下来，可能就会导致癌症，这是食物不好吗？不，这只是因为你吃的不对。下面我们就介绍几种常见食品的正确吃法。

1. 鸡蛋

鸡蛋营养全面丰富，是百姓餐桌上不可或缺的食物，但错误的吃法也会让其营养白白流失。

鸡蛋不可生吃，也不可用热水、热豆浆、热牛奶等冲泡吃。因为这么做根本就做不熟，而且鸡蛋里的细菌也不能被杀死。炒鸡蛋也有同样的因素，所以只有煮鸡蛋才是最可取的。鸡蛋最好的吃法是煮和蒸，这样不仅保存了蛋白质、脂肪、矿物质等营养成分，而且维生素的损失也很小。煮鸡蛋的时候宜用文火

控制火候，以不"流黄"为宜。

还有人爱吃松花蛋，但是松花蛋中含有大量的铅，会造成神经质传导阻滞，引起记忆力衰竭、痴呆症等。人体摄铅过多，还会直接破坏神经细胞内的遗传物质脱氧核糖核酸的功能，不仅易使人患痴呆症，还会使人过早衰老。所以，松花蛋还是少吃为妙。

2. 大白菜

白菜是一种对身体非常好的蔬菜，富含大量维生素和对身体有益的纤维素，若要最大程度上保留营养，最好是生吃。可以把白菜用盐腌制一下再吃，时间不超过 12 小时。或者吃火锅，在开水中涮一下，直接吃营养才能最大程度的保留。另外，吃白菜时，还有几个方面需要注意：

（1）切白菜时，宜顺丝切，这样白菜易熟。

（2）烹调时不宜用煮焯、浸烫后挤汁等方法，以避免营养素的大量损失。

（3）腐烂的白菜含有亚硝酸盐等毒素，食后可使人体严重缺氧甚至有生命危险。

（4）大白菜在沸水中焯烫的时间不可过长，最佳的时间为 20 ~ 30 秒，否则烫得太软、太烂，就不好吃了。

3. 花生米

花生米俗称"长生果"，其营养丰富，药用价值也比较高，但是吃法不同，花生米对人体的价值也不一样？那么，怎样吃花生米好呢？

（1）有人喜欢生食花生米，觉得这样最天然。但是，花生在地里生长时，其外壳多被病菌或寄生虫卵污染，生食时很容易受其感染而患各种疾病。如果吃了被鼠类污染的生花生米，还会患流行性出血热。另外，花生米里含有大量脂肪，如果过多生食还会引起消化不良，腹痛腹泻。因此，不要生食花生米。

（2）也有人经常喜欢吃香香的炒炸花生米，而花生米经过火炒或油炸以后，其所含的维生成素会被炒炸时的高温破坏掉，蛋白质、纤维素和新鲜花生衣也会部分碳化或全部碳化，这样其营养价值和药用价值也就很低了。所以，火炒或油炸的花生米也不够健康。

（3）吃花生米最健康的方式就是水煮，水煮花生米能完好地保存其营养成分和药用成分，而且味道非常鲜美，食后对人体健康有益处。

4. 土豆

土豆的营养非常丰富，它所含的蛋白质和维生素 C、维生素 B1、维生素 B2 都比苹果高得多，钙、磷、镁、钾含量也很高，尤其是钾的含量，可以说在蔬菜类里排第一位。其中含有大量的优质纤维素，有预防便秘和癌症等作用。土豆是我们经常食用的蔬菜，土豆丝、土豆泥、土豆饼……那么，哪种吃法更健康呢？

土豆的烹调方式很多，蒸、煮、炒都可以，就是不要油炸。因为油炸过度会让土豆里的淀粉焦煳，产生致癌物质。所以，麦当劳、肯德基里的薯条，还有各种品牌的薯片都是最没有营养的。

还有人做土豆的时候喜欢把土豆皮削掉，其实土豆皮也有丰富的营养，丝毫不亚于土豆，完全可以尝试将土豆连皮吃。

了解了这些，你是否也应该对自己吃东西的方式做一个反思呢？看自己是不是总是在用不健康的方式来烹调食物？而这可能就是导致你和家人患上各种疾病的主要原因。还是那句话，食物没有好坏之分，只要你吃的正确，每一种食物都能发挥出它对身体有益的部分，助你健康长寿。

▶ 重口味不可取

太油腻、太咸、太甜、太辣等重口味对身体健康都不好。饮食清淡才是养生之道。从饮食的健康角度来说，重口味是非常不可取的，而且随时可能危害我们的身体。

过于油腻

太过油腻肥肉、油脂等高脂肪食物摄入过多，能促发乳腺癌、结肠癌、直肠癌和胰腺癌。从现代医学的角度来说，经常吃高脂肪饮食可促使肝脏分泌更多的胆汁，进入肠道后，胆汁中的初级胆汁酸在肠道厌氧细菌的作用下转变成脱氧胆酸及石胆酸，而这两种物质均是促癌剂，可以使肠道黏膜癌变。同时，脂肪还能为多种肿瘤提供适宜的生长环境。

口味太咸

除了食盐，咸味食物还包括咸菜、咸鱼、咸肉以及其他腌制食品等。嗜食咸味食物最容易导致的癌症是胃癌。嗜食咸鱼的日本渔民，胃癌、食道癌的发生较为普遍。嗜食咸鱼亦是致鼻咽癌的一个重要因素。我国普查资料证明，在胃癌高发区，人均每天摄入食盐 50 克；而胃癌低发区，人均食盐摄入量仅为 6 克左右。

实际上，盐本身并不致癌，引起癌变的原因是高浓度的盐溶液易破坏胃黏膜保护层，引起黏膜糜烂或溃疡。在这种情况下，一旦遭到致癌物质的入侵，就会产促使胃黏膜细胞局部癌变。盐是人体不可缺少的物质，只是不可过量食用。一般认为，正常人摄盐量应控制在每天6克以内。

过辣

辣椒中的辣味成分辣椒素营养丰富，可增强食欲，被广泛应用在烹调中。然而不可大量摄取，否则会引起神经系统损伤，消化道溃疡。同时，患有食道炎、喉咙炎、牙痛、痔疮、肺结核、高血压以少吃为好。

过鲜

鲜味是饮食中努力追求的一种美味，能使人产生舒服愉快的感觉。鲜味主要来自氨基酸、核苷酸和琥珀酸。鸡精含有丰富的营养成分，如丰富的氨基酸、蛋白质和维生素等。需要注意的是，因鸡精本身含有少量盐，使用时加盐要少。鸡精所含核苷酸的代谢产物是尿酸，所以痛风患者应少用。总之，任何事情都要讲究一个"适可而止"，饮食也是这样，不能说想吃什么了，就多吃、天天吃，而要适度，达到一个平衡。

▶ 过量吃冷饮危害大

盛夏里，清凉酸甜的冷饮既解渴又消暑，但需要注意的是，花样繁多的冷饮在满足味蕾的同时，一旦过食，将危害健康，严重者还会导致冷饮病。

冷饮性头痛：一次食冷饮过多，可刺激口腔和食管私膜反射性引进头部血管痉挛，表现为舌头、上腭、头顶发麻，随后随着血管扩张，可有搏动性头痛。

胃肠炎：盛夏人体胃酸分泌相对减少，过度吃冷饮可冲淡胃酸，使消化功能下降，并减弱胃酸的杀菌能力，故易患胃肠炎。

营养缺乏：冷饮中含糖多，过多食用甜腻的冷饮，可消耗体内维生素，并使唾液、胃肠消化液等分泌减少，使食欲减退。另外，胃肠道温度骤然下降，则可影响人体对食物的消化。若常过度食用冷饮，久而久之，会造成消化道功能紊乱，并造成营养缺乏。

腹痛：过度吃冷饮可致腹痛。尤其儿童的消化系统发育不健全，神经系统对胃肠功能调节较差。过多冷饮使胃肠突然受凉，引起胃肠不规则收缩，从而导致腹痛。

心绞痛：中老年人过多食用冷饮，可反射性引起冠状动脉发生痉挛、管腔变窄、血流减少，导致心肌缺血、缺氧而引发心绞痛。

牙痛：牙齿适宜在35℃～39℃的口温下进行活动，骤冷的刺激使牙髓的血管收缩、痉挛；长期冷刺激易致牙本质过敏及牙髓发炎，进而引起牙痛，并影响了牙齿的寿命。

因此，医生提醒大家，冷饮并不是绝对不能吃，但要有节制。

适时。不宜在饭前或饭后吃冷饮。饭前吃冷饮会影响食欲，导致营养缺乏。很多冷饮中含有牛奶等营养成分，但是，其含量远远比不上正常饮食。饭后立即吃冷饮会使胃酸分泌减少，消化系统免疫功能下降，导致细菌繁殖，引起肠炎等肠道疾病。

适量。大量冷饮进入体内，可引起胃黏膜血管收缩，减少胃液分泌，导致食欲下降和影响人体对食物的消化。冷饮的摄入量，一次以150毫升左右为宜。

适度。夏日炎炎，一口气灌下一听冰冻可乐，咬掉几根棒冰是消暑的好享受。可是对身体的危害却无法用这一次的清爽弥补。喝冷饮也要同喝热汤一样，细细品味，慢慢饮下。慎吃路边小摊上的冷饮。在选购时认真查看生产日期和保质期，尽量选择出厂日期较近的产品。

宜忌。不同的人群，对于冷饮有不同的要求，特别是那些有疾病的人，应该少吃，甚至忌冷饮。婴儿忌食冷饮，幼儿少吃冷饮，年老体弱、患心血管疾病的人不宜吃冷饮。

▶ 多吃奶制品

奶类有较高的营养价值：（1）含有丰富的优质蛋白；（2）含有丰富的维生素；（3）含钙量较高，且利用率也很高，是天然钙质的极好来源。大量的研究表明，给儿童、青少年补钙可以提高其骨密度，从而延缓其发生骨质疏松的年龄；给老年人补钙也可能减缓其骨质丢失的速度。因此,应大力发展奶类的生产和消费。每个成年人每日服用1～2袋牛奶（250～500毫升）是必需的。

中国传统饮食中奶类制品的比例较低。有统计表明，中国人均牛奶摄入量仅是世界平均水平的1/25，是美国人的1/70。我国居民从膳食中摄取的钙质普遍偏低，从青少年到中老年，从一般成人到孕产妇，各个年龄段和各个生理时期，膳食钙的摄入量仅仅达到推荐供给量的 50% 左右，这主要因为日常膳食中奶类摄入量过低。我国婴幼儿佝偻病的患者也较多，这和膳食钙不足可能有一定联系。

我国居民奶类摄入量较低的一个重要原因是乳糖酶缺乏，导致一次性大量进食牛奶后，乳糖不能在小肠被消化吸收，进入大肠后被细菌分解，产气产酸，导致胃肠不适、腹胀和腹泻等不耐受症状，医学上称之为乳糖不耐受症。研究表明，有超过 60% 的中国成年人存在着不同程度的乳糖不耐受症。解决的办法包括：改饮用牛奶为酸奶，减少乳糖摄入；或采用无乳糖的奶粉替代鲜牛奶；或少量多次饮用牛奶，将 250 毫升的鲜牛奶分为 2 次（甚至更多次）进服，将大大提高耐受性。